HENRIKE ZIMMERMANN
Am liebsten bin ich Little One

Über die Autorin:

Henrike wurde 1985 geboren. Nach schwieriger Kindheit und Jugend mit unerkannter Diagnose machte sie eine Ausbildung zur Heil- und Erziehungspflegerin. Heute lebt sie in Hamburg und übt ihren Beruf aus, mit ihrem Handicap geht sie offen um. Außerdem hält sie Vorträge, um über das Leben mit Autismus aufzuklären und Vorurteile abzubauen.

Henrike Zimmermann

AM LIEBSTEN BIN ICH LITTLE ONE

Mein Leben
mit Autismus

lübbe

Dieser Titel ist auch als E-Book erschienen

MIX
Papier | Fördert gute Waldnutzung
FSC® C014496

Die Bastei Lübbe AG verfolgt eine nachhaltige Buchproduktion. Wir verwenden Papiere aus nachhaltiger Forstwirtschaft und verzichten darauf, Bücher einzeln in Folie zu verpacken. Wir stellen unsere Bücher in Deutschland und Europa (EU) her und arbeiten mit den Druckereien kontinuierlich an einer positiven Ökobilanz.

Originalausgabe

Textredaktion: Angela Kuepper, München
Titelillustration: © Ilka Kramer/Plainpicture
Umschlaggestaltung: plainpicture GmbH & Co. KG
Satz: hanseatenSatz-bremen, Bremen
Gesetzt aus der Adobe Garamond Pro
Druck und Verarbeitung: GGP Media GmbH, Pößneck
Printed in Germany
ISBN 978-3-404-61742-5

2 4 5 3 1

Sie finden uns im Internet unter:
luebbe.de
Bitte beachten Sie auch: lesejury.de

Jeder einzelne Buchstabe dieses Buches soll dir gewidmet sein,
Mufasa, meinem Befreier,

jedes einzelne Wort meiner geliebten Mutter
und jeder einzelne Satz meiner besten Freundin.

Und die Geschichte selbst soll jenen Menschen gewidmet sein,
die wohlmeinend waren, sowie denen, die mein Buch lesen.

Vorwort

Man sagt, dass Legenden, wenn sie einen Funken Wahrheit in sich tragen, immer wiederzufinden sind. Sie ziehen sich wie ein roter Faden durch die Geschichten jener Menschen, die sie erzählen. Egal, ob fiktiv oder auf wahren Begebenheiten beruhend.

Das Mercury Puzzle
Ein kleiner Junge ist so in sich gefangen, dass er niemanden an sich heranlassen kann. Er will es, doch keiner kann es sehen. Nicht einmal seine Eltern bekommen einen Einblick in seine geheimnisvolle Welt. Sein selbst errichtetes Universum aus Zahlencodes hilft ihm dabei, den geheimsten Code der Welt mit Leichtigkeit zu knacken. Er tut es nicht aus Langeweile. Er tut es, um nicht untätig in seinem autistischen Kerker zu sitzen. Zahlen sind die Boten. In ihrer Ziffernart wandern sie zwischen der Welt der Menschen und der des Jungen hin und her und errichten eine Brücke zwischen beiden.

Sein Wissen um die Logik der Zahlen bringt ihn in große Gefahr und kostet seine Eltern das Leben. Kriminelle, die sich für das Geheimnis des geknackten Zahlencodes interessieren, beginnen den Jungen zu jagen. Einen kleinen autistischen Jungen, der die Gefahren der Welt, in der wir leben, nicht einschätzen kann.

Durch Zufall oder Fügung begegnet er in seiner misslichen Lage einem FBI-Agenten. Dieser kennt den Jungen nicht persönlich, und doch stellt er sich verlässlich auf seine Seite und beschützt ihn vor jenen, die ihm nach dem Leben trachten. Trotz der vermeintlichen Ablehnung wendet sich der Agent nicht von dem Kind ab, im Gegenteil: Wie durch unausgesprochene Worte erlangt er dessen Vertrauen. Zum ersten Mal kann der in sich gekehrte Junge einem anderen Menschen zeigen, dass er ihn mag.

Eine Umarmung vonseiten des Jungen bezeugt den Ausbruch aus der Gefangenschaft in Einzelhaft.

Das Kartenhaus

Ein kleines Mädchen, vermutlich autistisch, verbringt seine Tage damit, komplizierte Kartenhäuser zu bauen. Mit filigranruhiger Hand scheint es die Gesetze der Physik außer Kraft zu setzen. In Spiralen legt es die Karten aneinander und mauert sich mit ihrer Hilfe ein. Das Kind weiß nicht, wie es anders mit seiner Einsamkeit umgehen könnte. Und während es niemals ein Wort spricht und in die Unendlichkeit starrt, fristet es seine Tage.

Die Mutter wünscht sich indessen nur eines für ihr Kind: Freiheit. Sie würde alles dafür tun, um es aus seinem autistischen Panzer herauszuholen. Unzählige Versuche schlagen fehl, Besuche bei Ärzten und Spezialisten bringen keinen Erfolg. Bis sie auf die Idee kommt, ihre Tochter in ihrer Kartenwelt zu besuchen.

Einer Eingebung folgend, baut sie das Kartenhaus in Lebensgröße in ihrem Garten nach. Indem sie gemeinsam mit ihrer Tochter den spiralförmigen Turm betritt, zeigt sie ihr, dass sie bereit ist, mit ihr in die Dunkelheit der Einsamkeit zu gehen. Wie durch ein Wunder beginnt das Kind zu sprechen. Ein Ausbruch aus der Gefangenschaft in Einzelhaft.

Birger Sellin
Erst als er das Schreiben über die gestützte Kommunikation erlernt hat, erfährt die Welt, dass Birger sich sein gesamtes Leben danach gesehnt hat, gehört zu werden. Durch seine Gedichte bekommen Außenstehende einen Einblick in die Gefühlswelt eines Autisten.

Birger widerlegt eindeutig die Behauptung, dass Menschen mit Autismus gefühlsarm seien. Die Wahl seiner Worte bewegt Massen und hat eine neue Art des Seins auch für Nicht-Autisten eröffnet. Der Erfinder der gestützten Kommunikation befreite Birger Sellin aus seiner Gefangenschaft in Einzelhaft.

***

Es gibt nicht viele, doch es gibt sie: Menschen, die selbst von Autismus betroffen sind und sich entschlossen haben, von ihrem Leben zu erzählen. Immer wenn ich Filme schaue oder Bücher lese, die von jemandem aus dem autistischen Spektrum handeln, einem Menschen, der in sich versunken ist und keinen Draht zu seiner Außenwelt findet, fällt mir etwas auf. So unterschiedlich die Lebenswege auch sind, eine Konstante ist fast in jeder Geschichte zu finden: der Befreier.

Der Befreier ist eine Person, die sich mit dem betroffenen Kind oder Erwachsenen anfreundet und in ihm etwas bewirkt, was keinem Psychologen bis dahin gelungen ist. Es scheint, dass der Befreier als Einziger den Schlüssel zum Herzen und der Seele des Betroffenen besitzt. Egal ob er um den Autismus seines Gegenübers weiß oder nicht, dieser Mensch tritt mit einem Auftrag in dessen Leben – den in sich Gefangenen zu befreien.

Befreier tauchen meist dann auf, wenn du alle Hoffnung aufgegeben hast, wenn der Strudel der Dunkelheit einen unaufhörlichen Sog errichtet, in den du hineingerätst und der dich immer weiter nach unten zieht, auf den Grund deiner Seele.

Sie erscheinen, wenn dein Leben keinen Sinn mehr zu haben scheint und deine Zukunft völlig aussichtslos wirkt. Wenn du erfährst, wer und was du bist, und es nicht sein willst. Weil die Worte, die dir entgegenschlagen, Bestätigung finden: »Die ist komisch«, »Keine Ahnung, wie ich mit der reden soll …« Übersetzt bedeutet es: »Die ist anders« – drei Worte, die das diffuse Gefühl bestätigen, das andere Menschen in deiner Gegenwart hatten und haben. Drei Worte, die dir zeigen, dass du nicht dazugehörst und wegen deiner Diagnose vielleicht auch nie dazugehören wirst. Dass deine Kerkerhaft lebenslänglich ist.

Doch mit einem Blick, einer Geste kann ein Befreier all den Nebel durchdringen, der dich umgibt. Mit einem einzigen Wort kann er das Eis um dein Herz zum Schmelzen bringen. Und all das, was dir einst so sicher und unveränderlich schien, verändert sich. Ein Raum, der so dunkel ist, dass du die Tür nicht sehen kannst – dieser Raum, der dein Inneres darstellt –, wird unverhofft geöffnet, und Licht fällt herein. Düstere Wände bekommen Farbe, und die Finsternis zieht sich zurück. Mit einem Mal scheint alles möglich: der Austausch mit anderen. Gefühle. Beziehungen. Liebe.

Der eine spricht angesichts dieses Phänomens von seinem Schutzengel, der andere von Gott selbst. Wieder andere behaupten, jene Menschen seien Schicksalsboten, Gesandte des Universums.

Ich glaubte nie daran. Ich dachte, Befreier seien nur ein Mythos, Teil einer Geschichte, von klugen Köpfen erdacht, um das Leben hinter den unsichtbaren Mauern leichter zu machen. Ich war mir sicher, sie wären ein Produkt der Fantasie eines Menschen, der sich in seiner Einsamkeit unendlich nach Wärme und Zuneigung sehnte.

Heute weiß ich, dass ich mich geirrt habe. Befreier existieren mitten unter uns, Menschen mit dem Schlüssel zum autistischen Kerker. Bedingungslos geleiten sie dich in die Freiheit, in die Welt hinaus. Ich habe es selbst erfahren dürfen. Von einem Moment auf den anderen änderte sich mein Leben. Ich erkannte, dass die Welt der anderen und die meine nicht getrennt voneinander existieren. Ich erfuhr, dass ich um meiner selbst willen angenommen werde, so wie ich bin: nicht krank, sondern eben anders.

Der Befreier kann jeder sein. Es kann der beste Freund sein, der kleine Bruder, der Polizist aus dem Nachbarort, der Hund oder eben Mufasa aus dem Musical *Der König der Löwen* im Hamburger Hafen.

Er ist jemand, dem man nichts erklären muss.

Er schaut dich an, und du weißt es.

Dank meiner Begegnung mit Mufasa fand ich hinaus aus meinem Gefängnis. Ich fand auch die Worte, die es mir ermöglichten, dieses Buch über mein Leben mit Autismus zu schreiben. Ich berichte darin von Licht und Finsternis und davon, wie nah sie beieinander liegen.

Und ich erzähle von Gefühlen, die in einem autistischen Herzen sehr wohl vorhanden sind: von Sehnsucht, Vermissen, Spaß, Freude. Und von Liebe.

Kapitel 1: Ich bin eine Sanduhr

Januar 2008

Alles begann mit einem Augenblick. Mit einem Atemzug in einer Zeit, die für mich sehr schwierig war.

Fast dreiundzwanzig Jahre hatte es gedauert, bis meine Diagnose gestellt wurde. Jetzt wusste ich endlich, wer ich schon immer gewesen war: eine Autistin. Und doch wollte ich nicht die sein, die man mir attestierte zu sein.

Einerseits wurde mir bestätigt, dass ich nie Schuld an meinem Verhalten getragen hatte und auch nicht an dem, was mir deshalb widerfahren war. Andererseits wurden all die Aussagen bejaht, die in meinem vernarbten Herzen widerhallten: *Du bist komisch, ich will nicht mit dir spielen. Mit der Komischen würde ich niemals gehen …*

Ich freute mich darüber, endlich zu wissen, welchen Namen dieses *Andere* in mir trug, und doch zog es mir den Boden unter den Füßen weg. Ich wurde auseinandergerissen und wusste nicht mehr, wo ich hingehörte. Ich wurde heimatlos.

Tief im Innern wusste ich, dass ich es schon immer gewesen war …

***

Als ich im Mai 1985 zur Welt kam, mag meine Mutter sich gewundert haben, denn ich war nicht wie andere Babys und auch nicht so, wie meine vier Jahre ältere Schwester Mia gewesen war. Nie schrie ich nach der Flasche. Wenn ich früher wach wurde als meine Mutter, wartete ich schweigend ab, bis sie irgendwann kam. Dann trank ich, und wenn sie mich wieder hinlegte, protestierte ich nicht. Ich schlang nicht die Arme um sie, um mir ein paar weitere Minuten Wärme und Körperkontakt zu stehlen, sondern ließ es einfach geschehen.

Ich war knapp zwei Monate zu früh zur Welt gekommen und musste einige Wochen in der Kinderklinik bleiben. Damals war es noch üblich, die Frühchen weitgehend zu isolieren, um sie keinem Infektionsrisiko auszusetzen. Daher musste meine Schwester lange warten, bis sie mich zu sehen bekam. Sie erzählte mir, ich hätte ausgesehen wie eine Babypuppe: riesengroße blaue Augen mit dichten, langen schwarzen Wimpern, der kleine Mund eine Schnute. Was den puppenhaften Eindruck noch verstärkte, war, dass mein Gesicht kaum Mimik zeigte. Sie legte mich in den Puppenwagen und schob mich selig durch die Wohnung.

Wenig später musste ich wegen einer Lungenentzündung erneut ins Krankenhaus. Dort verbrachte ich vier lange Wochen, in denen selbst meine Mutter mich nur selten besuchen durfte. Von Anfang an war es schwer, eine Bindung aufzubauen, zumal ich wohl selbst keine Kontaktaufnahmeversuche startete.

In den ersten Lebensmonaten beschäftigte ich mich abwechselnd mit Schlafen oder dem Beobachten der bunten Fische zu Hause im Aquarium. An Menschen interessierten mich eher die Knöpfe an ihren Hemden als die Gesichter, und ich schaute sie nicht an. Vielmehr schien ich durch sie hindurchzusehen. Wenn meine Mutter mich auf die Spieldecke im Zimmer legte, machte ich Spuckebläschen und sah ihnen fasziniert zu. An Spielzeug zeigte ich kein Interesse. Ab und an griff ich nach der Rassel, die sie mir hinhielt, doch ich drehte sie nur, statt sie zu schütteln und Geräusche zu erzeugen. Ich war ansonsten ganz mit mir selbst beschäftigt und recht pflegeleicht. Hin und wieder gab ich ein Glucksen von mir. Und da ich nicht weinte oder schrie, erweckte ich den Eindruck, ein rundum zufriedenes Baby zu sein.

Nur ein einziges Mal brüllte ich wie am Spieß, und das war ausgerechnet an dem Tag, als wir beim Fotografen waren, um das typische Familienfoto machen zu lassen. Nichts und niemand konnte mich beruhigen. Es gibt kein einziges Bild, auf dem ich nicht das Gesicht zum Weinen verziehe.

Meine Mutter bedrängte mich nie, sie nahm mich so, wie ich war, und das war eines ihrer größten Geschenke an mich. Ich hatte immer das Gefühl, so, wie ich war, von ihr angenommen zu werden.

Meinen ersten Geburtstag musste ich ohne sie feiern, sie war für einige Tage in Tschechien, und ich war noch zu klein, um mitzufahren. Also blieb ich bei ihrer besten Freundin, Judith. Als meine Mutter mich abholen kam, strahlte sie mich an, glücklich, mich wiederzuhaben. Doch ich verzog keine Miene. Mein Gesichtsausdruck war völlig neutral und spiegelte keinerlei Wiedersehensfreude. Sie gestand mir später, dass sie verletzt gewesen war und das Gefühl gehabt hatte, ihrem Kind egal zu sein.

Als wir einige Tage darauf gemeinsam Judith besuchten,

wollte meine Mutter mich zum Mittagsschlaf in das Bettchen legen, in dem ich in der Woche zuvor geschlafen hatte. Aber da wollte ich partout nicht hinein und fing heftig an zu weinen. Erst als sie mich in den Kinderwagen legte, gab ich Ruhe – gerade so, als hätte ich Angst gehabt, wieder bei Judith bleiben zu müssen. Im Nachhinein glaubte sie, dass ich sie sehr wohl vermisst hatte und dies meine Art gewesen war, ihr zu zeigen, dass ich nach Hause wollte, mit ihr.

Meine Mutter und meine Schwester ermunterten mich immer wieder, Mimik und Gesten nachzuahmen. Sie lächelten mich an, verzogen das Gesicht zu lustigen Grimassen, winkten, doch ich reagierte nicht darauf. Ich lebte ganz in meiner eigenen Welt. Meine Erinnerungen reichen nicht so weit zurück, als dass ich sagen könnte, wie diese Welt sich gestaltete und wie ich mich darin fühlte.

Meine Mutter erzählte mir einmal, dass ich als Kleinkind Angst vor lauten Geräuschen hatte. Ich rannte panisch ins Haus, wenn ein Flugzeug über den Himmel donnerte, oder lief hinaus, wenn drinnen die Bohrmaschine angeworfen wurde. Erinnern kann ich mich daran nicht, und doch ist es ein Zeichen für meine Art »zu sein«: ein typisches Diagnosekriterium für das autistische Spektrum.

Sie erzählte mir auch, dass ich es geliebt hätte, durch die wehenden Bettlaken zu laufen, wenn sie draußen über der Wäscheleine zum Trocknen hingen, wieder und immer wieder.

***

März 2008

Es gehört zu der beschriebenen Symptomatik, dass Menschen aus dem autistischen Spektrum so gut wie gar nicht vor einer Gruppe sprechen können. Angst, Schüchternheit und Unfähigkeit in gewissen Dingen, wie zum Beispiel, andere zu motivieren und mitzureißen, halten sie davon ab. Entsprechend nervös war ich, als ich vor der Klasse meiner Berufsschule stand. Doch mein Vorhaben stand fest. Zwei Monate zuvor hatte ich meine Diagnose bekommen; nun war es an der Zeit, für Klarheit zu sorgen. Dies war mein Outing als Autistin. Also sprach ich, mit wenigen Notizen in der Hand. Und zum ersten Mal kamen die Worte frei und fließend.

Ich berichtete von einem kleinen Mädchen mit Autismus, das uns durch den Vortrag führen sollte. Ein Mädchen, das stundenlang mit Püppchen spielte, die in einem großen Wassertopf dahintrieben, verzaubert von dem Anblick. Ich erzählte vom Licht, das sich an der Wasseroberfläche brach und schwebende Muster auf den silbernen Boden des Topfes zeichnete. Dem Mädchen, das Wasser über einen Löffel rinnen ließ und sich dabei vorstellte, selbst unter einem riesigen Dach aus fließendem Wasser zu stehen. Ich sprach von Problemen und Behinderungen und davon, dass Autismus keine Behinderung ist. Ich erzählte von einem Leben, in dem alles wortwörtlich verstanden wird, und erklärte, wie es ist, keine Gefühle verständlich zeigen oder nur schwer entgegenbringen zu können.

Erst am Ende verkündete ich, dass ich dieses Mädchen war. Dann las ich mein Diagnoseschreiben vor: »Wir berichten über oben genannte Patientin, dass sich der Verdacht auf das Asperger-Syndrom bestätigt hat. In der frühkindlichen Entwicklung fanden sich zahlreiche für Autismus typische Besonderheiten wieder.

1. bis 6. Lebensmonat:
- extrem ruhiger Säugling
- schmiegt sich beim Hochnehmen nicht an
- lallt nicht, schreit nicht vor der Mahlzeit

7. bis 12. Lebensmonat:
- sieht lange auf gleiche Gegenstände/Muster
- reagiert nicht, wenn Kindesmutter in das Zimmer kommt
- imitiert nicht
- zeigt nicht auf Gegenstände
- fremdelt nicht
- lernt nicht, den Löffel zu gebrauchen und aus der Tasse zu trinken

2. Lebensjahr:
- bewegt Gegenstände vor den Augen
- zeigt kein Interesse für das eigene Spiegelbild
- lehnt Hautkontakt/Zärtlichkeit ab
- spielt nicht, bewegt Dinge nur stereotyp
- wehrt Sozialkontakte ab
- sieht an Personen vorbei oder scheint durch sie hindurchzusehen
- orientiert sich nicht im Raum, beschäftigt sich mit Teilelement der Umgebung
- abnorme Bewegungen mit dem Kopf
- zeigt kaum Mimik
- entwickelt keine Gestensprache

All das war ich. So war meine Kindheit.

Während meines Vortrags ließ ich den Song »Ich will raus hier« von Pur im Hintergrund laufen, darin geht es um ein autistisches Kind, das nicht spricht. Auch ich sprach nicht, bis ich drei Jahre alt war. Aber ich konnte jedes Wort verstehen, kannte die Bedeutung und auch den Sinn. Zu sprechen aber hätte bedeutet, eine Brücke in die Welt draußen zu errichten, außerhalb meiner eigenen, und mir kam es nicht in den Sinn, eine solche Brücke zu betreten. Und so blieben meine Lippen versiegelt.

In meiner allerersten eigenen Erinnerung saß ich in einem riesigen Wohnwagen und konnte nicht schlafen. Vor dem Bett leuchtete ein rotes Lämpchen von der Musikanlage vor sich hin. In der Dunkelheit um mich herum setzte ich mich auf und betrachtete das Licht. Irgendwann fiel mir auf, dass, wenn ich die Augen leicht zusammenkniff, ich den Strahl des Lichtes mit winzigen Leuchtpartikeln darin sah. Sie bewegten sich von dem Ursprung der Lichtquelle langsam an mir vorbei. Das zog mich völlig in den Bann.

Und dann war da dieser Storch. Er sah wundervoll aus. Am meisten gefiel er mir, wenn er die Flügel ausbreitete. Wie weite Arme wirkten sie, die näher kamen, um einen aufzufangen. All das dachte ich mir, während ich mir das Bilderbuch über das Leben der Störche anschaute. Ich sah, wo die Tiere ihre Nester bauten und wie sie sich um ihre Jungen kümmerten. Dass dieses Buch mir gefiel, konnte ich nicht sagen, denn der Sprache war ich noch nicht mächtig. Während ich mir den schönen Storch anschaute, saß ich bei jemandem auf dem Schoß, ich weiß nicht mehr, bei wem. Hin und wieder hörte ich die Stimme hinter mir etwas zu diesem Storch sagen. Es war seltsam für mich, das, was ich sah, kommentiert zu bekommen. Hätte ich es gekonnt, hätte ich gesagt, dass ich alleine gucken möchte. Ich kam aber auch nicht auf die Idee, mich von diesem Schoß hinunterzubewegen und wegzugehen. So weit dachte ich nicht. Dabei war es mir peinlich, wenn die Stimme die Bilder für mich kommentierte.

Und noch ein anderes Gefühl war in mir. Ich schämte mich dafür, dass dieser Storch mit den großen schwarz-weißen Flügeln mir gefiel.

Wenn meine Mutter mit mir auf den Spielplatz ging, zeigte ich weder Interesse an meiner Umgebung noch an anderen Kindern. Sie setzte mich in die Sandkiste, und dort blieb ich, bis es wieder nach Hause ging. Wie ich wohl auf Außenstehende gewirkt haben musste? Befremdlich? Selbstvergessen?

Körnchen für Körnchen rieselte der feine Sand durch meine Hand und bedeckte mein nacktes Bein sacht mit einer stetig wachsenden, kühlen Decke. Körnchen für Körnchen legte sich auf meine Haut. Es kribbelte und kitzelte etwas, und die sandigen Stellen auf meinem Bein veränderten sich immer weiter, je mehr Sand ich durch die Hände rieseln ließ.

Die Sandkiste war riesig, und ich war sehr klein. Ich war still. Innerlich und äußerlich war ich vollkommen still. Ob ich lang oder kurz hier im Sandkasten saß und Sand rieseln ließ, wusste ich nicht. Ich wusste nur, dass hier die Zeit stehen blieb.

Um mich herum tobten Kinder, lachten, stritten, turnten, rutschten. Doch ich nahm sie nicht wahr, ich war nicht wie sie. Ich war eine Sanduhr. Oder war der Sand die Uhr?

Autismus ist keine Krankheit.
Es ist eine andere Art *zu sein.*

Kapitel 2: Im Kindergarten

Es gibt unterschiedliche Formen des Autismus, doch eines fällt immer besonders auf: die Schwierigkeiten im sozialen Umgang mit anderen Menschen. Dies ist das Kernsymptom des Autismus, daher rührt die Aussage, »in sich selbst gefangen zu sein«.

Alle Lebensbereiche sind davon betroffen: die Familie, der Freundes- und Bekanntenkreis, jegliche Begegnungen vom Kindergarten über die Schule bis hin zum Berufsleben sowie im Alltag. Im Umgang mit anderen Menschen wird der Betroffene als anders oder gar komisch wahrgenommen und schnell ausgegrenzt, ausgelacht, gemobbt. Durch das Nichtverstehen von sozialen Regeln leben Menschen aus dem autistischen Spektrum häufig sehr zurückgezogen und werden als extrem schüchtern eingeschätzt.

***

Zu Hause bei meiner Mutter und meiner Schwester fühlte ich mich sicher, hier stellte mich niemand infrage. Ich kannte mich aus, konnte meine Umgebung einschätzen, doch völlig anders verhielt sich das in der Krippe. Dort war ich überfordert, zu viele Reize, zu viel Ungewohntes stürmten auf mich ein, und mir fehlte jeglicher Schutz. Die meiste Zeit schrie ich, und wenn meine Stimme irgendwann verstummte, dann saß ich in der Ecke und schaukelte mit dem Oberkörper vor und zurück, vor und zurück. Schaukeln ist eine Form von Stimming, einer selbststimulierenden Verhaltensweise, die dazu dient, sich in unangenehmen Situationen zu beruhigen. Heute weiß man, dass sich insbesondere Kinder aus dem autistischen Spektrum auf diese Weise zu regulieren versuchen. Damals konnten die Erzieherinnen die Zeichen nicht lesen und hielten meine Reaktion abwechselnd für Trotz oder Heimweh. Doch weder gutes Zureden noch strengere Erziehungsmaßnahmen halfen dabei, mich einzugewöhnen. Meine Mama nahm mich daraufhin wieder aus der Krippe und blieb mit mir zu Hause.

Mit drei Jahren sprach ich immer noch kein Wort, weder Mama noch Papa, Mia, Ball, Auto – kein einziges. Alle Bemühungen, mich zum Sprechen zu bewegen, scheiterten. Meine Mutter ging mit mir zum Logopäden, aber all die klugen Ratschläge brachten nicht das Geringste. Dabei hatte ich kaum Probleme, mich verständlich zu machen. Wenn ich etwas wollte, nahm ich Mama an der Hand und führte sie dorthin, um es ihr zu zeigen. Der Logopäde hielt meine Mutter dazu an, diese Art der Kommunikation zu ignorieren. Mit der Folge, dass ich eben verzichtete.

Dabei wusste ich ganz genau, was die einzelnen Wörter bedeuteten. Wenn wir uns Bilderbücher anschauten und meine Mama mich fragte: »Wo ist der Ball?« oder »Wo ist die Ente?«, dann zeigte ich, ohne lange zu überlegen, auf das entsprechende Bild. Aber es aussprechen – nö!

Als ich drei ein Viertel war, trennte sich meine Mutter von

meinem Vater, und um etwas Abstand zu gewinnen, fuhr sie mit Mia und mir nach Thüringen zu ihren Eltern. An den Wänden des Hausflurs waren einige Tierfiguren abgebildet, und immer, wenn wir daran vorbeigingen, sagte meine Mutter die entsprechenden Namen. Unter anderem war da ein Ziegenbock mit kräftigen Hörnern. Nach einigen Tagen, als wir wieder an ihm vorbeikamen, öffnete ich den Mund, und über meine Lippen drang das Wort: »Idebock.« Dabei zeigte ich auf das Tier an der Wand. Meine Mama erzählte mir Jahre später, sie hätte gedacht, sie würde träumen.

»Was hast du gesagt?«, fragte sie mich aufgeregt.

Und ich deutete wieder auf die Wand und sagte: »Idebock!« Sie war so glücklich, dass ich zu sprechen begonnen hatte. Dann ging alles ganz schnell. Jeden Tag kamen neue Wörter hinzu, und innerhalb kürzester Zeit hatte ich den Wortschatz einer Dreijährigen und sprach kleine Sätze. Gerade so, als hätten all die Wörter schon in den Startlöchern gelauert und wären mit einem Mal hinausgesprudelt. Meine Mutter fragte sich lange, wie es dazu kam, dass ich doch noch zu sprechen begann. Heute vermutet sie, dass es etwas mit der Trennung von meinem Vater zu tun gehabt hatte. Dass ich einfach nicht hatte sprechen wollen, weil ich wohl gefühlt hatte, dass ich meinem Vater mehr oder weniger gleichgültig gewesen war. Ich war halt da, aber mehr hatte er nie für mich empfunden.

In Thüringen klappte auch die Eingewöhnung in den Kindergarten. Dabei half mir die Zeit in der Sonderkrippe, welche ich genießen durfte. Kleine Gruppen taten mir gut, und unter den jüngsten Kindern fühlte ich mich sicher. Das änderte sich erst, als ich vier wurde und in die Elementargruppe zu den großen Kindern kam.

Halt gab mir meine Oma, die in der Kindergartenküche das Mittagessen kochte. Doch der Wechsel verwirrte mich völlig.

Ich ging wie jeden Morgen mit meiner Mama denselben Weg entlang. Alles war wie immer – bis wir in die Garderobe traten. Ich wollte zu meinem Haken gehen und dort meine Jacke aufhängen, so wie sonst auch. Doch dann hörte ich meine Mutter sagen: »Rike, halt. Du musst deine Sachen jetzt hierhin hängen.« Sie zeigte auf einen mir fremden Haken an einem mir fremden Platz und auf ein mir fremdes Bildchen auf der anderen Seite der Kindergarderobe. Ob ich sie nach dem Grund dafür fragte, weiß ich nicht mehr. Ich war mir jedoch sicher, dass dort etwas nicht stimmte. Sobald ich die Jacke und Straßenschuhe ausgezogen hatte, machte ich mich auf den Weg zu meinem Gruppenraum. Wieder hörte ich, wie meine Mama einwandte: »Rike, nee. Du musst hier reingehen!« Mama zeigte auf eine mir fremde Tür, welche zu einem mir fremden Raum führte. Was war hier los? Als die Tür sich öffnete, schaute eine fremde Erzieherin mich an. Sie lächelte und begrüßte mich mit sanfter Stimme. Es war nicht die Frau, die sonst für mich da war. Es waren nicht die Kinder, die ich sonst um mich herum hatte. »Herzlich willkommen in unserer Gruppe. Ich bin Tante Jane«, sagte die freundliche Fremde. Mama verabschiedete sich von mir und wünschte mir viel Spaß. Wie sollte ich hier Spaß haben? Ohne Vorwarnung hatte man mich einfach woanders hingebracht. Man hatte meinen Platz verändert. Man hatte die Menschen verändert. Alles. Ein Gefühl, als würde die Welt zusammenbrechen, trieb mir die Tränen in die Augen. Ich wollte das nicht! Ich wollte zurück in meine Welt, die mir nicht fremd war. Ich weinte. Ob laut oder leise, war egal. Ich wollte einfach nur weinen.

Die Krippe und auch der Kindergarten waren im Vergleich zu meiner Schulzeit geschützte Bereiche. Doch da niemand wusste, dass ich von Natur aus anders war und wie man das andere benennen konnte, stieß ich mit meinen Verhaltensweisen zuweilen an Grenzen. Die Erzieherinnen und auch die Kinder verstanden mich nicht, dieses Mädchen, das stundenlang ruhig und zufrieden dasitzen und Dinge ordnen konnte und dann plötzlich wegen kleinster Abweichungen von der Norm außer sich geriet. Doch so war ich nun mal: Alles, was außerhalb der gewohnten Ordnung war, verwirrte mich, versetzte mich in Angst.

Da war diese schräge Wand. Als ich sie das erste Mal bemerkte, stemmte ich mich mit beiden Händen dagegen und rief laut: »Hilfe, Hilfe! Die Wand fällt um!« Die Erzieher erklärten mir, dass die Wand mit Absicht so gebaut sei, aber für mich blieb sie suspekt. Wände waren sonst gerade; wenn ich Bauklötze schief aufeinandersetzte, stürzten sie ebenfalls in sich zusammen. Wieso sollte ich dieser Wand trauen?

Und es gab noch mehr Dinge, die mich durcheinander und meine Welt zum Wanken brachten. Eine der Erzieherinnen hatte einen Pullover, dessen Knöpfe auf dem Rücken angenäht waren. Wenn sie ihn trug, bekam ich diese Wut und schrie wie am Spieß. Ich konnte nicht damit umgehen, wenn etwas die gewohnte Ordnung durchkreuzte. In dem Bedürfnis, das zu korrigieren, was ich als falsch empfand, sagte ich ihr, sie solle ihre Sachen richtig herum tragen. Was ich nicht wusste: Die Modebranche hatte sich etwas Neues ausgedacht.

Richtig schwierig war auch die Freispielzeit. Dann hatte ich keine Ahnung, womit und mit wem ich mich beschäftigen sollte.

Zu Hause war das anders. Schon früh war ich fasziniert von Mustern und fand insbesondere Schuhsohlen total spannend. Stundenlang saß ich da und pauste Schuhsohlen ab. Waren Besucher da, mussten oft auch deren Schuhe dafür herhalten. Anschließend schnitt ich die Muster aus und klebte sie zu Girlanden zusammen. Die hingen dann in meinem Zimmer über dem Bett.

Aber im Kindergarten fehlte mir die Anleitung. Ich langweilte mich sehr und sah zu, wie die anderen Kinder mit Puppen oder Figuren spielten. Diese Art der Beschäftigung war mir fremd, zu Rollenspielen fehlte mir der Zugang.

Fast zwanzig Jahre später stand auf meinem Diagnosebogen:

3. bis 4. Lebensjahr:
- kein oder nur kurzer Blickkontakt
- behandelt Personen wie Werkzeuge
- spielt keine Handlungen und Rollen.

In jener Zeit aber, als ich mich im Kindergarten mit dem freien Spiel quälte, war das niemandem bewusst.

Hin und wieder fand ich im Regal etwas zum Ordnen, Puzzles oder Bausteine. Das beruhigte mich, und ich war völlig auf mein Tun fokussiert. Wenn dann endlich wieder die sogenannte Beschäftigung mit Anleitung anstand, war das für mich wie eine Erlösung. Ich bekam gesagt, was ich wie tun sollte, wie zum Beispiel einen Igel kneten, und spürte wieder Boden unter den Füßen.

Manchmal aber fiel das Angebot zur Beschäftigung aus mir unerklärlichen Gründen aus, und das brachte mich völlig durcheinander. Für mich war es nicht nur so, dass ein geplanter Zeitvertreib wegfiel. Vielmehr wurden Vereinbarungen nicht eingehalten, Regeln scheinbar willkürlich umgestoßen. Das fühlte sich an wie die schiefen Wände: Meine kleine Welt drohte um mich herum einzustürzen, und ich hatte kaum Mechanismen, sie zusammenzuhalten.

Zu den weniger schönen Erlebnissen im Kindergarten gehörten auch die Spaziergänge. Wir gingen bei Wind und Wetter raus. Besonders im Herbst und Winter hasste ich es. Es war so kalt und manchmal auch nass. Und ich fragte mich nach dem Sinn dahinter, irgendwo durch den Wald zu laufen.

Ein einziges Mal war es anders; damals war ich fünf Jahre alt. Unsere Erzieherin hielt uns dazu an, uns für den Spaziergang anzuziehen. Nicht schon wieder, dachte ich. Diese langen Strecken durch den Wald oder die Straßen des Dorfes fühlten sich jedes Mal an wie ein Marathon. Nachdem ich das laute Gewusel und Geschrei der anderen Kinder beim Anziehen überstanden hatte, machten wir uns auf den Weg in den Park. Die Wiesen dort waren riesig und zeigten ein sattes Hellgrün. Die Sonne schien, und es wurde ein wenig wärmer. Ich mochte den Frühling, das Sonnenlicht weckte mich innerlich auf. Und doch hätte ich mich viel lieber allein auf die Schaukel gesetzt und wäre dort stundenlang in der Sonne vor und zurück, vor und zurück geschwungen. »Haltet eure Augen auf«, hörte ich unsere Erzieherin sagen. Ihre sanfte, liebe Stimme verhieß Gutes. »Vielleicht ist der Osterhase auch hier entlanggekommen«, fügte sie lächelnd hinzu. Ich sah mich um und bemerkte, wie die anderen Kinder den Blick auf den Boden richteten. Sie stupsten die Büsche an und schoben die Blätter zur Seite. Sie schienen etwas zu suchen. Aber was? Plötzlich entdeckte ich etwas Kleines, leuchtend Rotes auf dem grünen Rasen. Ich hob es auf und erkannte ein kleines Osterei. Es war ein wenig nass vom Morgentau, aber es schmeckte süß. Mit meinen gelben Gummistiefeln stapfte ich weiter und fand noch mehr solcher Eier. Wie eine Spur führten sie über die Wiese … einer Spur, der ich folgen konnte, die Sinn für mich machte und meine Welt strukturierte. Wir alle sammelten so einige Ostereier ein. Dieser Spaziergang war wirklich spannend!

Mit den anderen Kindern in meiner Gruppe hatte ich wenig zu tun, sie interessierten mich nicht. Ich wusste ganz einfach nicht, was ich mit ihnen anfangen sollte. Es war nicht so, als hätte ich keinerlei Bedürfnisse nach menschlicher Nähe gehabt. Aber die Kinder waren so anders als ich. Also interagierte ich mit den Erzieherinnen. Sie waren manchmal schon etwas genervt und sagten, ich sollte nicht ständig an ihrem Rockzipfel hängen. Natürlich nahm ich das wörtlich und begriff nicht, was sie meinten. Sie trugen doch gar keine Röcke, und wenn doch, hatte ich noch nie daran gehangen. Als ich nachfragte, was sie denn meinten, erklärten sie es und forderten mich auf, spielen zu gehen und sie in Ruhe zu lassen. »Am Rockzipfel hängen« war jedenfalls die erste Redewendung, die ich begreifen lernte.

Der schönste Moment im Kindergarten war nachmittags, wenn ich endlich abgeholt wurde. Dann freute ich mich, es war jedes Mal etwas ganz Besonderes für mich. Wenn ich etwas gebastelt hatte, zeigte ich es meiner Mutter oder Mia. Ob ich sie angestrahlt habe? Das weiß ich nicht. Aber Freude spürte ich ganz tief in mir drinnen.

***

Meine Mutter hatte ich immer als fröhlichen und aufgeschlossenen Menschen erlebt, der mir Abertausende Male erklärte, auf welche Art ich mich gegen die anderen Kinder durchsetzen sollte. Ob ich es realisierte? Nein, ich konnte es nicht. Doch das wusste ja noch niemand. Wenn ich weinend nach Hause kam, weil ein Kind gemein zu mir gewesen war, bewahrte sie die Ruhe und redete so lange mit mir, bis ich wieder lächelte. Sie verlor niemals die Geduld, und vor allem akzeptierte sie meine Eigenheiten. Sie sagte nie, dass ich verrückt sei. Sie lachte mich niemals aus und nahm alles an, was ich dachte oder tat.

Natürlich machte sie sich Gedanken, was meine Entwicklung betraf, und das schon von dem Tag an, an dem ich viel zu früh auf die Welt kam und viel Zeit allein im Krankenhaus verbrachte. Während sie mit meiner großen Schwester Mia schwanger gewesen war, hatte sie das Buch *Kinder, die anders sind* von Gerda Jun gelesen. Darin wurde auch der Fall einer Autistin erwähnt. Zur damaligen Zeit kursierte jedoch das Bild, dass Autisten nicht sprechen, schaukelnd dasitzen und Murmeln sortieren oder dergleichen. Wie erleichtert meine Mutter gewesen sein musste, als ich zu sprechen begann!

Es wussten damals auch nur wenige, dass Autismus ein Spektrum mit vielen verschiedenen Abstufungen ist. Mama fand dieses Thema auf jeden Fall sehr faszinierend, doch nicht einmal die Kinderärztin, die mich mehrmals eingehend untersuchte, kam darauf.

Als ich sechs Jahre alt war, verbrachte ich viel Zeit mit meiner großen Schwester, denn meine Mutter war krank geworden und litt unter Depressionen. Mia war inzwischen zehn Jahre alt. Sie sorgte für mich, machte mir Essen, spielte mit mir und holte mich vom Kindergarten ab. Unsere Mutter war bei uns zu Hause, doch sie war nicht in der Lage, sich um uns zu kümmern. Sie saß schweigend da und hörte traurige Musik. Wahrscheinlich entwickelte auch ich dadurch einen Hang zur Melancholie.

Wir lebten zu der Zeit in einer großen Wohnung in einem alten Haus, das wir »Bruchbude« nannten. Dort wurde noch altmodisch mit einem Ofen geheizt, der nicht immer so funktionierte, wie er sollte. Besonders im Winter war es meist sehr kalt. Mia war anfällig für Erkältungen und hatte regelmäßig eine schwere Angina.

Ich erinnere mich noch genau an den Tag, an dem wir auf den großen grünen Stubenofen kletterten und es uns dort gemütlich machten. Wir saßen gern dort oben und spürten die sanfte Wärme unter uns. »Guck mal«, sagte Mia zu mir. Sie hatte ein Zeichenblatt in der Hand und begann mit der Schere im Kreis zu schneiden. Heraus kam eine Spirale aus Papier, die sich hin und her bewegte, wenn man sie an einem Ende hielt und nach unten hängen ließ. Das faszinierte mich so sehr, dass ich an jenem Tag Spiralengirlanden quasi im Akkord herstellte. Ich bemalte zuerst das Papier in fröhlichen Farben und schnitt dann die Spirale. Anschließend ließ ich sie in eine kleine Plastikwanne fallen, die am Boden vor dem Ofen stand. Für mich war es eine Wonne, zu sehen, wie diese sich nach einiger Zeit mit Hunderten von Spiralen füllte. Sie segelten sacht hinunter und landeten auf dem Papierhaufen in der Wanne. Andere Kinder hätten keinen Sinn in dieser Art zu spielen gefunden. Nach außen hin war nur die Arbeit des Ausschneidens ersichtlich. Für mich aber war es ein Spaß zu beobachten, wie sich viereckige Papierbögen in wahre Schmuckstücke verwandelten und diese sich häuften.

Mia half mir eine Weile, doch dann verlor sie die Lust und

malte ein Bild. Erst nach Stunden kletterte auch ich von dem Ofen hinunter und setzte mich vor meine Mutter, die in ihrem Fernsehsessel saß und in die Leere starrte. Ich sah, dass ihr Tränen von den Wangen tropften.

»Warum weinst du?«, fragte ich sie neugierig. Das hatte ich sie schon länger fragen wollen, denn Mama weinte in letzter Zeit ständig, aber ich hatte mich nicht getraut. Es verging kaum eine Minute, in der sie keine Tränen in den Augen hatte.

Als sie mich bemerkte, kehrte sie aus der Leere zurück und sah mich an. Sie lächelte matt und lud mich auf ihren Schoß ein. Ich hatte eher angenommen, dass sie mir nur vermitteln würde, es ginge mich nichts an, und lauschte ihr interessiert.

»Mir tut das Herz ganz doll weh«, sagte sie.

»Bist du krank?«, wollte ich wissen, denn ich nahm wie immer alles wortwörtlich. »Schlägt dein Herz nicht mehr richtig?«

»Doch, es schlägt noch richtig. Aber es tut weh«, erwiderte sie leise.

Ich sah sie an. Sie beugte sich vor in Richtung Tisch und kramte ein Buch aus dem Stapel von Papieren hervor. »Schau her«, sagte sie und lächelte. Die Tränen hatte sie sich aus dem Gesicht gewischt. Behutsam schlug sie das Buch auf, und es kam eine Parabel zum Vorschein, die auf dem Kopf stand. Die Seite bestand aus Millimeterpapier, das wohl ihr Arzt so bemalt hatte. Auf der feinen schwarzen Linie der Parabel waren kleine Kreuze zu sehen. Das eine war rot, das andere grün, und das letzte kleine Kreuz war blau. Es lag genau an der tiefsten Stelle der Parabel.

»Das hier ist ein ganz tiefes Loch, in das ich gefallen bin. Ich bin gerade ganz da unten«, sagte meine Mutter und zeigte auf das blaue Kreuz. »Jetzt muss ich aus dem Loch wieder herausklettern, und das ist ganz schlimm anstrengend und dauert sehr lange.«

»Wie lange?«

»Das weiß niemand. Es kann Wochen dauern, Monate oder Jahre.«

»So lange?«, fragte ich voller Unbehagen.

Ich wollte meine Mutter zurückhaben. Die lachende Mutter, den fröhlichen Paradiesvogel, der jeden Spaß mitmachte. Nun war sie eine graue Maus, die immer im selben Jogginganzug herumlief. Ich betrachtete das Emblem auf ihrer Brust, während sie mit mir sprach.

Zu dieser Zeit schaute ich die Menschen während eines Dialogs kaum an. Ich wandte mich in ihre Richtung, um ihnen zu signalisieren, dass ich mitbekam, wenn man mit mir redete, doch ich schaute nur auf die Brust. Ich versuchte, immer etwas höher zu schauen. Ein kleines Stück und noch ein Stück. Doch je näher ich ihren Gesichtern kam, umso unwohler und ängstlicher fühlte ich mich. Erst Jahre später, als ich sechzehn war, sollte der Knoten platzen, und auch damals schaute ich noch niemandem in die Augen, sondern ließ den Blick nur rasch darüber schweifen. Doch an jenem Tag sah ich sogar meine Mutter noch nicht an. Meine Mutter, die wieder in ihrer Bewegungslosigkeit versank.

Ich kletterte von ihrem Schoß und ging in die Küche, um mit meinem riesigen Topf und den kleinen Püppchen zu spielen. Den Topf füllte ich bis zum Rand mit Wasser. Dann setzte ich die Püppchen hinein. Kleine Plastikpuppen, in deren Köpfen eine Luftblase war. Auf diese Weise schwammen sie im Wasser, als würden sie stehen. In meiner Vorstellung ergaben sie ein Bild von fliegenden Menschen. Seit ich denken konnte, war es mein größter Wunsch, fliegen zu können. Da ich das niemals ohne Hilfsmittel schaffen könnte, sollten es meine schwimmenden Puppen tun.

Ich stupste sie an, sodass sie kurz untertauchten und wieder an die Oberfläche kamen und dann leicht auf und nieder wippten oder sich zur Seite bewegten. Ihnen dabei zuzusehen, war mein Spiel. Es ließ die Zeit verschwimmen und die Stimmen um mich herum verschwinden. Es zog mich komplett in den Bann und hüllte mich in eine unsichtbare Blase. Außenstehende hätten sich vielleicht gefragt, warum ich meine Mutter nicht tröstete oder in irgendeiner anderen Form auf ihre Traurigkeit, ihre Depression einging. Dies aber war meine Art, meine Gefühle, meine Aufgewühltheit zu zeigen. Hier existierten nur ich und meine Vorstellung davon, wie es wäre zu fliegen. Und vielleicht war es ja auch so, dass es mich beruhigte, wenn die Püppchen immer wieder auftauchten. So wie ich es mir von meiner Mutter wünschte.

***

Meine erste Begegnung mit dem Thema Autismus fand statt, als ich sechs Jahre alt war. Ich war wie so oft in meinem Zimmer mit Bastelarbeiten beschäftigt. Als ich merkte, dass mir die Schere fehlte, ging ich ins Wohnzimmer, um sie zu holen. Mama saß auf ihrem Sessel und schaute einen Film. Ein Schreien aus dem Fernseher lenkte meine Aufmerksamkeit auf das Bild, zu dem dieser Ton gehörte. Ein kleiner Junge saß unter einem Tisch auf dem Boden und spielte mit Murmeln. Er spielte nicht wirklich damit, wie es die anderen Kinder im Kindergarten oder auf dem Spielplatz taten. Stattdessen sortierte er sie exakt nach Größe und Farbe. Es bildeten sich Reihen aus Murmeln vor seinen Füßen, beginnend von der größten und dunkelsten bis zur kleinsten und hellsten. Ich verspürte großes Interesse an dem Jungen, wie er da unter dem Tisch saß und die Murmeln in eine Ordnung brachte. Dass ich genauso spielte, war mir damals nicht bewusst. Ich fühlte jedoch Neugier und vielleicht auch eine Art von Verbundenheit mit dem Jungen.

Eine junge Frau mit langen blonden Haaren, wahrscheinlich seine Mutter, versuchte verzweifelt, Kontakt zu ihm aufzunehmen. Immer wieder, wenn sie dem kleinen Jungen zu nahe kam, stieß er sie von sich und schrie laut auf. Ich fragte meine Mutter, was mit dem Jungen los sei.

»Der Junge ist ein Autist«, antwortete sie.

»Was ist ein Autist?«

»Autisten leben in ihrer eigenen Welt.«

In ihrer eigenen Welt … Das hörte sich äußerst interessant an. Ich versuchte mir etwas darunter vorzustellen. War dieser Junge ein Zauberer und versetzte sich in andere, schönere Welten als die unsere, während ich mir diese Welten lediglich in meiner Fantasie ausmalte? Wie sah so eine Welt aus? Gab es in ihr Zauberwesen, die seine Freunde waren? Vor meinem inneren Auge tauchte eine wunderschöne Landschaft auf, die von grünen Wiesen bedeckt war, und ein Regenbogen zog sich über den blauen Himmel. Ob das die Welt jenes Jungen war?

Wenn ich jetzt an diese Zeit zurückdenke, kommt es mir so vor, dass meine Welt eher wie die des Jungen war. Dass die Welt meiner Mutter und anderer Menschen sich von meiner unterscheiden könnte, war mir damals allerdings noch nicht bewusst. Heute weiß ich, dass jeder Mensch die Welt anders wahrnimmt und jeder irgendwo seine eigene Welt hat.

Damals wünschte ich mich von dieser Welt weg und in eine andere hinein. Meine innere Welt war farbenfroh, dort umgab ich mich mit Fantasiefreundinnen. Ich stellte sie mir oft vor und dachte mir Geschichten aus, die ich mit ihnen erlebte. In diesen Geschichten konnten wir alle fliegen und hatten Superkräfte. Auch wenn ich selbst noch ein Kind war, waren meine Fantasiefreunde erwachsene Frauen. Jede einzelne hatte ihre eigenen Superkräfte. Wir nutzten sie, um anderen in Not zu helfen. Die eine konnte Geld herbeizaubern und es den Armen geben. Die andere war Ärztin und rettete Leben. Und die Nächste wusste immer die richtigen Worte, um mich zu verteidigen, wenn mich jemand zu ärgern versuchte.

Was ist Autismus eigentlich?

Autismus ist eine tiefgreifende Entwicklungsstörung des Gehirns und betrifft den Informationsverarbeitungsmodus. Ein Mensch aus dem autistischen Spektrum kann wichtige von unwichtigen Signalen nicht unterscheiden. Das Gehirn ist nicht in der Lage, zu filtern. Dadurch wird die Umwelt völlig verändert wahrgenommen. Zu viele Reize strömen auf den Betroffenen ein, und es kommt recht schnell zu einer Reizüberflutung. Dies kann zu einem Overload führen, der eine tiefe Sehnsucht nach Ruhe zur Folge hat. Wird diese nicht gewährt, kann ein Meltdown (Zusammenbruch, Wutattacke) die Folge sein.

Autismus ist ein weit gefächertes Spektrum mit vielfältigen Schweregraden. Es gibt Menschen im Spektrum, welche in der Lage sind, selbstständig zu leben und zu arbeiten, und es gibt andere, die ständig intensive Betreuung in allen Lebenslagen benötigen. Einige Betroffene sprechen und können sich gut artikulieren, und wieder andere sprechen in ihrem Leben nie ein Wort. Dazwischen gibt es unendlich viele Abstufungen.

Im Groben wurde früher zwischen dem Kanner-Syndrom (schwere Form) und Asperger-Syndrom (leichte Form) unterschieden, dies gilt jedoch inzwischen als überholt.

Kanner-Syndrom

- Auffälligkeiten bereits kurz nach der Geburt im Säuglingsalter
- Flüchtiger bzw. mangelnder Blickkontakt

- Bei circa fünfzig Prozent ausbleibender Einsatz der Lautsprache
- Bei den restlichen Fällen meist sehr später Einsatz der Lautsprache (etwa mit drei Jahren oder danach)
- Stereotype Verhaltensweisen
- Stereotype Bewegungen der Hände, des Kopfes oder Körpers
- Verstärkte Wahrnehmung von Details
- Gesichtsblindheit: Betroffene erkennen eventuell vertraute Personen nicht wieder
- Probleme in der Kommunikation mit anderen Menschen und im Sozialverhalten
- Wortwörtliches Verstehen von Sprichwörtern und Metaphern

Asperger-Syndrom

- Auffälligkeiten im zweiten bis zum dritten Lebensjahr, im Kleinkindalter
- Flüchtiger bzw. mangelnder Blickkontakt
- Kind beginnt sehr früh zu sprechen und verwendet eine eher pedantische, hochtrabende Wortwahl
- In manchen Fällen verschwindet die Lautsprache völlig
- Stereotype Verhaltensweisen
- Stereotype Bewegungen der Hände, des Kopfes oder Körpers
- Verstärkte Wahrnehmung von Details
- Gesichtsblindheit: Betroffene erkennen eventuell vertraute Personen nicht wieder

- Probleme in der Kommunikation mit anderen Menschen und im Sozialverhalten
- Wortwörtliches Verstehen von Sprichwörtern und Metaphern

Folgende Symptomatik ist bei beiden Variationen gleich:

- Mangelnder oder flüchtiger Blickkontakt
- Kommunikative Probleme im Verständnis der nonverbalen Sprache
- Fehlende Fähigkeit, Mimik und Gestik richtig zu deuten und selbst anzuwenden
- Beschränkte Interessen (Spezialinteressen auf wenige Themen, auf einen Sachverhalt bezogen)
- Teilweise besondere Begabungen (nicht immer) in Teilbereichen. Z.B. Musik, Poesie, Kunst, Wissensaneignung
- Unbeholfene Wirkung auf die Umwelt
- Wenig Fähigkeit, sich zu verteidigen
- Oftmals Opfer von Mobbing und Ausgrenzung
- Stereotype Bewegungen der Hände oder des gesamten Körpers (schaukeln, mit den Händen wedeln)
- Teilweise auf Zehenspitzen gehen
- Schwierigkeiten, mit zwischenmenschlicher Nähe umzugehen (kuscheln, umarmen etc.)
- Erzeugung von Lauten (Pieplaute, Summen, Brummen etc.)
- Scheinbar übertrieben schüchtern
- Passivität in der Lautsprache (wenig sprechen oder ausbleibender Einsatz der Lautsprache)
- Unfähigkeit, ein Gespräch zu führen, aufrechtzuerhalten oder zu beginnen

- Schwierigkeiten, soziale Kontakte, vor allem zu Gleichaltrigen, aufzubauen
- Festhalten an Ritualen, egal ob sie eine Funktion haben oder nicht.

In aktuellen Berichten werden sämtliche Varianten des Autismus zusammengefasst und als Autismus-Spektrum-Störung, ASS, bezeichnet, da es recht schwer sein kann, die einzelnen Formen voneinander zu trennen. Kanner-Syndrom und Asperger-Syndrom werden in der Diagnostik inzwischen nicht mehr verwendet.

Kapitel 3:
Mama, bin ich anders?

Viele Menschen aus dem autistischen Spektrum flüchten auf ihre Inseln, um sich für einen Moment oder auch länger von der chaotischen Welt zu befreien. Sie fokussieren sich auf die Feuerwehr oder die Polizei, das Streckennetz der Deutschen Bahn, Tiere, das Musical *Starlight Express* oder in meinem Fall *König der Löwen*. Das Sich-Abschotten von verwirrenden bis hin zu schmerzhaften Erlebnissen, die besonders in der Schule gehäuft auftreten, ist oftmals der einzige Weg, um zu überleben.

Ich höre auch heute noch von Kindern aus dem autistischen Spektrum, die von ihren Lehrern und Mitschülern nicht verstanden und entsprechend herabsetzend behandelt werden. Und dann muss ich an meine eigene Schulzeit zurückdenken …

Von der ersten bis zur neunten Klasse war ich das Mobbingopfer Nummer eins. Wann immer meine Mitschüler die Gelegenheit hatten, beschäftigten sie sich auf unangenehme Weise mit meiner Wenigkeit. Lange litt ich darunter. Erst als ich meine Diagnose bekam, half mir dies dabei, meine schulische Vergangenheit zu akzeptieren. Ich verstand endlich die gemeinen Kinder. Sie wussten damals nicht anders mit mir umzugehen, ihr kindlicher Verstand konnte meine Person nicht erfassen.

***

Ja, ich war anders. Gesichtserkennung bereitete mir Mühe, ein typisches Symptom für Menschen wie mich, damals wie heute. Meist blicke ich meinem Gegenüber auf den Mund – zum einen, um Lippen zu lesen, denn seit einer schweren Mittelohrentzündung in meiner Kindheit bin ich auf einer Seite taub. Zum anderen aber auch, um niemandem in die Augen schauen zu müssen. Den direkten Blick in die Augen eines Menschen empfinde ich als schwierig, auch wenn ich mich inzwischen bewusst dazu anhalte, da ich gelernt habe, dass dies zu einem typischen Gespräch dazugehört. Doch es lenkt mich vom Inhalt des Gesagten ab, und das unangenehme Gefühl kann ich nicht wegdrängen. Daher erkenne ich Menschen oft am unteren Teil ihres Gesichts. Dem Mund, der Art zu lächeln. Haare sind ebenfalls ein guter Anhaltspunkt für mich, doch wenn der andere eine Mütze oder Kappe trägt oder sich anders frisiert, komme ich in Schwierigkeiten.

Immer wieder passiert es mir, dass Menschen mich ansprechen und mir sagen, dass sie mich kennen. Doch da muss ich oft passen. Die einfache Frage »Wer bist du noch mal?« zu stellen, traue ich mich oft nicht. Bei dem Gedanken daran befällt mich Unsicherheit. Dann würde ich am liebsten gehen, aus der Situation hinaus. Wenn die Leute dann erzählen, woher sie mich kennen, macht es meist »Klick«. Doch in der Schule, unter Gleichaltrigen, gab sich niemand die Mühe, herauszufinden, warum ich andere nicht begrüßte. Ich galt wahlweise als seltsam, überheblich, unhöflich, dumm, gedankenlos, unfreundlich … oder was immer andere in mein Verhalten hineininterpretierten.

Überhaupt war ich nicht das coole Kind, das sich immer neue Spielideen ausdachte, Mutproben veranstaltete und Witze erzählte. Ich bevorzugte monotone Tätigkeiten, und was Sprichwörter, irrationale Wendungen und Ironie anging, war ich völlig außen vor. Mit den Jahren habe ich einige Redewendungen gelernt und bin inzwischen in der Lage, auch durch kompliziertere Gespräche zu navigieren. Doch als kleines Mädchen nahm ich alles wortwörtlich, erkannte weder Ironie noch ihre bösartige Steigerung, den Sarkasmus. Die Menschen, die sich ihrer bedienten, mied ich, denn sie lösten großes Unbehagen in mir aus. Schon bei kleinen Verständnisirrtümern geriet ich in Bedrängnis. So etwa konnte ich nicht verstehen, warum meine Mutter Opas Auto immer »schwarze Zitrone« nannte. Es bedurfte mehrerer Erklärungen, bis ich es durchschaute: Das Auto meines Großvaters war ein schwarzer Citroën. Die verschiedenen Automarken kannte ich damals nicht. Es machte mich oft wütend, wenn meine Mutter etwas sagte, das ich nicht nachvollziehen konnte. Wut aber brachte die Gefahr mit sich, dass ich außer mich geriet, mich aufregte, den Boden unter den Füßen verlor. Auf die Idee, nachzufragen, kam ich erst später.

Nimmt man dazu noch mein schlechtes Orientierungsvermögen und die damalige Angewohnheit, unter Druck in monotones Stimming zu verfallen, kann man sich leicht zusammenreimen, dass ich für andere Kinder das war, was manche Leute ein »gefundenes Fressen« nennen. Der Tag meiner Einschulung war Tag eins in der Zeitrechnung des Mobbings.

Doch der Reihe nach …

»Mama, bin ich anders?«, hörte ich mich fragen, während ich zu meiner Mutter aufschaute.

Sie brachte mich zur Bushaltestelle, von der mein Schulbus abfuhr. Es war mein erster Schultag. Zu Hause hatte ich eine große Zuckertüte bekommen, die ich mit wachsender Begeisterung auseinandergenommen hatte. Doch auch wenn dies ein schöner, besonderer Tag sein sollte, fiel mir gleich auf, dass mein Weg in eine andere Richtung führte als der der anderen Kinder, mit denen ich in den Kindergarten gegangen war. Sie waren nicht mehr um mich. Stattdessen umgaben mich mir unbekannte kleine Menschen, genauso hübsch herausgeputzt wie ich. Irgendetwas stimmte nicht. Warum brachte meine Mutter mich in eine Schule, die so weit weg von meinem Wohnort war, dass ich mit dem Bus fahren musste? Ich dachte zurück an das, was wir im Kindergarten in Bezug auf den Wechsel in die Grundschule besprochen hatten. Das schöne Kleid, der Ranzen, die Zuckertüte – eigentlich müsste doch alles stimmen.

»Nein«, sagte meine Mutter liebevoll und hockte sich vor mich, um auf einer Augenhöhe zu sein. »Du bist nicht anders. Du bist ein ganz normales kleines Mädchen, das nun in die Schule geht. Der einzige Unterschied ist, dass bei dir das erste Schuljahr zwei Jahre lang ist. Die anderen Klassen – Klasse zwei, Klasse drei, Klasse vier – gehen dann auch nur ein Jahr. Ihr lernt genau das Gleiche wie die anderen Kinder, nur ein bisschen langsamer.«

In Gedanken versunken stieg ich in den Schulbus und machte mich auf den Weg in einen neuen Lebensabschnitt. Die Lehrer begrüßten uns feierlich und zeigten uns die Klassenzimmer. Die Frage, ob ich anders war, keimte noch immer in mir. Doch ich sprach niemanden darauf an. Ich hatte keine Zeit. Gemeinsam mit anderen Kindern wurde ich in ein Klassenzimmer gesteckt, in dem sich Frau Litte, eine ältere Dame unmittelbar vor der Rente, als unsere Klassenlehrerin vorstellte. Sie bat uns Kinder, uns einen festen Platz zu suchen, an dem wir fortan immer sitzen würden.

Ich erinnerte mich daran, wie meine Mutter mir geraten hatte, mich möglichst weit vorn hinzusetzen. So konnte ich an den Lippen der Lehrerin ablesen, was sie sagte. Also schnappte ich mir den Stuhl hinter der mittleren Bank in der ersten Reihe. Die Bank stand genau gegenüber der großen Tafel. So würde ich alles gut verfolgen können. Der Tisch vor mir war mit feinen Rosen geschmückt. Sie rochen gut. Dass sie nicht für immer dort liegen bleiben würden, erfuhr ich erst später.

Kaum hatte ich mich auf dem Stuhl niedergelassen, spürte ich einen stechenden Schmerz in meinem linken Schienbein. Mein erster Gedanke galt meinem blauen Kleid und den weißen Kniestrümpfen, doch es tat so weh, dass ich kaum Erleichterung spürte, als ich sah, dass Kleid und Strümpfe noch sauber waren. Ich warf einen Blick zur Seite und sah einen Jungen mit Brille und schneeweißem Hemd. Er funkelte mich feindselig an und murmelte: »Blöde Kuh.«

Ich runzelte die Stirn. Woher wollte er wissen, ob ich eine blöde Kuh war? Er hatte mich nie zuvor gesehen und ich ihn auch nicht. Das hieß also, dass er bereits auf den ersten Blick merkte, dass mit mir etwas nicht stimmte. Dass ich eben doch anders war. Und im Gegensatz zu mir hatte er ein Wort dafür gefunden.

Blöd.

Dieses Etwas, das mich an eine fremde Schule verbannte, hieß »blöd«.

So fing alles an. Die Herabsetzung, die ich im Außen erfuhr, und die, die ich tief in mich hineinnahm.

Ab diesem Moment sollte ich keinen Frieden mehr finden. Der Fremde neben mir, der Marc hieß, hatte kräftig zugetreten. Und so hämmerte der Schmerz in meinem Schienbein noch eine Weile nach, bis er endlich verschwand. Seine Worte aber wollten nicht verblassen, sie hallten in meinem Kopf wider, als die Schule längst geendet und der Bus mich nach Hause kutschiert hatte.

Was mir während meiner Schuleinführung wirklich passiert war, erzählte ich meiner Mutter nicht. Ich kam erst gar nicht auf die Idee. Vielmehr übernahm ich das Wort des Jungen und machte es zum Namen für meine Andersartigkeit und sah diese wiederum als Grund für meine zweijährige erste Klasse.

Blöd.

»Bin ich blöd?«, fragte ich meine Mutter am darauffolgenden Morgen.

Die sommerliche Luft brachte einen glutroten Himmel mit sich. Es sollte wieder ein sehr heißer Tag werden. Ich sah, wie die Augen meiner Mutter größer wurden und sie mich entsetzt anstarrte.

»Nein! Wie kommst du denn auf so was? Wer hat das zu dir gesagt?«

So viele Fragen hintereinander, und keine davon konnte oder wollte ich beantworten. Auch wenn Marc mir im ersten Moment unseres Zusammentreffens unrecht getan hatte, hatte ich das Gefühl, dass ich ihn nicht verpetzen durfte. Er war doch auch noch ein Fremder an der Schule, genau wie ich.

»Niemand hat das gesagt«, antwortete ich leise. Es tat mir leid, meine Mutter anzulügen, doch das machte ich wieder wett, indem ich fortfuhr und ihr meine Gedanken zum Thema »blöd« preisgab. »Ich fühle mich aber so. Ich finde es komisch, dass ich nicht mit den anderen Kindern aus unserem Ort in dieselbe Schule gehen kann. Ich möchte in die normale Schule gehen und nicht jeden Morgen mit dem Bus fahren müssen. Ich möchte nicht in die Hilfsschule.«

»Da ist doch nichts Komisches dran, und eine Hilfsschule ist das auch nicht. Es ist eine Förderschule, das ist etwas ganz anderes, und viele Kinder fahren mit dem Bus zur Schule. Das ist überhaupt nicht schlimm. Wenn dir irgendjemand erzählt hat, dass du blöd bist, dann glaube das nicht. Das stimmt nicht! Du bist genauso klug wie andere Kinder.«

Ich wollte nicht in den Bus einsteigen, der in diesem Augenblick neben uns zum Stehen kam. Er passte nicht zu den Kindern aus unserem Ort und brachte mich an einen Platz, von dem niemand etwas wusste oder wissen wollte. Eine Schule für Kinder mit Lernbehinderung. Dabei wollte ich doch einfach nur normal sein!

Während des Unterrichts gab ich mir Mühe und passte auf. Doch ich meldete mich nie von selbst. Wenn Frau Litte mich drannahm, wusste ich meist die Antwort. In den Augen der anderen Kinder machte mich das zur Streberin. Doch mir ging es nicht so sehr darum, mit schulischen Leistungen zu glänzen. Ich wollte mir vor allem die Peinlichkeit ersparen, etwas nicht zu wissen. Dann nämlich geriet ich ins Schwitzen, schwieg und fühlte mich schlecht, bis Frau Litte von mir abließ. Ich kam gar nicht auf die Idee zu sagen, dass ich etwas leider nicht wusste. Das sollte ich erst viele Jahre später lernen.

Frau Litte war ziemlich streng und hatte die Angewohnheit, Ironie in ihre Sätze zu packen. Natürlich nahm ich es wortwörtlich. Dann bedachte sie mich mit einem abschätzenden Blick und sagte, dass ich dumm sei. Worte, die meine Mitschüler begeistert aufnahmen.

Dumm war ich nicht, aber ich war nicht in der Lage, ihr zu widersprechen. Außerdem machte ich häufig Fehler, ohne es zu bemerken. Ob zu Hause oder unterwegs: Meine Mutter, Mia und später auch Freunde versuchten mir mit verschiedenen Gesten und kleinen Andeutungen immer wieder klarzumachen, welche Verhaltensweisen angemessen waren und welche nicht. Wenn Witze erzählt wurden, war ich oft außen vor. Manche aber, die ziemlich offensichtlich waren, verstand ich. Doch ich lachte nicht darüber. Lachen aber macht erst den Sinn eines Witzes aus, es hebt die Stimmung. Wenn ich ansetzte, den Witz zu erklären, gaben sie mir ein Zeichen, damit aufzuhören. Doch ich begriff es nicht. Erst wenn jemand es klar aussprach, war ich in der Lage, mein Verhalten zu ändern. Jedoch war es dann meist zu spät. Mich in Grund und Boden zu schämen war das Einzige, was ich noch tun konnte, um Reue zu zeigen.

Wer keine Reue zeigte, waren meine Mitschüler – obwohl ihnen in einem Winkel ihres Herzens bewusst gewesen sein muss, dass sie sich mir gegenüber falsch verhielten.

Treten, spucken. Hänseln, auslachen, verspotten. Ausgrenzen, ignorieren. Beleidigen, bedrohen, einschüchtern. Noch bevor wir die ersten Wörter lesen lernten, beherrschten meine Mitschüler das ABC des Mobbings in Perfektion.

Ich litt, aber ich hatte keine Ahnung, was ich dagegen tun sollte. Dabei war es nicht so, dass ich nicht gewusst hätte, wie man Menschen um Hilfe bittet. Bevor ich in die Schule kam, beherrschte ich diese Kunst noch recht gut. Ich sagte, was ich wollte, und bekam es meist. Im Lauf der ersten Schulklasse aber hörte ich damit auf. Und das lag nicht nur an den Kindern; ich denke, der wahre Grund dafür, dass ich kapitulierte, waren die Lehrer. Wenn meine Mitschüler mich über den Schulhof hetzten und unter Androhung von Schlägen und Beschimpfungen jagten, versuchte ich panisch, eine Insel zu finden. Eine Boje, um nicht unterzugehen. Die Inseln und Bojen im Meer der Missachtung waren die Lehrer, die Pausenaufsicht hatten. Gleichmäßig verteilt standen sie an den Rändern des Schulhofs und schauten ins Leere. Immer wieder rannte ich zu einem von ihnen und sprach ihn an. Mit gehetzter Stimme erzählte ich ihnen von den Attacken gegen mich und bat um Schutz. Sie waren die Einzigen, die mir diesen Schutz hätten bieten können, denn unter den Kindern hatte ich keinen einzigen Verbündeten. Ich fühlte mich wie eine Aussätzige, die überall verstoßen wurde. Die Lehrer reagierten nicht auf mich, sie taten so, als wäre ich gar nicht da, sagten, ich solle mich nicht so anstellen. Oder sie brachten bloß den Spruch: »Was sich liebt, das neckt sich!«

Wenig sinnvoll! Ich hatte nicht das Gefühl, dass meine Mitschüler mich liebten. Ich dachte eher an Verachtung, wenn ich ihnen zuhörte, wie sie über mich sprachen. Warum erkannten die Lehrer das nicht? Wollten sie es nicht sehen, oder waren sie wirklich blind dafür? Irgendwann gab ich es auf, zu ihnen zu laufen. Ich begriff, dass meine Inseln und Bojen im Meer versanken, wenn ich versuchte, mich an ihnen festzuklammern. Andere Kinder hätten vielleicht angefangen, sich zu wehren. Aber dazu war ich nicht in der Lage. Ich gab es allgemein auf, meine Mitmenschen um Hilfe zu bitten.

Wenn ich etwas wollte oder brauchte, sprach ich es nicht mehr aus. Und das bezog sich nicht nur auf die Schule. Wenn ich bei jemandem zu Besuch war und nicht gefragt wurde, ob ich Hunger oder Durst hatte, schwieg ich eisern und hielt es aus. Oder ich zeigte darauf, statt es auszusprechen, wie in meinen ersten Lebensjahren. Aus Angst vor Ablehnung machte ich Rückschritte.

Auch außerhalb der Schule war es nicht immer einfach. Meine Mutter ging regelmäßig mit mir zum Zahnarzt. Jedes Mal schlug mir das Herz bis zum Hals. Mir wurde schwindelig und schlecht, wenn ich den Behandlungsraum betrat, und die Beine schienen unter mir nachzugeben. Es ging mir gar nicht gut, doch ich wusste nicht, dass man diese Art von Befindlichkeit Angst nannte. Emotionen, die in mir aufstiegen, ob positiv oder negativ, trugen bei mir keine Namen. Sie hießen nicht Angst, Wut, Trauer oder Freude, Liebe, Glück. Sie hießen Herzklopfen, Magengrummeln, Gänsehaut, Übelkeit und so weiter.

Ich ging davon aus, dass es jedem Menschen so ging, wenn er zum Zahnarzt musste. Ich glaubte, dass es normal sei, sich so zu fühlen, und dass jeder im Warteraum sich durch diese Beschwerden kämpfen musste. Erst Jahre später, mit der Entdeckung meiner wahren Identität, begriff ich, dass genau das nicht normal war. Mir wurde bewusst, dass ich, bedingt durch meinen Autismus, an einer Zahnarztphobie litt.

Menschen mit Autismus haben meist eine Komorbidität mit Ängsten und Phobien. Bei dem einen sind es Hunde, bei dem anderen laute Geräusche, und bei mir war es der Zahnarzt. Das kann zum einen an schlechten Erfahrungen liegen, zum anderen aber auch an Unterschieden in der Wahrnehmung. Ich bin schmerz- und reizüberempfindlich, besonders was Berührungen angeht. Daher können auch harmlosere Behandlungen beim Arzt und insbesondere Zahnarzt deutlich unangenehmer für mich sein. Als Kind aber wusste ich das nicht und hätte es auch nicht benennen können. Da konnte ich es bloß spüren. Denn auch wenn viele denken, Menschen aus dem autistischen Spektrum hätten keine Gefühle, verhält es sich anders. Ich kannte Schmerz, physischen und seelischen.

Unser Werklehrer, der schon in die Jahre gekommen war, hatte des Öfteren die Angewohnheit, für ein paar Minuten aus dem Werkraum zu verschwinden. Was er dann machte? Niemand wusste es genau. War mir auch egal. Ich wünschte ihn mir nur jedes Mal, wenn er den Raum verließ, sofort wieder zurück. Denn die anderen Kinder warteten nur darauf, mit mir allein zu sein. Ganz besonders Roberto und Niels.

Einmal arbeitete ich fleißig an meinem Räucherhäuschen. Behutsam bemalte ich dessen Wände mit blauer Farbe. Für die Fensterrahmen hatte ich mir Lila ausgesucht. Das rote Dach und der Schornstein lagen bereits zum Trocknen auf meinem Tisch.

»Na, Henficke«, begrüßte mich Niels. Er hatte mir den Spitznamen gegeben, und die Klasse hatte ihn längst übernommen. Ich bemühte mich, ihn zu ignorieren, wie immer. Doch Niels ließ sich nicht ignorieren. Er wusste, dass ich ihn wahrnahm. »Was hast du denn da Hässliches gemacht?«, fragte er feixend und griff nach dem Schornstein. Ich wollte ihn in Sicherheit bringen, doch Niels war schneller.

»Hmmm, was könnte das wohl sein?«, fragte er theatralisch und schaute sich das kleine quadratische Holzstück an. Ich sah ihm dabei zu. Nun musste ich in sein Gesicht schauen, da ich nicht vorhersehen konnte, was er als Nächstes tun würde. »Ein Judenfänger?«, lachte er. »Nein. Das ist es nicht. Es ist ein Muschiwärmer«, ergänzte er laut und steckte mir das Teil in den Schritt.

Da ich sofort dagegen schlug, fiel es zu Boden. Die Aufmerksamkeit der anderen wurde durch Niels' kleine Showeinlage auf mich gelenkt.

»Haha, ist die doof. Schmeißt ihr Zeug runter«, kommentierte Sylvia. Die Klasse stimmte ihr zu und lachte mich aus.

Ein lauter Schrei unterbrach das hämische Gelächter und ließ es komplett verstummen. Unser Werklehrer war zurückgekehrt und sah, was passiert war. Sah, dass wieder einmal alle auf mich zeigten und mich verhöhnten. Diese Szene musste ihm vertraut vorkommen.

»Wie oft soll ich euch noch sagen, dass ihr Henrike in Frieden lassen sollt?«, brüllte er.

Alle schwiegen.

»Wenn ich das noch einmal mitbekommen sollte, melde ich das beim Direktor!«, warnte er meine Mitschüler verärgert und fuhr mit dem Unterricht fort.

Wenigstens einer, der mich beschützte. Er war einer der wenigen Lehrer, die nicht nur sagten: »Wehr dich«, oder: »Was sich liebt, das neckt sich.« Er erkannte, dass man mir unrecht tat. Am liebsten wäre ich immer in seiner Nähe gewesen. Denn er würde mich beschützen.

Ich litt unter den täglichen Hänseleien, und Mama litt mit mir. Oft fühlte sie sich hilflos, und das lag nicht nur an ihrer Depression. Wenn es richtig hart wurde, ging sie zu meiner damaligen Klassenlehrerin. Sie wohnte im selben Ort wie wir und hatte immer ein offenes Ohr für uns. In der Schule ließ sie hin und wieder eine Unterrichtsstunde sausen und machte eine intensive Gesprächsstunde daraus. Den Kindern sollte eröffnet werden, wie es mir mit dem Mobbing ging und dass sie es doch sein lassen sollten. Doch selbst das half nichts.

Immer wieder besuchte meine Mutter die Elternabende, sprach das Problem an, doch die Lehrer und auch die anderen Eltern, sofern sie sich für das Thema interessierten, waren machtlos. Ein Phänomen, an dem sich bis heute nichts geändert hat. Manche Menschen picken sich die Schwächeren heraus und hacken auf ihnen herum. Und andere sehen weg, weil sie Angst haben, an die Stelle des Opfers zu treten. Wer Lehrer, andere Eltern und Autoritätspersonen hinzuzieht, macht oft eine bittere Erfahrung: Auf dem Schulweg nämlich, da ist man allein. Und da wird einem das »Petzen« doppelt heimgezahlt.

Herbst und Winter waren längst vergangen, es war Frühling geworden, und die Tage wurden länger. Die Osterferien hatten begonnen, und ich konnte mich zwei ganze Wochen von den seelischen Strapazen erholen. Doch innerlich zählte ich bang die Ferientage, und es wurden immer weniger. Unaufhaltsam. Ich nutzte jede Minute zum Spielen.

Als ich eines Nachmittags von draußen ins Wohnzimmer stürmte, ging mein Blick zum Fernseher, vor dem meine Mutter saß.

»Na, Kind«, begrüßte sie mich.

Ich warf einen Blick auf den Bildschirm. Dort war ein Mann zu sehen. Ihm wurden Nägel in die Hände geschlagen. Er schrie vor Schmerzen und blutete. Dann richteten sie ihn an einem Kreuz auf und jubelten. Die Menschenmenge freute sich, dass er hing. Er tat mir leid. Am liebsten hätte ich ihn befreit. Es machte mir Angst, so etwas zu sehen.

»Wer ist der Mann an dem Kreuz, und was machen die mit dem? Und warum freuen die sich so, dass er blutet und Schmerzen hat?«, wollte ich wissen.

Meine Mutter wandte sich mir zu und lächelte mich nachsichtig an. »Das ist Jesus.«

»Jesus? Kenne ich nicht.«

»Jesus Christus«, sagte meine Mutter.

Manche meiner Mitschüler gingen zum Religionsunterricht, aber ich hatte Ethikstunden. Die Eltern suchten selbst aus, in welchen Unterricht ihre Kinder gingen. Die Religionsschüler redeten nicht mit mir, also kannte ich Jesus nicht. Meine Mutter erklärte es mir.

»Er war ganz ähnlich wie du, Henrike«, meinte sie.

»Jesus war wie ich?«

»Ja, er war auch anders. Er hat auch anders gedacht und gefühlt. Hat auch andere Dinge gesagt und andere Meinungen zur Welt gehabt. Er hat immer das gesagt, was er dachte. Das haben die Leute nicht akzeptiert und ihn deshalb gekreuzigt«, sagte meine Mutter und nickte bestätigend mit dem Kopf.

»Die Leute haben ihn auch gehänselt?«

»Ja, weil er anders war. Damals waren die Hänseleien noch schlimmer als heute. Okay, heute ist es auch schlimm. Nur damals haben sie die Menschen gefoltert und getötet. Jesus wurde getötet, indem er am Kreuz hängen blieb. Er hat aber nie den Mut verloren, zu sagen, was er dachte, und er begegnete jedem mit Toleranz und Liebe. Er liebte und vergab denen, die ihn so zugerichtet hatten. Er liebte jeden Menschen, weil er glaubte, der Sohn von Gott zu sein. Er zeigte den Menschen, wie Gott sich ihnen gegenüber verhalten würde. Er würde ihnen alles vergeben, egal was sie taten, und er würde sie immer für das, was sie sind, lieben«, erklärte meine weise Mutter.

»Er hat es nicht verdient, gefoltert zu werden, wenn er lieb zu den Leuten war«, erwiderte ich.

»Die meisten Menschen, die gequält werden, haben das nicht verdient. Es sind oft Menschen wie du und Jesus. Menschen, die keiner Fliege etwas zuleide tun.«

»Das ist so unfair!«

»Ja, das ist nicht gerecht. Jesus hat nie etwas Böses getan, genau wie du. Und doch wirst du in der Schule geärgert.«

Mit einem Mal bekam ich es mit der Angst zu tun. »Kreuzigen meine Mitschüler mich auch?«, fragte ich. Wer wusste schon, wozu sie fähig waren? Wenn Jesus so war wie ich, wäre es jedenfalls nicht weit hergeholt, dass mir dasselbe geschehen könnte.

Meine Mutter aber lachte auf, nahm mich in den Arm und drückte mich fest an sich. »Nein, sie werden dich nicht kreuzigen. Das darf man heute nicht mehr machen. Denk nur immer daran, dass es noch mehr Menschen gibt, die anders sind, und dass du niemals allein bist.«

Und sie sollte recht behalten.

Während die Kinder in meiner Klasse das Netz aus Intrigen und Gemeinheiten immer enger um mich zogen und ich mich zusehends darin verfing, wartete auf mich ein kleines Wunder, das mich all den Schmerz vergessen ließ: das Wunder der Freundschaft.

Wie immer saß ich allein während der Hof-Pause auf einer Bank, bangte um meinen Frieden und aß mein Frühstück.

Das Brot schmeckte mir nicht. Es schmeckte einsam.

Plötzlich sah ich ein Mädchen auf mich zukommen. Zierlich, mit langen blonden Haaren. Sie steuerte direkt auf mich zu, und je näher sie kam, desto mehr wuchs meine Angst, in wenigen Sekunden grundlos von ihr beleidigt und verletzt zu werden. Sie konnte nur eine von denen sein. Von den anderen Kindern geschickt, um etwas Fieses zu mir zu sagen.

Dann stand sie vor mir.

Mit ihren hellblauen Augen sah sie mich neugierig an. Ich zwang mich, in ihre Richtung zu blicken, um ihr zu signalisieren, dass meine Aufmerksamkeit ihr gehörte.

Zu dieser Zeit sah ich überhaupt nicht in die Gesichter der

Menschen, mit denen ich kommunizierte, und wenn, dann schweifte mein Blick nur ganz kurz darüber. Flüchtig sah ich, wie ihre Münder sich bewegten, wenn sie mit mir sprachen. Mein Blick fiel meist auf die Oberbekleidung meines Gegenübers, auf den Aufdruck des T-Shirts. Ich betrachtete die Bilder oder Schriftzüge darauf, während ich die mehr oder weniger erniedrigenden Aussagen auf mich niederprasseln ließ. Dieses Mädchen trug eine rote Jacke mit leichten Streifen an den Ärmeln. Als sie sprach, horchte ich auf, denn irgendetwas war anders. Ihre Stimme klang ruhig und freundlich, als sie mich fragte: »Willst du mit mir spielen?«

Ich war völlig perplex. Wie lange hatte ich mir gewünscht, dass jemand mit mir auf dem Schulhof zusammen sein wollte! Kurz blickte ich auf, in Richtung ihres Gesichts, um mich zu überzeugen, ob ich mich in meiner Wahrnehmung geirrt hatte. Doch da war keine Häme, nichts Hinterhältiges. Das Mädchen lächelte mich friedlich an und wartete auf meine Antwort. Ich brauchte eine kleine Ewigkeit, um ein Wort herauszubekommen. Es überwältigte mich, dass ein fremder Mensch in meinem Alter auf mich zukam und mit mir befreundet sein wollte. Ohne dass ich etwas dafür tun musste, ohne dass ich überfreundlich sein musste …

»Ja, gerne«, sagte ich leise und hoffte, dass sie mich verstanden hatte. Das hatte sie. Im nächsten Moment stupste sie mich an und lachte.

»Du bist!«

Das kannte ich, es war ein Fangspiel. Oft genug hatte ich zugesehen, wie ein Kind das andere antippte, das daraufhin der Fänger war und versuchen musste, eines der davonrennenden Kinder anzutippen. An diesem Tag bekam das Spiel einen Sinn.

Als meine neue Freundin mich antippte, sprang ich auf und lief ihr hinterher. Sie hieß Kara. Völlig vorbehaltlos und offen ließ sie mich an ihrem Leben Anteil haben.

Und sie kam nicht allein. Wenig später begegnete ich Maria. Jedoch lief sie nicht auf mich zu, wie Kara, sondern wir wurden sozusagen von unseren Müttern »verkuppelt«. Sie arbeiteten beide als Reinigungskräfte in meiner zukünftigen Regelschule. Täglich wischten sie die Klassenzimmer und teilten das Mittagessen aus.

Wenn meine Schule endete, machte ich mich meist auf den Weg zu meiner Mutter. Eines Tages stand ein Mädchen in der Schulküche und sah mich schüchtern an, während unsere Mütter vorschlugen, dass wir gemeinsam nach Hause laufen sollten. Der Weg war nicht weit, doch schwiegen wir. Keine von uns traute sich, irgendetwas zu sagen. Ich fühlte mich unwohl neben dem unbekannten Mädchen mit den kurzen Haaren und der bunten Brille, doch schließlich machten wir uns auf den Weg. Erst kurz vor ihrer Haustür ergriff Maria die Initiative und fragte mich: »Magst du morgen zu mir kommen?«

Ich war völlig perplex. Wie lange hatte ich mir gewünscht, einmal diese Frage gestellt zu bekommen? Ich wusste es schon gar nicht mehr.

Freundinnen zu haben, fühlte sich an, wie endlich gehört zu werden. Wenn wir uns trafen, konnte ich all die Gedanken aussprechen, die ich mir machte, und bekam eine Antwort darauf. Eine Meinung, liebe Worte, je nachdem, was es war. Ich konnte teilen, wofür ich mich interessierte, und es mit anderen gemeinsam tun. Ich hatte schon früh stricken gelernt und knüpfte akribisch Freundschaftsbänder, auch wenn ich bis zu meiner Begegnung mit Maria nie Verwendung dafür gehabt hatte. Jetzt aber brachte ich es ihr bei – und später auch anderen Freundinnen.

Und mehr noch: Ich konnte ihnen jederzeit anvertrauen, wenn es mir nicht gut ging. Sie hörten mir zu, wenn ich ihnen unschöne Geschichten aus meinem Klassenzimmer erzählte. Und etwas war anders als bei meiner Mutter: Sie machte sich immer solche Sorgen um mich, und ich spürte, wie es sie bedrückte, dass ich gemobbt wurde. Wenn ich besonders verletzt und traurig war, kamen wir ins Gespräch. Mama versuchte mir immer wieder voller Geduld, Selbstvertrauen zuzusprechen und mir klarzumachen, dass ich genauso viel wert war wie andere auch. Längst war dieser Glaube an mich selbst ins Wanken geraten und nach und nach verebbt. Mama gab sich große Mühe, diesen Glauben irgendwie am Leben zu erhalten. Mit lieben Worten, mit Nähe auf eine Art, wie ich sie ertrug und mit der sie mich auffangen konnte. Als ich zehn war, fragte ich sie, was ich überhaupt noch auf dieser Welt mache. Ein Satz, der ihr große Angst machte und den sie nie vergessen hat.

Meine Freundinnen lenkten mich ab, fanden die anderen Kinder gemein und gaben mir das Gefühl, auch außerhalb der eigenen kleinen Familie jemand zu sein.

Wir fuhren Inliner, ich lernte Fahrrad fahren und düste mit ihnen durch das Dorf. Im Sommer badeten wir die Füße in dem kleinen Bach, der fast vor unserer Haustür floss. Wir lagen auf der Wiese, beobachteten die Wolken und rannten vor einem Wolkenbruch davon. An kalten Winterabenden erzählten wir uns Gruselgeschichten und hörten Musik. Wir waren ganz normale Kinder. Alle zusammen.

Kara schließlich war es, die Sandy in mein Leben brachte – meine allerbeste Freundin und das komplette Gegenteil von mir: Mutig, wie sie damals schon war, legte sie sich mit den Kindern an, die mich verhöhnten. Sie war ein Jahr jünger als ich und ging in die Klasse unter mir.

Sandy beschützte mich nicht nur, sie hatte auch eine ganz einzigartige Fähigkeit: Sie konnte mich in meiner Welt besuchen. Durch sie war ich in mir nicht mehr allein.

Kapitel 4: Ich beiße mich durch

»Ich habe eine Aufgabe für Sie.« Frau Vogel, eine Psychologin, die 2008 mit meiner Diagnose betraut war, legte Zettel und Stift auf den Tisch vor mir und bat mich, folgende Worte aufzuschreiben: Stein, Bedeutung, Musik, Zufall und Freundschaft. »Ich möchte Sie bitten, aus diesen fünf Worten einen Text zu bilden. Ich gebe Ihnen so lange Zeit, wie Sie brauchen«, erklärte sie.

Ich brauchte nicht lange. Im Nullkommanichts entstand in mir ein Satz, den ich bis heute nicht vergessen habe: »Menschen warfen einen Stein nach mir. Hass war seine Bedeutung. Ich schloss mich in meine Musik ein. Dort traf ich dich durch Zufall, und es entstand eine wunderbare Freundschaft.«

Tatsächlich waren es fünf Worte, die mein Leben auf den Punkt brachten. Das traurigste war der Hass, das schönste die Freundschaft, dieses Gefühl, angenommen zu werden, so wie ich war. Jahre, bevor ich meinem Befreier begegnete, war es Sandy, die mir nach und nach half, meinen Platz in der Welt zu finden. Sie belehrte mich nicht. Sie spielte einfach mit mir und versprühte ihre heilsame Wirkung auf meine Seele.

***

Sogar die große Pause, vor der ich mich immer mehr fürchtete, erschien mir in einem anderen Licht, als Freundschaft in meinem Leben Einzug hielt. Zum allerersten Mal freute ich mich darauf, nachdem Kara, Sandy und ich uns zum Spielen im Schulhof verabredet hatten. Ich hätte tanzen können vor Glück.

An jenem Tag trug ich mein damals schönstes Kleid. Als ich auf dem Weg vom Klassenzimmer in den Hof war, hielten mich drei größere Jungen grob fest. Ein anderes Mädchen aus meiner Klasse lief vorbei. Sie warf mir einen kurzen Blick zu, in ihren Augen stand Mitleid. Dann war sie verschwunden, und ich war allein mit den Jungen. Der eine griff mir unter den Rock, der andere an die Brust. Ich schottete mich gedanklich komplett ab und konzentrierte mich darauf, die Hände von mir zu schlagen.

Wie in einem Geschicklichkeitsspiel.

Allen Übergriffen zum Trotz verschloss ich mich nicht völlig. Vor allem nicht Sandy gegenüber. Sie hatte von Beginn an die außergewöhnliche Fähigkeit, hinter meine Mauern zu blicken und mich in meiner Seele zu besuchen. Sie hatte keine Scheu vor meinen Wünschen und Sehnsüchten, meinen Ängsten und Träumen. Ihr war nichts zu anders, um es nicht zu verstehen. Sie begab sich mit mir in meine Welten, und wir erlebten gemeinsam Abenteuer, indem wir uns Geschichten erzählten. Unsere Fantasien flossen ineinander, ergänzten und verstärkten sich, und so entstanden die unterschiedlichsten Abenteuer, manche so intensiv, als wären sie uns wirklich widerfahren.

Lügengeschichten nannten wir sie. In ihnen passierten Dinge, die in der realen Welt nicht funktionierten. Sandy war in diesen Geschichten meist ein Vampir und ich ein Engel. Engel und Vampire waren eigentlich verfeindete Völker und durften nicht miteinander reden, aber wir setzten uns vom ersten Moment an darüber hinweg. In unserer Fantasie erfuhren wir, was es heißt, Brücken zu bilden – Brücken der Freundschaft. Und wir waren nicht allein. In unserem kleinen Universum lernten wir Leo, Philippe und Angel kennen. Angel war wie Sandy ein Vampir, Philippe ein Engel und Leo eine Mischung von beidem. Wir reisten gemeinsam in ferne Länder, sangen in einer Band und sprangen über die Grenzen, die das Anderssein mir auferlegte. Erwachsene hätten dies eine Flucht vor der Realität genannt. Für uns waren es Oasen, die wir schufen und die so mächtig waren, dass sie, auch wenn sie aus Fantasie gewoben waren, sich in der realen Welt als rettend erwiesen.

Sandy erzählte hin und wieder von ihrer Familie. Es waren keine schönen Episoden, sie handelten überwiegend von ihrer strengen Mutter, die ihr viele Verbote aussprach. Doch dass jemand mir diese Dinge anvertraute, berührte mich tief. Eine Freundin zu haben, fühlte sich lange Zeit neu für mich an. Oft genoss ich Sandys Schutz. Aber sie konnte nicht immer um mich sein, und die anderen Kinder schienen über einen geheimen Sensor zu verfügen, wann ich allein und verwundbar war. Sandy und ich kannten uns gerade mal ein Jahr, als eine ihrer Klassenkameradinnen unser Schulhofgespräch unterbrach und sie fragte: »Wollen wir zwei nicht mal heimlich eine rauchen gehen?«

Sandy war neugierig, und sie wollte unbedingt mitgehen, versprach mir aber, gleich wieder bei mir zu sein.

Ich hatte ein unwohles Gefühl im Bauch, doch ich ließ sie ziehen und verließ mich auf ihr Versprechen.

Kaum war sie verschwunden, umzingelte mich der Rest der Kinder. Ein paar machten sich einen Spaß daraus, mich umherzuschubsen. Sie bildeten einen engen Kreis um mich, aus dem es kein Entkommen gab. Auch wenn es letztendlich nur ein paar Minuten waren, fühlten sie sich an wie eine Ewigkeit.

Erlebnisse dieser Art fanden ständig statt, sie gehörten zu meinem Schulalltag mit dazu. Ich stellte mich täglich darauf ein. Traurig machte es mich immer, und es verletzte mich zutiefst, doch ich war froh, wenn es nur bei gemeinen Worten blieb. Diese hörte ich bloß und ließ sie an mir vorbeiziehen. Auch wenn sie mir meine kindliche Würde raubten.

Die Angst kam immer dann, wenn man mich schubste, da ich nicht einschätzen konnte, ob daraus mehr werden würde. Ich lebte in ständiger Angst um meine körperliche Unversehrtheit. Das Gefühl, umzingelt zu werden, war grässlich, und noch schlimmer war die physische Übermacht der anderen. Mich zu wehren war zwecklos, es waren zu viele, und sie waren zu stark. Also versteifte ich mich und versuchte, mit aller Macht auszublenden, wie man mich festhielt, einengte, unsanft berührte, mir wehtat. Später schuf ich mir meinen persönlichen Schutzengel, Philippe, der auch in den Geschichten auftauchte, die Sandy und ich ersannen. Ein Engel mit gebrochenen Flügeln. Er half mir über eine lange Zeit hinweg, bis weit in meine Pubertät hinein. Viel Schlimmes sah er mit mir, doch hin und wieder auch Gutes. Er sorgte nicht für das Gute, dafür war er selbst zu schwach. Eine gebrochene Seele konnte er nur festhalten. Doch das reichte mir schon, um zu überleben. Um weiterzuleben.

Meine Mutter merkte sehr wohl, dass es mir in der Schule nicht gut ging, und sie tat alles dafür, was in ihrer Macht lag, um mein Selbstbewusstsein zu stärken. Auch wenn sie nur wenig Geld zur Verfügung hatte und wir uns die Ballettschule eigentlich nicht leisten konnten, meldete sie mich eines Tages zur Schnupperstunde an. »Vielleicht findest du da ja auch neue Freundinnen«, meinte meine Mutter. Zuerst wollte ich nicht hingehen – es lag außerhalb meiner Routine, und was den sozialen Aspekt betraf, machte mir die Aussicht auf andere Kinder eher Angst. Doch als ich die Mädchen beim Ballett beobachtete, wünschte ich mir, auch eines Tages so tanzen zu können.

Bald schon freute ich mich auf jede einzelne Tanzstunde. Unsere Ballettlehrerin trichterte uns ein: »Wenn jemand einen Fehler macht, ignoriert es einfach und tut so, als hättet ihr es nicht bemerkt. Lasst euch keinesfalls ablenken.« Das war eine klare Ansage, die meinem Naturell zusammen mit den festgelegten Schrittfolgen und Bewegungen zugutekam. Mich in ein geordnetes Geschehen wie einen Tanz zu begeben, beruhigte mich und spendete mir Sicherheit, so wie meine Mutter es sich für mich gewünscht hatte.

Es dauerte nicht lange, bis ich an ersten Auftritten teilnehmen durfte. Am liebsten tanzte ich den Kartentanz aus *Alice im Wunderland*. Für unsere Kostüme war extra eine Schneiderin gekommen, die unsere Maße nahm und wunderschöne Kartenkostüme nähte. Ich war die Pik-Sechs. Wie es der Zufall wollte, fand einer der Auftritte an meiner Schule statt. Ich hätte mich am liebsten davor gedrückt, doch mir fiel keine Ausrede ein. Die Idee, dass andere Kinder mich in einem neuen Licht sehen könnten, kam mir längst nicht mehr. Also steckte ich all meine Hoffnung in mein Kartenkostüm, dass es mich gut verdeckte und niemand mich erkannte. Glücklicherweise gehörte eine Kapuzenhaube dazu, die ich mir tief ins Gesicht zog, als ich auf die Bühne trat.

Tatsächlich war die ganze Klasse anwesend. Am nächsten

Tag sprach mich eine Mitschülerin an, Sylvia, die wie die anderen Kinder nicht wusste, wie sie mit mir umgehen sollte.

»Ich glaube, du warst die Pik-Sechs.«

In mir läuteten alle Alarmglocken. Ich war mir sicher, sie suchte nur nach einem Grund, über mich zu lachen. Also leugnete ich: »Ich tanze kein Ballett, Ballett ist bekloppt.«

»Ich hätte schwören können, dass du es warst«, sagte Sylvia und zupfte an ihrer Baggy-Jeans, um die Ketten zu richten, die ihr aus der Hosentasche baumelten. Sylvia lief gern wie ein Junge herum. Wer ihren Namen nicht kannte, wusste nicht, dass sie ein Mädchen war.

»Ich war das nicht«, wiederholte ich.

Sylvia glaubte mir und brach das Gespräch ab. Da hatte ich noch mal Glück gehabt.

Auf der Bühne zu stehen, war gencrell nicht angenehm für mich. Doch wenn ich tanzte, blendete ich die Blicke aus, die auf mich fielen. Schritt für Schritt wiegte ich mich in der Sicherheit des immer Gleichen eines Tanzes. Neben dem Kartentanz durfte ich gemeinsam mit einer anderen Ballettschülerin die Siamesischen Katzen aus »Susi und Strolch« tanzen. Eigentlich war das eine Auszeichnung, denn nur die Besten der Gruppe durften diese Rollen übernehmen. Während ich tanzte, empfand ich eine Spur von Selbstvertrauen. Doch sie verflüchtigte sich, als der Schulalltag wieder einkehrte.

Freunde fand ich in der Ballettgruppe keine. Die Mädchen begegneten mir friedlich und akzeptierten mich in ihrer Mitte. Auch wenn sie nicht viel mit mir sprachen, bildeten sie eine angenehme Gesellschaft. Denn immerhin hatte ich keine Feinde dort, und das hatte Seltenheitswert.

***

Neben dem Tanzen liebte ich Schaukeln. Dieses Gefühl im Bauch, wenn man weit hinauf- und dann wieder hinunterschwang, und dazu der Wind im Haar, auf der Haut ... Schaukeln waren mein Leben. Und sie waren ein kostbares Vergnügen, um das ich immer wieder betteln musste.

Auf dem Spielplatz stellten wir Kinder uns artig bei den beiden Schaukeln an, bis wir an der Reihe waren. Bei mir klappte das nie. Mal drängelten welche vor, und mal zog einer der Größeren einfach das Kind hinter mir aus der Schlange und setzte es auf die Schaukel. Wenn ich erwähnte, dass ich an der Reihe sei, kassierte ich unterschiedliche Antworten:

»Ach, du zählst nicht.«

»Hau ab!«

»Du darfst nicht schaukeln.«

Fragte ich nach dem Grund, hieß es nicht selten: »Weil du eben du bist.«

Ich verstand es nicht und stellte mich immer wieder an, denn ich wollte doch so gern schaukeln, doch vergebens.

Eines Tages waren beide Schaukeln frei. Auf der Bank davor saßen zwei Jugendliche, ein Junge und ein Mädchen. Ich stellte mich neben die leeren Schaukeln und wartete auf die nächste Zurückweisung. In meinen Ohren hallte es laut: »Hau ab!«, aber an diesem Tag bildete ich mir das nur ein. Im Gegenteil, die beiden verkündeten, dass ich so viel schaukeln könnte, wie ich nur wollte. Ob sie zu den Kindern gehörten, die mich sonst immer jagten, wusste ich nicht, da ich ihre Gesichter nicht wiedererkennen konnte. Doch sie waren nett und sprachen in einem normalen Tonfall mit mir.

Eine Weile genoss ich, wie mein Kleid im Wind wehte und die Schaukel mich hoch und runter trug. Vor lauter Spaß vergaß ich meine Angst. Die beiden Jugendlichen begannen sich mit mir zu unterhalten und fragten, wie ich hieße und wie alt ich sei. Ich gab ihnen bereitwillig Auskunft.

»Hast du einen Freund?«, wollte der Junge wissen.

»Nein.«

»Also hattest du noch nie Sex?«

»Ich bin erst acht Jahre alt«, gab ich zurück.

»Ach so, ganz vergessen«, lachte der Junge. Seine Stimme klang bereits männlich. »Aber weißt du denn, was Sex ist?«

Ich erklärte es ihm. Lachend hörten er und seine Freundin mir zu. Sie war bunt geschminkt und trug eng anliegende Kleider. Feixend stieß sie ihm gegen den Arm.

»Würdest du das auch mal machen wollen?«, fragte sie mich.

»Was?«

»Na, Sex.«

»Weiß ich nicht.«

»Weißt du denn, was es heißt, jemandem einen zu blasen?«

Ich erklärte es dem Mädchen, denn ich kannte die Bedeutung. »Blasen« gehörte zu den Ausdrücken, mit denen meine Mitschüler mich bedachten. Ich merkte sie mir wortwörtlich, um meine Schwester nach Schulschluss danach zu fragen. Mia übersetzte mir die unverständlichen Sprüche bereitwillig, damit ich nicht im Unklaren darüber blieb, was ich tagtäglich zu hören bekam. Natürlich wollte sie wissen, wer mich mit all den herabsetzenden Ausdrücken konfrontierte, doch meist antwortete ich »Nur so«. Oft war ich zu fertig, um eine Mobbinggeschichte aus der Schule noch einmal zu durchleben, indem ich sie erzählte. Wenn ich es tat, waren meine Mama und Mia natürlich entsetzt. Mia redete auf mich ein, betonte, dass ich mich wehren müsse, aber das schaffte ich nicht. Wenn sie mitbekam, wie andere mit mir umsprangen, trat sie für mich ein. Doch sie konnte mir nicht immer helfen, wir gingen auf verschiedene Schulen.

Auf dem Spielplatz wurde es langsam dunkel, und ich hörte meine Mutter aus der Ferne rufen.

»Ich komme gleich wieder«, sagte ich zu den Jugendlichen und rannte durch die Dämmerung bis unter den Balkon unserer Wohnung. »Ich kann noch nicht hochkommen. Ich darf endlich schaukeln!«, rief ich meiner Mama entgegen.

»Und die lassen dich in Ruhe?«

»Ja. Sie reden nur mit mir.«

»Worüber?«

»Na, über Liebe machen.«

»Henrike, die machen sich über dich lustig!«, empörte sich meine Mutter.

»Nein. Sie hänseln mich nicht. Sie sind nett zu mir«, nahm ich die beiden in Schutz. »Und sie lassen mich schaukeln.«

»Ja, sie lassen dich schaukeln, damit sie sich über dich lustig machen können.«

Ich wurde unsicher und verschwand augenblicklich im Haus. Oben angekommen, nahm meine Mutter mich in Empfang und erklärte mir, was »lustig machen« bedeutete.

»Wenn sich jemand über dich lustig macht, heißt das nicht, dass er dich offensichtlich hänselt. Lustig machen ist Hänseln auf versteckte Art. Die beiden tun nur so, als wären sie nett zu dir.«

»Warum bist du dir da so sicher?«

»Weil ich die Gören da unten kenne. Sie haben dich schon mehr als einmal miserabel behandelt. Der Junge ist derjenige, der dich letzte Woche so heftig von der Schaukel geschubst hat.«

Jetzt fiel es mir wieder ein. Ich erinnerte mich an einen kräftig gebauten Jungen, der mich grob beiseitegeschoben hatte. Also war ich doch mal wieder meiner Gesichtsblindheit zum Opfer gefallen.

Tief in meinem Innern war ich enttäuscht. Die beiden waren freundlich zu mir gewesen und hatten mich gut behandelt, und doch war nichts davon ernst gemeint gewesen. Ich schämte mich. So schön das Schaukeln gewesen war, lag nun ein Schatten darüber. An diesem Abend beschloss ich, zukünftig nur noch im Regen schaukeln zu gehen. Es war zwar eine nasse Angelegenheit, doch bei Regenwetter blieben die anderen Kinder lieber zu Hause, und die Schaukel gehörte mir allein.

Neben der Gesichtsblindheit gab es andere Dinge, die mir Schwierigkeiten bereiteten. Fragte ich jemanden nach der Uhrzeit, geschah es hin und wieder, dass derjenige mir seine runde Zeigeruhr vor die Nase hielt und ich sie selbst lesen sollte. In solchen Momenten schämte ich mich ebenfalls sehr. Ich sah das Ziffernblatt, doch seine Bedeutung kapierte ich einfach nicht. In solchen Situationen nickte ich, bedankte mich und wusste dennoch nicht, wie spät es war. Also fragte ich den nächsten Passanten, in der Hoffnung, er hätte eine Digitaluhr oder würde mir die Zeit einfach sagen.

Meine Mutter brachte viel Geduld auf und erklärte mir die Uhr anhand eines Kinderbuches. Mit elf Jahren schaffte ich es endlich, einen Zusammenhang zwischen den Ziffern und den Zeigern herzustellen. Zur selben Zeit lernte ich auch das Radfahren. Im Nachhinein erfuhr ich, dass viele Autismus-Betroffene Schwierigkeiten damit haben, das Gleichgewicht zu halten und somit Dinge wie das Fahrradfahren erst später lernen als Gleichaltrige. Als ich es dann endlich beherrschte, fuhr ich stundenlang mit meinem Rad durch die Gegend – zum Missverständnis einiger Dorfbewohner. Denn die glaubten irgendwann, ich wolle mit meinem lilafarbenen Rad bloß angeben. Doch ich liebte die Geschwindigkeit, den Fahrtwind und dieses Gefühl von Unbeschwertheit, das sich beim Radfahren einstellte. Es war mindestens so schön wie Schaukeln – und es hatte den Vorteil, dass ich mich nicht der Willkür der anderen Kinder aussetzen musste, um ein bisschen Spaß zu haben.

Nach wie vor biss ich mich in der Schule durch. Vielleicht war es das, was die Lehrer, die kollektiv die Augen verschlossen, sich von mir erhofften. Hätten sie genauer hingesehen, wäre ihnen aufgefallen, dass keine meiner Strategien, das Mobbing auszuhalten, wirklich hilfreich war.

In der Grundschule und auch später in der Realschule fiel mir das Lernen leicht. Ein Grund, zur Streberin abgestempelt zu werden – und was gab es für Mitschüler Hassenswerteres als Streber? Gute Noten waren mir nie wichtig. Ich bekam sie einfach, da ich aufpasste. Wichtig war mir, meine Situation zu entschärfen. Und was mein angebliches Strebertum betraf, kam ich schließlich auf eine Idee. Wenn ich wieder einmal abgefragt wurde, beantwortete ich eine oder zwei Fragen bewusst falsch. Dann erzielte ich nur eine Zwei, ersparte mir aber einigen Ärger.

Ich erinnere mich an eine Mathe-Arbeit in der fünften Klasse. Bruchrechnen. Ich hasste Mathematik, doch die einfachen Techniken der Bruchrechnung machten mir Spaß, und so löste ich jede Aufgabe richtig. Mit einem Mal fühlte ich Angst vor den Hänseleien in mir aufsteigen und ließ es zu, dass sie meine Hand lenkte. Aus der richtigen »24« machte sie eine »26« und überschrieb auch noch weitere Ergebnisse. Das Ganze brachte mir eine Drei ein, und ich fühlte Erleichterung. Keine Buhrufe aus den hinteren Reihen, keine Beleidigungen und Unterstellungen. An diesem Tag konnte ich aufatmen.

Nicht alle Kinder waren gemein zu mir. In meiner Klasse gab es einige wenige, die sich heraushielten, wenn ich gemobbt wurde. Sie taten mir nichts, doch sie halfen mir auch nicht, sondern schwiegen und sahen weg.

Mit Kindern, die nicht in meiner Klasse waren, machte ich bessere Erfahrungen. Da war Maria, das Mädchen aus meinem Heimatdorf. Sie nahm mich an die Hand, und ich ließ mich von ihr führen. Es vermittelte mir Sicherheit und die Gewissheit, dass wir gemeinsam immer etwas Schönes machen würden.

Wenn in den Ferien Besuch aus Berlin kam, war das immer ein Highlight für mich. Die Kinder von Judith, der besten Freundin meiner Mutter, kannten mich von klein auf und akzeptierten mich so, wie ich war. An warmen Tagen waren wir von früh bis spät im Schwimmbad. Wir planschten im Wasser, und ich genoss es, nicht allein zu sein. Frei heraus mit anderen lachen zu können, war der pure Luxus.

Einmal begann es zu blitzen und zu donnern. Der Bademeister rief alle sofort dazu auf, das Wasser zu verlassen. Kaum hatten wir die Wiese erreicht, auf der unsere Decke lag, fielen die ersten Tropfen. Innerhalb von Sekunden steigerten sie sich zu einem Platzregen, und all unsere Sachen waren durchweicht. Auch wenn es nicht wirklich einen Sinn hatte, die tropfende Liegedecke als Regenschirm zu verwenden, machten wir uns so auf den Weg nach Hause. Dabei sprangen wir in die Pfützen, sangen Regenlieder, und Judiths Sohn David erklärte mir einen seiner cleveren Tricks: »Du musst die Sekunden zwischen Blitz und Donner zählen, und schon weeßte, wie weit dat Jewitter von hier entfernt ist«, sagte er in breitem Berliner Dialekt.

»Klugscheißer«, raunte seine ältere Schwester ihm zu.

David grinste spitzbübisch und hielt mir die Decke über den Kopf. Dankbar lächelte ich ihn an.

Für viele Kinder wäre dieser Moment nichts Besonderes gewesen. Einfach ein Schwimmbadtag, der buchstäblich ins Wasser fiel. Doch für mich war er magisch.

Es sah aus, als dampfte der Boden. Wasser verdunstete auf den heißen Pflastersteinen, und ein sanfter Geruch von nassem Gras legte sich in die Luft. Die Grillen waren von beiden Seiten des Weges zu hören und gaben der Stille einen Rhythmus.

Es war Sommer. Ferienzeit. Momente des Glücks reihten sich aneinander, während das Leben mir eine Atempause schenkte. Ich tauchte tief ein und genoss dieses Gefühl, das sich immer dann einstellt, wenn man so angenommen wird, wie man ist. An mir konnte doch nicht alles falsch sein, wenn es Menschen gab, die mich mochten, mich liebhatten. Wenn ich Freunde gewann. Ich sog alles Schöne, alles Normale tief in mich auf. Als hätte ich gewusst, dass das, was ich bisher erlebt hatte, nur ein Vorspiel gewesen war. Die wirkliche Hölle, die wartete schon auf mich.

Kapitel 5: Gebrochene Seelen

Wie gebannt starrte ich auf den Farbwechsler in der Wohnung eines Freundes meiner Mutter. Schaltete man ihn ein, schufen die Glasfäden aus unzähligen Lichtpunkten einen Sternenzauber. Eine Halbkugel aus Licht, das ich wie eine Motte umschwirrte.

Regelmäßige Intervalle, immer gleiche Farbfolgen, monotones Blinken: All dies schenkte mir Sicherheit in einer Welt, die voller unberechenbarer Ereignisse und nur selten freundlich war.

Menschen auf der ganzen Welt ziehen Kraft aus Routinen und Ritualen. Sie suchen nach Mustern, um sich Ereignisse zu erklären. Sie wünschen sich Sicherheit, Kontinuität und Harmonie. Das Happy End am Ende eines Buches, Films, Lebens. In der Essenz haben alle Menschen so viel gemeinsam: der Wunsch zu überleben, keine Schmerzen zu haben und stattdessen ein bisschen Glück. Was also unterschied mich von den anderen Kindern? Warum mussten sie mich mobben, wenn uns doch mehr verband, als dass uns trennte?

Vielleicht gab es ja irgendwann in der Geschichte der Menschheit einen Punkt, an dem Andersartigkeit eine Gefahr darstellte. Vielleicht konnte unsere Art nur überleben, weil gleich und gleich sich gesellte. Doch sind wir nicht mehr als das? Sind wir nicht weitergekommen? Und überhaupt, wie wäre das Leben, wenn alle gleich wären? Jeder Mensch, jede Geschichte, jeder Song …

Gleichheit mag Sicherheit schenken, doch sie verhindert, dass wir uns entwickeln; es ist die Verschiedenheit, die uns herausfordert, uns wachsen lässt. Warum aber stoßen wir dann Menschen, die sich vom Durchschnitt unterscheiden, von uns, grenzen sie aus, treiben sie vor uns her?

***

Schulsport. Für viele Menschen ist er eine Quelle unangenehmer Erinnerungen. Manchmal tut es weh, daran zurückzudenken, wie der eigene Körper kritisiert wurde, verlacht, wie Selbstzweifel gesät wurden und Selbstablehnung daraus keimte. Wie dieses Gefühl erwuchs: *Mit mir stimmt etwas nicht.*

Mit den Jahren hatte ich die Förderschule verlassen können und war auf die Regelschule gewechselt. Einmal in der Woche stand eine Doppelstunde Sportunterricht auf dem Stundenplan. Ein Graus.

An einem Morgen spielten wir Handball, Hauptschüler gegen Realschüler. Mit »Spiel« hatte das Ganze wenig zu tun, eher war es ein Krieg. Die Realschüler waren der Ansicht, die Hauptschüler seien dumm, und die Hauptschüler verachteten deren Hochnäsigkeit. Wie so oft flog der Ball härter in meine Richtung, sodass ich mir die Finger verstauchte. Doch dieses Mal fing ich ihn und steuerte auf eines der Tore zu. Ich warf so fest wie möglich. Die Torwärterin hielt ihn, doch ein Funken Erleichterung durchfuhr mich. Immerhin hatte ich einen

Torschuss gemacht. Ich drehte mich zu den anderen Kindern um und hörte lautes Gegröle, das zu wüsten Beschimpfungen anwuchs. Da wurde mir bewusst, dass ich beinahe ein Eigentor geschossen hatte. Wie peinlich! Noch schlimmer war: Alle hatten es mitgekriegt.

Bösartige Worte prasselten auf mich ein. Ein Satz sollte überdauern, er hallt noch immer in mir nach: »Geh gefälligst wieder dorthin, wo du hingehörst! In die Beklopptenschule, du Mistvieh!«

Da wir uns nach dem Sport ohne Aufsicht in den Garderoben umzogen, hagelte es auch hier bösartige Kommentare, vorzugsweise über meine Kleider und meinen Körper. Ich beeilte mich jedes Mal, denn ich wollte meinen Körper so schnell wie möglich bedecken. Die Kleider fungierten in meiner Vorstellung wie ein Schutzschild, an dem die Kommentare der anderen abprallten. So taten sie weniger weh. Einmal jedoch war ich nicht schnell genug, um meine Unterwäsche vor den Augen der anderen Mädchen zu verbergen. Ich trug einen pinkfarbenen Büstenhalter, der durch seine auffällige Farbe wohl eine gute Angriffsfläche bot. Aber letztendlich war es völlig egal, welche Farbe meine Kleider hatten, ihnen fiel immer etwas ein. Ihr Ideenreichtum war uneingeschränkt.

»Hey, Henrike. Du traust dich aber was. Pink!«, hörte ich Marlene laut lachen, sie ging in meine Parallelklasse. Die Haupt- und Realschüler mussten sich zum Umziehen immer eine Garderobe teilen.

Ich schwieg und fummelte am Reißverschluss meiner Hose herum.

»Du weißt aber hoffentlich, dass du nicht sexy bist und so ein Büstenhalter deine Hässlichkeit auch nicht wettmachen kann. Gerade ein pinker nicht«, sagte sie mit lauter Stimme, um die übrigen Mädchen zum Aufhorchen zu bewegen. »Warum trägst du eigentlich einen BH? Der hält doch eh nichts fest.« Die anderen stimmten in ihr Gelächter mit ein.

Ich tat, als hörte ich sie nicht. Die Zeit war meine Verbündete. Ich wusste, dass sie immer verging. Auch die schlimmsten Minuten hatten irgendwann ein Ende.

»Wen willst du eigentlich damit beeindrucken?«, stichelte Marlene weiter. »Klein-Karlo?«

»Oh, das war fies. Das war echt fies«, hörte ich Anne sagen.

Für einen Moment flammte Hoffnung in mir auf, dass sie es so meinte, wie sie es sagte. Mich beschützen wollte. Doch als ich kurz zu ihr sah, merkte ich, dass auch sie lachte. Es war bloß Ironie.

Klein-Karlo war wie ich ein Außenseiter und in der Rolle des Opfers gefangen. Er ging in die Klasse unter uns und war im Gegensatz zu seinen Mitschülern recht klein und von rundlicher Gestalt. Ich kannte ihn kaum. Hin und wieder lief er mir auf dem Schulhof über den Weg und zog wie ich eine Traube von spottenden Schülern hinter sich her. Wie eine riesige Kugel aus Blei hingen sie an seinen Fersen. Sein Gesicht war wie eine Maske. Mir war bewusst, dass er seine Gefühle für sich behielt. Genauso machte ich es auch.

Jede Veränderung, die man nach außen trug, wurde von den anderen registriert und zog entsprechende Reaktionen nach sich – besonders, wenn es um Gefühle ging. Wenn man einfach immer gleich und möglichst kühl blieb, spekulierten sie nur über mögliche innere Vorgänge. Eine Spekulation aber musste nicht zwangsläufig stimmen. Und was nicht der Wahrheit entsprach, war weniger verletzend.

Ich stellte mir vor, dass Karlo Angst vor mir hatte, so wie

ich vor ihm. Dabei hätte ich ihm nie etwas zuleide getan. Oft wird behauptet, Menschen aus dem autistischen Spektrum hätten keine Gefühle; Empathie spricht man ihnen gerne ab. Doch wer täglich erfährt, dass über ihn gelacht wird, weil er anders ist, der weiß sehr wohl, wie sich das anfühlt. Und der tut das keinem anderen an.

»Guck sie dir doch mal an!« Marlene war noch nicht fertig mit mir. »Die ist doch total notgeil. Na, die hat es ja auch nötig. Wer außer Karlo würde denn mit ihr gehen? Haha, wenn Karlo überhaupt. Ich glaube, sogar der wäre angeekelt.«

Endlich hatte ich die Schuhe zugebunden, mein Zeug in die Sporttasche gesteckt und wandte mich zum Gehen. Wie ich es gewusst hatte: Die Zeit verging. Das tat sie immer.

In der Woche darauf sah ich Marlene und Anne, wie sie auf das Turnhallengebäude zugingen. Ein drittes Mädchen, Evelyn, war auch dabei.

Anne war recht harmlos, sie sagte nicht viel. Sie lachte nur laut. Aber auch das reichte schon. In meinen Augen war Mitmachen eben Mitmachen. Klar, es hätte Mut erfordert, sich einer Meute mobbender Kinder entgegenzustellen, um jemanden zu verteidigen. Denn jeder konnte morgen schon das neue Opfer sein. Viel einfacher schien es, die Augen zuzumachen und Mitläufer zu sein.

Neben den Mitläufern gab es Schüler, die harmlosere Gemeinheiten riefen, teils aus der Ferne, teils in mein Ohr. Ihre Sprüche waren eher oberflächlich und somit vergleichsweise gut zu ertragen. Und es gab die Sorte Schüler, die mich genauer beobachteten, um Dinge herauszufinden, mit denen sie mich blamieren konnten. Mich persönlich trafen. Marlene und Evelyn gehörten zu ihnen. Auch wenn ich nie mit Evelyn sprach, beobachtete sie mich genau und wusste Dinge über mich, die insbesondere feindlich gesinnte Schüler nicht wissen sollten. Dass ich *Titanic*-Fan war und für Jack alias Leonardo DiCaprio schwärmte. Dass ich für mein Leben gern auf unserem Spielplatz schaukelte. Und dass ich eine beste Freundin hatte, welche mich gerne mal übers Wochenende besuchte. Tief in mir lauerte die Angst, sie könnte versuchen, Sandy auf ihre Seite zu ziehen, so wie ihr das schon mit anderen Mädchen gelungen war, die sich mir gegenüber nett oder zumindest neutral verhalten hatten. Auch wenn meine Befürchtungen, was Sandys Loyalität anging, überflüssig waren, machte es mich unruhig. Angst, besonders die übermächtige, ist nicht immer rational.

Während ich in Richtung Turnhalle ging, fühlte ich, wie sich Angst in meinen Gliedern ausbreitete. In den Händen angekommen, brachte sie diese zum Zittern. Mir wurde heiß, ein Gefühl von Fieber stieg in mir auf und begann die Kontrolle über mich zu übernehmen. Nur mühsam bewegte ich mich vorwärts. Ich wollte in die Turnhalle gehen, doch wie von fremder Hand gesteuert, liefen meine Füße plötzlich in eine andere Richtung, vom Schulgelände runter bis in den nahegelegenen Supermarkt. Mein Kopf wollte den Regeln folgen und zum Sportunterricht gehen, doch meine Beine ließen sich nicht ansatzweise zur Rückkehr bewegen. Es war, als hielte mich jemand fest und würde mich weit wegführen. An einen Ort, an dem ich Ruhe und Frieden fand.

Ich schwänzte beide Stunden – gegen meinen Willen.

Es waren die letzten beiden Unterrichtsstunden des Tages. Nach Hause gehen konnte ich noch nicht, meine Mutter hätte sich gewundert. Ich wollte sie mit all dem, was in der Schule passierte, nicht noch mehr belasten. Hätte ich ihr Einzelheiten erzählt, wäre sie zum Schuldirektor gegangen, und dann wäre ich in den Augen der anderen Schüler eine Petze gewesen. Sie hätten mich erst recht fertiggemacht.

Ich hätte Ausreden erfinden können, sagen, dass der Unterricht ausgefallen wäre oder dass mein Lehrer plötzlich weggemusst hätte. Es gab unzählige Varianten von Notlügen, doch ich wusste, dass ich in dieser gefühlsmäßigen Verfassung nicht schwindeln könnte. Ich konnte ja kaum sprechen. Ich wollte einfach nur still sein. Still und allein.

Ziellos streifte ich durch den Supermarkt, doch ich kaufte mir nichts. Ich sah mir nur die farbenfrohen Regale an. Das Lesen der Namen der verschiedenen Lebensmittelmarken beruhigte mich. Es interessierte mich nicht, ob die Nudeln von Maggi waren oder das Würstchen von Meica. Das Zusammenfügen der Buchstaben zu Worten in verschiedenen Farben, die nichts mit Beleidigungen zu tun hatten, half mir weiter.

Nachdem ich lange im Ort umhergeirrt war, ging ich nach Hause. Der Blick auf die Kirchturmuhr half mir dabei, mich zeitlich zu orientieren. Der Unterricht war vorbei, und ich konnte mich bedenkenlos bei meiner Mutter blicken lassen. Mein Weg führte mich knapp an der Schule vorbei, aus der nun die Schüler strömten.

Versteckt hinter den Bäumen, hechtete ich den kleinen Waldweg entlang, bis ich in unserem Haus verschwand. Mama fiel nichts weiter auf, nur dass ich wieder recht unglücklich aussah. Das war jedoch nichts Neues, und schließlich neigte sich der Tag dem Ende zu.

Noch am selben Abend nahm ich mir vor, am nächsten Morgen zu meinem Sportlehrer Herrn Meister zu gehen und mich bei ihm für meine Fehlstunden zu entschuldigen. Natürlich hatte ich ein schlechtes Gewissen. Wenn ich eines nicht tat, war es, Regeln zu brechen. Es gab Regeln, die ich mir selbst auferlegte, beispielsweise meine T-Shirts immer in derselben Reihenfolge zu tragen. Zwei Tage das eine, zwei Tage das andere, dann zwei Tage das nächste, bis die Reihe wieder beim ersten begann. Gab es da unplanmäßige Änderungen, fühlte sich das sehr unangenehm und irreführend für mich an. Ein Saftfleck musste eben gleich rausgewaschen werden … Aber es hatte keine Konsequenzen, wenn ich diese Regel durchbrach – beziehungsweise das Malheur mit dem Fruchtsaft dafür verantwortlich war.

Dann gab es andere Regeln, wie die Pflicht, in den Unterricht zu kommen. Mein Fehlen wäre sofort aufgefallen und hätte mit sehr hoher Wahrscheinlichkeit unangenehme Fragen nach sich gezogen. Ich wusste auch, dass, wenn man oft genug fehlte, irgendwann die Polizei käme und einen zum Unterricht bringen würde. Dass es wegen meines Fehlens im Sportunterricht nicht gleich so weit kommen würde, war mir schon klar. Ich kannte jedoch unseren Sportlehrer. Er gab jedem Sportschwänzer für die verpasste Stunde eine Sechs. Immer, ohne Ausnahme. Die Furcht vor den Konsequenzen quälte mich sehr, auch wenn ich sie, wie in diesem Fall, bereits kannte und wusste, was auf mich zukam. Die schlechte Note war dabei nicht das Problem für mich. Was mir vielmehr Angst machte, war es, Probleme zu machen. Ich wollte schlicht und einfach keinen Ärger. Dafür fehlte mir die Kraft.

Da Herr Meister der stellvertretende Direktor der Schule war, fand ich ihn im Büro gleich neben dem Direktor, Herrn Door. Herr Meister trug wieder seinen dunkelblauen Trainingsanzug. Er musste wohl gleich in der ersten Stunde unterrichten.

»Guten Morgen«, begrüßte ich die beiden Männer leise.

Herr Meister fragte mich sofort, wo ich am Tag zuvor geblieben war.

»Es tut mir sehr leid.« Unsicherheit erfasste mich. Ich war diejenige, die etwas falsch gemacht hatte, und ich musste um Vergebung bitten. Es fühlte sich mühsam an, so als müsste ich mir jeden einzelnen Herzschlag erarbeiten. »Ich weiß, ich habe geschwänzt. Das habe ich nur gemacht, damit ich nicht wieder gehänselt werde. Ich hatte Angst, in die Turnhalle zu gehen, als ich Marlene und Evelyn gesehen habe.«

»Nun ja. Ich musste dir leider für gestern eine Sechs ins Klassenbuch eintragen«, sagte Herr Meister, doch er schimpfte nicht mit mir. Er sprach ruhig und gelassen, was mich fürs Erste erleichterte.

»Die Sechs ist okay. Ich habe sie verdient.« Ich hatte Angst gehabt und nicht anders gekonnt. Die schlechte Note war mir wirklich egal.

»Nein«, sagte Herr Meister und schlug unser Klassenbuch auf. Ich sah ihm dabei schweigend zu. »Nein. Du hast die Sechs nicht verdient. Du hast dich entschuldigt, und das finde ich sehr aufrichtig. Du hast mir erzählt, warum du nicht kamst, und ich werde versuchen, etwas gegen die Hänseleien zu unternehmen. Ich habe die Sechs mit Bleistift eingetragen, da ich dich als zuverlässige Schülerin kenne. Dass du einen Grund für dein Fehlen hattest, konnte ich mir denken. Ich habe ja schon öfter mitbekommen, wie die anderen mit dir umgehen. Ich radiere die Sechs jetzt wieder raus, aber du musst mir versprechen, dass du zur nächsten Sportstunde wieder da bist.«

»Ja. Ich bin nächstes Mal wieder da«, antwortete ich schnell und bemerkte, dass Herr Door das gesamte Gespräch mitverfolgt hatte. Ich wünschte mir so, dass er für mich eintreten würde. Als Direktor genoss er Respekt und war in der Lage, ein Machtwort zu sprechen. Doch er blieb stumm.

Im Sportunterricht ließ man mich zunächst in Ruhe. Bis wir einen neuen Sportlehrer bekamen. Dann ging alles so weiter wie gehabt. Doch zu schwänzen traute ich mich nicht mehr. Ich erduldete, was geschah. In meiner Welt war das immer noch einfacher, als erneut Regeln zu brechen.

***

Die meisten Schüler freuen sich, wenn ein Ausflug ansteht, der Schulalltag durchbrochen wird. Mich machte das doppelt verletzlich, da ich Routine brauchte und mich Unsicherheit befiel, wenn ich nicht wusste, was genau mich erwartete. Und wer unsicher ist und orientierungslos, stellt für andere das perfekte Opfer dar.

Als ich fünfzehn war, machte unsere Jahrgangsstufe gemeinsam mit den höheren Schulklassen einen Tagesausflug ins Theater.

Natürlich wurden wir alle in einem Bus zusammengepfercht. Ich wollte mich neben Nadja setzen, die bisher eher höflich mit mir gesprochen hatte, doch den Platz hatte bereits ein anderes Mädchen besetzt, das sich mit ihr angefreundet hatte. Manchmal stand ich einfach neben den beiden, wenn sie auf dem Schulhof tuschelten. Ich beteiligte mich nie an ihrem Gespräch, da ich nicht recht wusste, worum es eigentlich ging. Nadja und Jana sprachen zwar Deutsch, doch ich verstand kaum ein Wort. Ich versuchte ihren Inhalten zu folgen, aber ich begriff den Zusammenhang ihrer Worte nicht.

Heute weiß ich, dass sie sich über Themen unterhielten, die mit Freundschaft und Gefühlen zu tun hatten. Inhalte dieser Art werden zu einem großen Teil mit Mimik, Gestik und nonverbaler Sprache kommuniziert und handeln von Dingen, die ich nie gelernt hatte und mir mühsam aneignen musste. Kein Wunder, dass ich außen vor war.

Wenn ich es mir recht überlegte, war es sowieso besser, Nadja in Ruhe zu lassen.

Erst neulich hatte sie mich auf dem Nachhauseweg von der Schule konfrontiert: »Ich würde gern wissen, warum du mir immer hinterherläufst?«

»Ich laufe dir nicht hinterher«, hatte ich unsicher entgegnet und überlegt, warum sie das sagte. In gewisser Weise hatte sie wohl recht. Ich hatte unbewusst versucht, mich irgendwie in ihrer Nähe aufzuhalten, um im Falle einer Mobbingattacke von ihr Unterstützung zu bekommen. Auch wenn sie mir nie geholfen hatte, hatte es mir immer ein Gefühl von Sicherheit gegeben, in ihrer Nähe zu sein. Das hatte sie wohl bemerkt und mir vorgeworfen: »Doch, du läufst mir hinterher. Das nervt!«

Sie hatte wohl recht, hatte ich gedacht und mich nicht bewegt. Ich hatte einfach nur dagestanden und mich geschämt.

»Ich möchte dich bitten, damit aufzuhören. Man könnte glatt glauben, du bist eine läufige lesbische Mücke.«

Darauf hatte ich keine Antwort gewusst und war gegangen. Eine läufige lesbische Mücke war ich also.

Ich wusste selbst nicht, wer oder was ich war. Also musste ich mich auf die Aussagen anderer verlassen, auch wenn ich den Eindruck hatte, dass sie nicht mit meinen Gefühlen und Gedanken übereinstimmten.

Ich ging an Nadja vorbei und setzte mich auf den einzigen noch freien Platz. Er befand sich neben einem Jungen aus der zehnten Klasse. Er saß am Fenster und schaute hinaus. Ich erinnerte mich nicht an sein Gesicht und seinen Namen, doch ich wusste, dass er einer von der gefährlichen Sorte Schüler war. Voller böser Vorahnungen setzte ich mich neben ihn, und schon ging es los.

»Ohhh neee! Muss das sein? Nicht die! Bitte nicht die! Tut mir das nicht an! Womit hab ich das nur verdient?« Er sprach extra etwas lauter, damit seine Freunde hinter ihm es mitbekamen.

»Ach du Scheiße. Du armes Schwein«, bemitleidete ihn einer seiner Freunde. Es dauerte nicht lange, bis die anderen Jungen darauf einstiegen und sich daranmachten, mich gemeinsam zu ärgern.

»Hey! Tolle Freundin hast du da.«

Wie lange die Fahrt dauerte, wusste ich nicht, doch es war eine gefühlte Ewigkeit. Ein gemeines Wort nach dem anderen flog mir zu. Ich kauerte mich zusammen, saß stocksteif da, wartete auf ein Ende der Beschimpfungen und hoffte, dass es nur bei Worten blieb. Doch meine Hoffnungen sollten sich nicht erfüllen. Der Junge neben mir griff nach meinem Jackenverschluss, öffnete die Jacke und machte Zisch-Geräusche. »Habt ihr das gesehen? Lauter Fliegen, boaaaahhh.« Er griff in die Tasche meiner Latzhose auf meiner Brust: »Und guckt mal da! Eine Ratte! Igitt.« Die anderen lachten und stachelten ihn weiter auf.

Ich versuchte so wenig wie möglich zu reagieren und blieb reglos sitzen. Äußerlich wie innerlich war alles starr in mir. Ich dachte an nichts und niemanden. Das Einzige, worauf ich mich konzentrierte, war mein Herzschlag. Das immer gleiche, wenn auch schnelle Pochen beruhigte mich und gab mir einen Rhythmus.

Dann spürte ich, wie die Jungen hinter mir an meinem Sitz ruckten, um ihn in die Liegeposition zu stellen.

Angst flammte in mir auf. In diesem Moment wünschte ich mir so, dass Philippe bei mir wäre, mein imaginärer Freund. Philippe war ursprünglich eine Filmfigur. In *Der Mann in der eisernen Maske* war er der Zwillingsbruder des herrschsüchtigen Königs Ludwig XIV. und wurde in einem dunklen Kerkerloch gefangen gehalten, wo niemand ihn je besuchte, geschweige denn fand. Er trug eine Maske aus Eisen, da er sein Gesicht nicht zeigen durfte. Niemand sollte wissen, dass der König einen Zwillingsbruder hatte. Die drei Musketiere Athos, Porthos und Aramis befreiten Philippe schließlich und sorgten dafür, dass er zum König gekrönt wurde. Die jahrelange Gefangenschaft hatte ihn jedoch stark eingeschüchtert, und er kannte sich mit den einfachsten Dingen nicht aus, wie dem Essen mit Besteck oder dem Laufen in königlichen Stiefeln. Er wusste nicht, wie man sich angemessen verhielt und wann man besser log. Mit seiner konsequenten Ehrlichkeit stieß er so manches Mal auf Widerstand. Wenn er etwas verkehrt machte und sich Ärger einhandelte, wusste er oft den Grund dafür nicht. Er war mir so ähnlich!

Ich liebte Philippe, besonders wegen dieser Parallelen zu meinem Verhalten. Liebte ich dadurch mich selbst? Nein, ich hasste mich zu dieser Zeit. Mit den Jahren glaubte ich längst alles, was über mich erzählt wurde, vom Mistvieh über die Bekloppte bis hin zur verkommenen, kleinen Schlampe, was immer das war.

Philippe war mein Begleiter, wenn kein anderer an meiner Seite sein wollte. Da er das Leid kannte, ging er bereitwillig mit mir durch die dunkelsten und angstvollsten Momente …

Zwei Hände packten mich an den Schultern, und für einen winzigen Moment verflog die Illusion, dass Philippe bei mir war. Die Jungen rissen mich nach hinten und drückten mich auf die Lehne des hinuntergelassenen Bussitzes, der jetzt wie eine Liege eingestellt war. »Entspann dich doch mal. Mach dich locker und ruh dich aus«, lachten die Freunde des jungen Mannes neben mir.

Unwillkürlich malte ich mir das Schlimmste aus, was sie mit mir anstellen könnten. Es war zu viel für mich. Ich war nicht in der Lage zu schreien, Aufmerksamkeit auf mich zu ziehen, um Hilfe zu rufen.

Mit aller Macht stellte ich mir vor, wie Philippe neben mir saß, in seiner weiß-goldenen Königsrobe und mit langen, wehenden braunen Haaren. Auch wenn ich ihn nicht wirklich sehen konnte: In meiner Seele war er da und hielt mein Herz, damit es nicht aufhörte zu schlagen.

Die Jungen ließen irgendwann von mir ab. Hier im Bus konnten sie nicht viel machen, außer mich anzufassen, doch dieser Moment des Ausgeliefertseins brach mich.

Irgendwann gelang es mir, den Sitz wieder in seine ursprüngliche Position zu stellen. Nun saß ich noch steifer als vorher da. Würden sie mich wieder hinlegen wollen, würden sie es nicht schaffen. Denn ich versteinerte komplett.

An Tagen wie diesen fragte ich mich, was ich überhaupt auf dieser Welt verloren hatte. Keiner mochte mich, meine Mutter, Mia und Sandy ausgenommen. Ich überlegte, ob die anderen Jugendlichen sich vielleicht freuen würden, würde mein Blut über den Boden fließen. Im Stillen fragte ich sie, ob es nicht eine Erleichterung ohne mich für sie wäre. Allein Philippe verhinderte durch seine Anwesenheit und sein Licht, dass ich solchen Gedanken Taten folgen ließ. Ich hielt mein Schicksal aus und ertrug es. Wie mein König in seinem Kerker.

Im Theater angekommen, ging ich zur Klassenleiterin und sagte ihr, dass ich auf dem Rückweg einen anderen Platz haben wollte. Es kostete mich eine Menge Überwindung, sie um Hilfe zu bitten. Ich wollte keine Petze sein, doch ich konnte nicht anders. Allein der Gedanke an die Rückfahrt versetzte mich in schiere Panik.

Sie versprach mir, dass ich auf der Fahrt nach Hause neben ihr sitzen dürfte, und ich entspannte mich ein wenig. Was im Theater gespielt wurde, weiß ich nicht mehr. Ich weiß nur, dass ich nichts davon genoss. Für mich war es damals kein Ausflug ins Theater, es war ein Ausflug in die Hölle.

Meine Klassenlehrerin hielt Wort. Auf dem Rückweg entspannte ich mich deutlich.

Niemand sprach mit mir.

Niemand fasste mich an.

Ich war allein, herrlich allein.

Einsamkeit, schöne Einsamkeit.

Sie war ein kostbares Gut, das ich dankbar entgegennahm.

Kapitel 6: Heranwachsen

»Wie fühlt es sich an, in sich selbst gefangen zu sein?«, fragte meine Klassenlehrerin.

»Es ist einsam. Gefühle haben keine Namen. Sie bringen einen durcheinander, und man kann sich nicht artikulieren, da die Namen fehlen. Man wünscht sich Dinge, von denen man weiß, dass man sie nie erreichen kann. Man versteht die Menschen nicht und umgekehrt. Man ist mit sich allein. Man fühlt sich allein, ohne es wirklich zu sein. Die Andersartigkeit schottet ab«, sagte ich.

***

Meine Andersartigkeit hatte lange keinen Namen. Gewiss hätte eine Diagnose mir geholfen, mich einzuschätzen. Zu begreifen, was mich von anderen unterschied, und vor allem, warum das so war. Und wer weiß, vielleicht hätten meine Mitschüler ihr zerstörerisches Verhalten aufgegeben? Vielleicht hätten sie erkannt, dass ich, wenn ich wieder mal Dinge sortierte und aneinanderreihte, nicht langweilig und unkreativ war, sondern meinen Verstand beruhigte … einen Verstand, der dazu befähigt war, Muster schnell und präzise zu erkennen, Fehler aufzuspüren, zu beheben und in allem eine Ordnung zu sehen. Stattdessen betrachteten sie mein Anderssein als Mangel. Und nicht wenige hielten mich für dumm.

»Du mich verstehen?«, fragte Evelyn mich, als ich ihr eines Tages im Ort begegnete und sie sich mitsamt ihren Mitläuferinnen vor mir aufbaute.

Ich sah sie an und sagte kein Wort. Die Angst lähmte mich. Angst vor ihr und ihrer vermeintlichen Macht, die sich daraus speiste, dass sie mehr wert und ein besserer Mensch war als ich. Davon war ich nämlich fest überzeugt. Wer von uns beiden hatte denn keine Freunde in der Schule?

»Du mich verstehen?«, wiederholte Evelyn. »Ich wollen mit dir reden.« Hämisch grinste sie Anne zu, die links neben ihr Position bezogen hatte.

Warum sprach Evelyn nicht normal mit mir? Sie ging mit mir um, als könnte ich kein Deutsch oder würde gar von einem fremden Planeten stammen. Auch wenn es ein gemeiner, herabwürdigender Scherz war, hatte sie auf eine gewisse Weise recht. Ich sprach wirklich eine andere Sprache, und das Gefühl, überall fremd zu sein, hatte ich ohnehin, seit ich denken konnte.

»Warum du nichts sagen? Du haben Angst vor mir?« Sie lachte schallend.

»Lass mich einfach in Ruhe«, erwiderte ich kleinlaut.

»Was? Haben du was gesagt?«

Ich schwieg wieder. Es noch einmal zu sagen, dazu fehlte mir die Kraft. Sie reichte gerade aus, um steif vor ihr stehen zu bleiben und abzuwarten.

»Ich nichts Schlimmes wollen. Ich will sein deine Freundin«, sagte sie und zwinkerte ihren Komplizinnen zu. Evelyn und meine Freundin – alles klar. Ich verstand zwar alles oft nur wortwörtlich, doch in diesem Fall war ihre Mimik so eindeutig, dass ich wusste, sie wollte einfach nur gemein sein.

»Wollen du sein meine Freundin?«, schob sie hinterher.

Ich blieb weiterhin stumm vor ihr stehen, bis sie schließlich das Interesse an mir verlor und den Weg freigab.

»Nein, du nicht sein meine Freundin. Schade«, schlussfolgerte sie, und begleitet von ihrem Gelächter, suchte ich hastig das Weite.

Angst, das erkannte ich, konnte mich lähmen, doch sie brachte mich auch dazu, zu fliehen. Nur mich wehren oder andere gar angreifen, das passierte nicht.

***

Ein Mensch, dessen Gehör nicht so ausgeprägt ist, kann vielleicht die Worte nicht verstehen, die an ihn gerichtet werden, eine Melodie nicht wiedererkennen, das Zwitschern der Vögel, den Sturm und das anbrandende Meer nicht hören. Doch er nimmt die Schwingungen wahr, das Vibrieren des Sandes, wenn eine Welle heranrollt. Die umgebende Welt ist nicht stumpf, nicht weniger lebendig, sondern voller Resonanz. Töne werden gefühlt, mit dem Körper, durch das Gehirn. Ist solch ein Mensch deswegen taub? Oder hört er nur anders?

Eines der großen Missverständnisse in Bezug auf Menschen aus dem autistischen Spektrum ist, dass man ihnen Gefühle abspricht, sie für kalt hält, als wäre ihnen das Befinden ihres Gegenübers egal. Doch wenn ich heute mit anderen Autisten spreche, die keinerlei, anders oder vermindert Mimik und Gestik zeigen, weiß ich anhand ihrer Worte und ihrer Sprechweise sehr wohl, wie wichtig oder unwichtig ihnen das Gesagte ist. Die vermeintlich gefühllose Kommunikation ist alles andere als das – sie hat nur unterschiedliche Regeln und Wahrnehmungsmuster.

Als Kind kannte ich Gefühle als körperliche Reaktionen und wusste sie nicht einzuordnen. Hatte ich ein Ziehen im Magen, weil ich etwas Schlechtes gegessen hatte? Oder hing es mit neuen Situationen zusammen, die in mir den Wunsch weckten, mich einzuigeln, vor der Welt und ihren Menschen zu verschließen? Und warum klopfte mein Herz manchmal so schnell, obwohl ich nicht rannte?

»Du, sag mal«, wandte ich mich eines Tages an Sandy, denn ich konnte sie *alles* fragen. »Wie fühlt es sich an, wenn man jemanden sehr mag?«

Sandy überlegte einen Moment. »Also, wenn man jemanden total mag, dann merkt man das daran, dass man dauernd an ihn denken muss. Auch wenn er nicht da ist. Oder gerade dann.« Ihre Wangen röteten sich leicht. »Manchmal flattert es auch im Bauch«, erklärte sie.

Ich kannte dieses Flattern. Zum ersten Mal hatte ich es gespürt, als Maria, Kara und Sandy mich gefragt hatten, ob ich mit ihnen spielen wollte. Dann, als ich zu ihnen gegangen war. Und wieder, als sie mich anschließend gefragt hatten, ob wir uns wiedersehen würden.

»Und Verwirrung? Wie ist das?«

»Verwirrung ist total nervig. Man will wissen, was los ist, und fragt immer wieder nach. So lange, bis man nicht mehr unruhig ist innen drinnen und es kapiert hat.«

Das war mir vertraut. Ich kannte es auch, dass man sich von mir abwandte, wenn ich etwas nicht verstand und immer wieder nachhakte. Nur Sandy war anders, sie wandte sich niemals ab. Sie half mir durch diesen schleichenden Prozess, herauszufinden, was Gefühle waren, sie in einen Zusammenhang mit dem zu setzen, was ich erfuhr und erlebte, und sie zu benennen.

Sandy hatte viel Geduld mit mir. Doch manche Gefühle erschlossen sich mir auch ohne ihre Erklärung.

Was Angst ist, lernte ich allein. Es war dieses unangenehme Grimmen, das mich ergriff, wenn ich in die Schule ging. Dieses ekelhafte Gefühl im Bauch und dazu die kreisende Frage im Kopf: »Was wird mir heute wieder passieren?« Manchmal gesellte sich Herzklopfen dazu, und wenn es ganz schlimm wurde, hatte ich Mühe zu atmen und wollte nur wegrennen. Das war die Steigerung von Angst, die Panik.

Ich war vierzehn, als ich lernte, was Vermissen bedeutet. Fast jeden Tag spielte ich damals mit Sandy. Ich wusste, wo sie wohnte, holte sie in den Ferien morgens ab, und erst am Abend kehrten wir wieder heim.

Doch eines Tages war sie nicht mehr da.

Ohne ein Wort zu sagen, war sie umgezogen. Niemand wusste, wohin. Wenn ich bei ihr anrief, hatte ich nur ihren Stiefvater am Telefon, der mir nicht sagen wollte, wo sie mit ihrer Mutter hingegangen war. Mit einem Mal fehlte jemand in meinem Leben. Es fühlte sich an, als ob meine bessere Hälfte verschwunden wäre. Etwas, das ewig schien, war von einem auf den anderen Tag verloren. Ihr Lachen fehlte mir, ihre Witze und die typischen Sprüche. Ihre Fantasie fehlte mir und die Hand, die sie nach mir ausstreckte, um mich in meiner Welt zu erreichen. Es machte mich traurig, schwermütig, und ich fragte mich unablässig, wo sie war und ob es ihr gut ging.

Immer wieder musste ich an die schönen Momente denken, in denen wir durch die Felder gerannt waren und uns einfach hatten fallen lassen, um das Spiel der Wolken weit über uns zu beobachten.

Sandy war der erste Mensch in meinem Leben, den ich bewusst vermisste. Nach etwa einem Monat läutete es an der Haustür. Ich drückte auf den Knopf für die Gegensprechanlage.

»Hallo, Henni, ich bin's, Sandy«, drang es lachend aus dem Lautsprecher. Als wäre nichts gewesen. Mir kam es so vor, als wäre ein verlorener Schatz plötzlich wieder aufgetaucht. Da war sie, diese Stimme, die immer mein Wesen erreichte und mich tief berührte. Die raue Stimme, die mir nun wieder witzige Geschichten erzählen konnte und mich zum Lachen bringen würde, wenn ich erschöpft und weinend aus der Schule käme. Ich war unendlich glücklich, aber auch neugierig. Was war nur passiert, und wo war sie gewesen? Ich war nicht verletzt oder sauer auf Sandy. Ich war einfach nur froh, dass sie wieder da war.

Mit ihr lebte Philippe auch wieder auf. Natürlich war er auch bei mir, wenn ich allein war, gerade dann begleitete er mich zuverlässig. Durch die Lügengeschichten aber, die Sandy und ich ersannen, erwachte er ein Stück mehr zum Leben.

***

Schon früh beobachtete ich die Menschen. Wann waren sie aufgeregt? Was machte sie traurig, was machte sie fröhlich? Ich sah, dass sie fröhlich waren, wenn sie schöne Geschenke zum Geburtstag bekamen. Das machte mich auch fröhlich. Sie lächelten, sagten Danke und umarmten den Schenkenden. Das tat ich irgendwann bei meiner Mutter, um ihr meine Dankbarkeit zu zeigen. Es war ein Lernprozess, der mir half, mich besser in der Welt zurechtzufinden.

Doch es gab so viele Rätsel. Als meine Klassenkameradinnen dreizehn, vierzehn wurden, änderte sich ihre Art der Kommunikation. Augenrollen, Getuschel, Gequietsche und Gekicher stellten mich allesamt vor eine ziemliche Herausforderung. Hinzu kamen die lang gezogenen Vokale: »Er ist sooooo süüüüüß«, »Iiiiiiih, hast du diiiie gesehen, voll peinlich«, »Oooooooh, mein Goooott!« Ich wurde immer unsicherer in ihrer Gegenwart. Was mir Halt im Umgang mit anderen Menschen gab, waren klare Aussagen – doch welcher Teenager drückt sich klar aus? Und schon gar mir zuliebe?

Es war wohl mein Überlebenstrieb, der mich dazu brachte, mir die Grundzüge der nonverbalen Kommunikation anzueignen. Ich musste alles tun, um weniger aufzufallen und nicht permanent den Spott und die Häme anderer auf mich zu ziehen. Die Gleichung war ganz einfach: Weniger auffallen = weniger Ablehnung von außen. Ich schaute mir viel von meinen Freunden, meiner Mutter und meiner Schwester ab. Alle Menschen um mich herum wurden zu Lehrerinnen und Lehrern. Doch es war kein natürlicher Prozess, sondern reines Lernen.

Mimik und Gestik werden überwiegend durch Nachahmen erlernt. Dies ist bei den meisten Menschen in der kindlichen Entwicklung verankert. Babys ahmen schon früh nach und lernen unbewusst, ohne sich speziell darauf konzentrieren zu müssen. Die Entwicklung eines Babys mit Autismus aber verläuft anders, das Nachahmen bleibt aus. So war es auch bei mir – ich imitierte nicht, obwohl meine Mutter und meine Schwester mich immer wieder dazu ermunterten. Ich ahmte erst dann nach, als ich verstand, dass ich Mimik und Gestik brauchte, um zu überleben.

Es war kompliziert, doch ich machte Fortschritte. Während der Pubertät beobachtete ich, wie Mädchen und Jungen sich ständig Blicke zuwarfen und dann, wie ertappt, rasch woanders hinsahen. Ich bekam mit, dass sie sich verabredeten, doch die Aufregung, die sich auf ihren Gesichtern und in ihrem Verhalten abzeichnete, sagte mir, dass es nicht um die gewöhnlichen Treffen auf dem Spielplatz an der Schaukel oder im Freibad ging. Plötzlich hielten sie Händchen, und manchmal küssten sie sich. Das war mir besonders peinlich. Ich hatte selbst nie einen solchen Kuss auf den Mund bekommen und begriff nicht, was das Ganze sollte. Ich wusste gar nicht, wohin mit mir, wenn andere sich küssten. In Filmen war es schon schlimm genug, da musste ich immer wegsehen. Aber jetzt, direkt neben mir, vor mir, um mich herum: Die halbe Welt spielte verrückt. Ich wollte die Pärchen allein lassen, war zugleich aber auch neugierig, da ich nicht einschätzen konnte, was sie da warum taten. Wenn wir gemeinsam etwas unternahmen, drehte ich den Pärchen oft den Rücken zu, bis sie fertig waren. Das war am praktischsten.

Zugleich spürte ich so ein Ziehen im Herzen. Es war die Sehnsucht nach einem Begleiter, auf diese Art ist sie noch immer da und wird es immer sein. Damals aber zerriss es mich. Es war Herzschmerz von der schlimmsten Sorte. Jungs aus der Schule interessierten mich eher weniger. Einmal mit Jack auf der Titanic zu spazieren oder mit Philippe durch einen grünen Park zu laufen, dafür hätte ich alles gegeben. Der Wunsch, mit einem meiner imaginären Freunde zusammen zu sein, war die Sehnsucht danach, die innere Welt mit der äußeren zu vereinen. Die Vorstellung, dass derjenige, den ich liebte, dass derjenige, in dessen Gegenwart ich echtes Herzflattern bekam, mich anschauen und bemerken würde, war das Schönste, was ich mir ausmalen konnte. Alles, was darüber hinausging, entzog sich meiner Vorstellungskraft.

In meiner Jugend war ich stark davon überzeugt, dass mich niemals ein Junge mögen könnte. Allein zu sein und dabei älter zu werden, nagte arg an meinem Selbstwert. Spott und Hohn anderer verstärkten dies und machten die Sehnsucht nicht erträglicher. Meine Gedichte und Songs waren die einzige Möglichkeit für mich, zu beschreiben, was in mir vor sich ging … was ich fühlte.

Sandy hatte die Kraft, mir gute Momente zu schenken. Nur ihr gegenüber sprach ich ehrlich aus, dass ich es mir nicht ausgesucht hatte, einsam zu sein. Was konnte ich dafür, wenn es denjenigen nicht gab, den ich hätte lieben können? Eines Tages aber, im Sommer, als ich gerade neunzehn war, schleppte sie Yannick an, um mich mit ihm zu verkuppeln. Ich hasste es, wenn Sandy Versuche dieser Art startete, doch Yannick war anders. Ich sah ihn, und ich liebte ihn.

Er war groß, mit langen braunen Haaren, die einen Großteil seines Gesichts verdeckten, und dazu sehr nett und einfühlsam. Ich unterhielt mich mit ihm, und wir verstanden uns sogleich blendend. Wie sich herausstellte, teilten wir viele Interessen und Ansichten.

Nach diesem überraschenden Kennenlernen wünschte ich mir nur eines, nämlich, Yannick wiederzusehen. Nachdem ich eine Weile nichts von ihm gehört hatte, machte ich mich auf den Weg, um ihn zu besuchen. Er machte eine Ausbildung zum Prothesenbauer; während seiner Praktika lebte er immer für mehrere Wochen in einem Jugendwohnheim im selben Ort wie Sandy. Ich fragte mich durch, doch die wenigen Menschen, denen ich bei der Hitze begegnete, wussten nichts von einem Jugendwohnheim. Es habe eines zu DDR-Zeiten existiert, aber das gebe es längst nicht mehr. Ich begann an mir zu zweifeln und war mir bald nicht mehr sicher, ob es Yannick wirklich gab oder er wie Philippe zu meinen imaginären Freunden gehörte. Als die Sonne unterging und die Blumen in meiner Hand die Köpfe hängen ließen, gab ich auf. Schweren Herzens trat ich den Weg zu Sandy an und warf meinen Brief für Yannick in ihren Briefkasten mit der Bitte, ihn zu übergeben. Gerade als ich aus dem Hausflur verschwinden wollte, bemerkte mich Sandy und kam zur Tür.

»Was machst du denn hier?«, fragte sie verwundert, denn normalerweise war ich so spät nicht mehr unterwegs.

Ich erzählte ihr von meiner Suche. Sie lachte und zeigte mir den direkten Weg zu Yannicks Wohnheim. Die Blumen konnte ich nicht mehr verschenken, und so waren eine geschmolzene Tafel Schokolade und ein Brief das Einzige, was mir die Hitze gelassen hatte. Sandy ging mit mir zum Pförtner, wo ich beides abgab und ihn innig darum bat, es Yannick zukommen zu lassen. Der ältere, gemütlich wirkende Mann versprach mir, mein Bote zu sein.

Yannick meldete sich nicht bei mir, doch Sandy erzählte mir wenig später, er habe sie gebeten, mir einen lieben Gruß auszurichten und dass er sich sehr gefreut habe. Das machte mich glücklich. Es hatte einen Moment gegeben, in dem er an mich gedacht hatte! Das war mehr, als ich gewohnt war. Ich hätte die ganze Welt umarmen können!

Ungefähr ein halbes Jahr später war Yannick wieder in der Gegend. Es war November geworden. Dichter Nebel hatte sich über die kleine Stadt gelegt. Es war dunkel und kalt, als ich mich auf den Weg zu Yannick machte und betete, dass er zu Hause sein würde. Ich hatte ihn so vermisst. Mit pochendem

Herzen stand ich vor der Tür seiner Wohnung und zögerte. Ich traute mich nicht anzuklopfen, obwohl ich Stimmen von drinnen hörte und Licht unter der Tür hervorschien. Dann hörte ich sein Lachen. Ein freies, wunderschönes Lachen. Es hallte leise durch das dunkle Treppenhaus und umarmte mich.

Ich überwand mich und klopfte. Frierend und um Wärme bittend, stand ich vor seiner Tür, als er öffnete. Er lachte mir entgegen: »Hey!«

An diesem Tag hatte er das Haar zusammengebunden, und ich sah zum ersten Mal sein Gesicht. In meinen Augen war er zu schön, um wahr zu sein. Er bat mich hinein und stellte mich seinem Zimmergenossen vor. Ein netter junger Mann, der mir ein Gespräch nach dem anderen ans Knie nagelte. Dabei wollte ich mich gar nicht mit ihm unterhalten, ich wollte doch mit Yannick sprechen! Schließlich nahm ich ihn zur Seite und fragte mit meinem letzten bisschen Mut, ob wir beide allein spazieren gehen könnten.

»Ich muss dir etwas sagen, das du wissen solltest.«

»Ja, natürlich. Gleich nach dem Essen können wir losgehen«, sagte er und lächelte. »Magst du auch etwas essen? Wir wollten gerade Nudeln mit Tomatensauce kochen.«

Eigentlich hatte ich überhaupt keinen Hunger. Essen war mir schon damals im Beisein anderer ein Graus, doch ich nahm die Einladung an. Ich fühlte mich geehrt, dass er für mich mitkochte. Ich aß nicht viel. Sein Mitbewohner fragte mich weiterhin aus. Geduldig beantwortete ich seine Fragen in der Hoffnung, bald mit Yannick allein sein zu können.

Tatsächlich machten wir uns nach dem Essen auf den Weg zu Sandys Wohnung. Er führte durch eine einsame Allee, an der die orangefarbenen Straßenlampen ihr Licht in den dichter gewordenen Novembernebel warfen. Erst als ich sicher war, dass uns niemand hörte, sagte ich Yannick die Wahrheit. Unter Tränen erzählte ich ihm von meiner Suche im Sommer und gestand ihm meine Liebe. Yannick blieb still, es fühlte sich wie eine kleine Ewigkeit an, bis er zu sprechen begann.

»Ach, Mensch«, sagte er und nahm mich in den Arm. Gewissenhaft erklärte er mir, dass es ihn berühre und er sich zutiefst geschmeichelt fühle, doch er könnte meine Gefühle, auch wenn er es wollte, nicht erwidern.

»Warum?«, fragte ich verzweifelt.

»Ich weiß es nicht. Du hast einen Besseren verdient als mich. Ich … ich würde dich nur verletzen, und das könnte ich mir selbst nie verzeihen. Dafür habe ich dich zu gern. Es tut mir sehr leid.«

Wir liefen schweigend nebeneinanderher. Ich hatte das Gefühl, dass die ganze Welt meine Tränen sehen konnte, die mir über die Wangen liefen.

»Bin ich zu lieb, um geliebt zu werden?«, fragte ich irgendwann schluchzend.

Yannick zögerte und blieb erneut stehen, wandte sich mir zu und sah mich traurig an. »Ja«, flüsterte er. Sein Wort verschwand im grauen Nebel. Und auch er verschwand für die nächsten Wochen.

Ich traf ihn ein letztes Mal am Gothaer Bahnhof wieder. Er hatte mir erzählt, wann sein letzter Praktikumstag sein würde, und so ging ich auf dem Heimweg von der Schule am Bahnhof vorbei in der Hoffnung, dass er den gewohnten Zug nehmen würde.

Tatsächlich kam Yannick wenig später die Treppen vom Bahnsteig heruntergerannt und lief mit schnellem Schritt durch die Unterführung. Er musste es eilig haben, denn er hatte mich nicht gesehen. Ich rannte ihm hinterher. Es fiel mir schwer, ihn einzuholen; selten hatte jemand einen schnelleren Schritt als ich.

»Yannick!«, rief ich mit aller Kraft, als er gerade dabei war, die Treppen zum Bahnhofsschalter hinaufzusteigen.

Endlich merkte er, dass jemand hinter ihm herlief, und drehte sich um. Es war einer dieser Zeitlupenmomente, alles um mich herum schien stillzustehen. Er lächelte, als er mich erkannte, und mit einem Mal hatte er es gar nicht mehr eilig. Er kam die Treppen wieder herunter und nahm mich in den Arm.

»Wie geht's dir?«, fragte er, wohl aus Höflichkeit. Er wusste ja, dass ich Kummer hatte.

»Gut«, sagte ich dennoch.

Er nahm es mir nicht übel und ging darüber hinweg. Dann erklärte er mir, dass er nicht lange Zeit zum Umsteigen habe und noch eine Fahrkarte bräuchte. Gemeinsam liefen wir die Treppen hinauf und stellten uns in die Schlange vor dem Schalter. Es war das Schönste für mich, einfach neben ihm zu stehen.

»Wollen wir die Wartezeit überbrücken?«, fragte Yannick plötzlich und nahm die Gitarre vom Rücken. Er begann zu spielen, eine ruhige, verträumte Melodie, die direkt aus seinem Herzen zu stammen schien. Die Menschen drehten sich zu uns um, lächelten uns zu und lauschten seinem Gitarrenspiel. Es war ein Lied ohne Namen. Dann war er an der Reihe, ergatterte ein Ticket, und wir hetzten die Treppen wieder hinunter und weiter Richtung Gleis.

Yannick rannte voraus, doch wenige Augenblicke später kam er zu mir zurück. »Der Zug ist weg!«, rief er und lachte über sein Pech.

»Und jetzt?« Innerlich machte ich einen Luftsprung. Yannick hatte seinen Zug verpasst! Das hieß, ich durfte noch ein wenig geschenkte Zeit mit ihm verbringen.

»In fünf Minuten kommt schon der nächste.«

Fünf Minuten. Nicht viel, aber mehr als gar nichts. So bekam ich die Gelegenheit, ihm in Ruhe sein Abschiedsgeschenk zu übergeben. Tief in mir wusste ich, dass ich ihn nie wiedersehen würde.

Wenige Tage zuvor hatte ich von meinem uralten Kartenspiel, einem Erbstück meines verstorbenen Großvaters, einen Herz-König genommen und diesen Yannick gewidmet, indem ich ihm auf die Rückseite die ersten Zeilen eines Gedichts geschrieben hatte, an dem ich arbeitete. Dazu bekam er eine große Tafel Schokolade. Yannick liebte Schokolade; er hatte mir einmal erzählt, dass sie sein Hauptnahrungsmittel sei.

Ich überreichte ihm die Tafel, über die er sich sichtlich freute. Den Herz-König steckte ich ihm in die Tasche seiner schwarzen Lederjacke. Yannick wollte nachsehen, doch ich hielt sie zu.

»Bitte guck erst im Zug nach«, sagte ich.

»Okay«, meinte er lachend. Jedes Mal, wenn er lachte, blieb für mich die Zeit stehen.

Sein Zug fuhr ein. Yannick nahm sich die Zeit, mich noch einmal zu umarmen.

»Leb wohl«, flüsterte ich ihm zu.

Seine Augen leuchteten, und er hob die Hand. Ein letztes Mal winkte er mir zu, bis er aus meinem Blickfeld verschwunden war.

Ich brauchte ein langes Jahr, bis ich Yannick vergessen konnte. Es war eine Zeit voller Traurigkeit. Ich konnte nur schwer verstehen, dass er lieber allein als mit mir zusammen sein wollte. Von Sandy wusste ich ja, dass er keine Freundin hatte.

Durch Yannick lernte ich, dass Liebe auch einseitig sein kann. Ich lernte auch, dass, wenn der andere die Gefühle nicht erwiderte, es nicht heißen musste, dass er mich hasste. Dass jemand meine Gefühle vielleicht auch deshalb nicht erwiderte, weil er sie zurückhielt: um mich nicht zu verletzen, um die Freundschaft zu mir zu bewahren. Das war so schwer zu begreifen. Durch Yannick wurde ich zum ersten Mal mit unerwiderter Liebe konfrontiert, überhaupt mit der Liebe zu einem Mann.

Ich begann zu träumen, über meine Fantasien mit Philippe hinaus. Ich stellte mir vor, wie viel schöner das Leben zu zweit wäre. Man wäre nicht allein. Da wäre jemand, der sich dafür interessierte, wie der Tag war, jemand, von dem man wissen wollte, wie es ihm ging. Natürlich sind nur die wenigsten Beziehungen so, das weiß ich heute. Heute weiß ich auch, dass romantische Beziehungen auf Erwartungen aufgebaut sind, die ich definitiv nicht erfüllen kann. Es gibt kaum Männer, die damit umgehen können, dass meine Bedürfnisse und Fähigkeiten anders gelagert sind als bei den meisten anderen Frauen. So wandte ich mich von dem Thema der romantischen Liebe ab. Es war hart, aber besser so.

Ich weiß nicht, wie oft ich um Yannick weinte, doch es war oft genug. Ich wehrte mich gegen seine Anwesenheit in meinen Gedanken, gegen sein Gesicht in der Dunkelheit und gegen seinen lachenden Mund in jedem Spiegelbild meiner Erinnerung.

In meiner Seele schrie ich ihn an: »Verschwinde!« Doch Yannick verschwand nicht. Er blieb in Form von Einsamkeit. Zäh, schwarz und trist.

Erst Simba aus dem *König der Löwen* schaffte es, Yannick aus meinem Kopf zu verbannen. Doch in meinem Herzen ist er immer mein Herz-König geblieben. Aus dem Nichts gekommen und in das Nichts verschwunden. Alles, was mir blieb, war ein Gedicht, das ich nach seinem Verschwinden verfasste …

Der Herz-König

Einsam läuft sie über den Bahnhof.
Verträumt schaut sie über die Menge der Menschen hinweg.
Sie denkt an Geschichten, die sie erlebt hat.
Geschichten, in denen sie das Wort Liebe erwähnt.

Sie wollte nach Haus,
doch nein, sie stellt sich in den Tunnel raus.
Mit schnellen Schritten geht er an ihr vorbei.
Er scheint in Eile zu sein,
er hat sie nicht gesehen.
Sie holt ihn nicht mehr ein.
Verzweifelt ruft sie seinen Namen,
dann bleibt er endlich stehen.
Er dreht sich zu ihr um und lächelt sie an.
Nun bleibt auch ihre Stimme stumm.
»Hallo. Wie geht es dir?«, fragt er,
auch wenn er ihre Antwort erahnen kann.
Dann nimmt er sie in den Arm.

Sie lässt sich fallen, einfach fallen.
Lässt sich tragen von seiner Schulter.
Schließt ihre Augen, damit sie die Bilder sehen kann.
Sie erinnert sich an alles, was bisher geschah.
An ihren Traum, unerfüllbar, noch immer nah.
Sie denkt an jenen Kampf, den sie verlor.
An die Einsamkeit, die sie gewann.
An ihren Wunsch nach einem Leben mit ihm.
»Ich werde dich niemals vergessen, leb wohl«,
flüstert sie und lässt ihn ziehen.

Mit schnellen Schritten stapft er die Treppen
hinauf zum Gleis.
Dass sie ihn niemals wiedersieht,
ist das Einzige, was sie weiß.
Noch ein letztes Mal dreht er sich zu ihr um.

Noch ein letztes Mal lächelt er sie an.
Die Sonne lässt seine Augen wie Sterne leuchten.
Er hebt seine Hand, bis er winkend im
Menschenstrom verschwand.

Und sie fragt sich:
»Wie groß ist die Erde?
Wie viel Platz hält sie für uns bereit?
Wie viele Menschen gibt es in jedem Land?
Wie viele sind es insgesamt?
Und gibt es da nicht auch vielleicht einen Menschen zu viel?
Einen Menschen, für den so etwas wie Liebe nicht gewährt?
Gibt es nicht auch einen zweiten, dem es so geht?«
Der sich so wie sie nach Liebe sehnt.

Sie sehnt sich nach einem Arm, der sie umschlingt.
Nach einer Schulter, die sich lehnt.
Nach einer Stimme, die ihr sagt:
»Ich mag dich.«
Nach einer Hand, die sie berührt.
Nach einem Rückgrat, das sie stützt.
Nach einem Kuss, der sie hält, wenn sie fällt.
Wie viele Menschen hat die Welt?

Einsam sitzt er in seinem Zug.
Verträumt schaut er über die redenden Schaffner hinweg.
Er denkt an Geschichten, die er erlebt hat.
Geschichten, in denen er das Wort »Sorry« erwähnt.

So fährt er nach Haus.
Steigt an seinem Bahnhof aus.
Er greift in seine Jacke und hält sie in der Hand.
Er weiß, er hat nichts mitgenommen.
Eine Karte war es, was er fand.
Auch er hat verloren und doch gewonnen.
Einen Herz-König, auf dessen Rückseite stand:

In der Wirklichkeit lasse ich dich gehen.
Doch in meinen Träumen werde ich dich immer wiedersehen.
Der Wind pfeift mir deine Melodie.
Verlieren werde ich dich nie, nicht in meiner Fantasie.
Ich gebe dir den Wert, den ein König besitzt.
Ich gebe dir mein Herz, jetzt, hier im Nu,
denn der König, der bist du.

Kapitel 7:
Ein Ritterschlag

Heranwachsen bedeutet auch, seine Identität zu finden. In welche Schule ich auch ging, überall machte ich die gleiche schmerzliche Erfahrung. Meinem innersten Gefühl nach war ich freundlich zu anderen und nächstenliebend. Und ich wollte nicht nur gemocht werden, ich wollte ganz unbedingt ein guter Mensch sein. Doch was immer ich auch tat, die Welt um mich herum schien das gegenteilig zu empfinden. Eigenwahrnehmung und Fremdwahrnehmung klafften in meinem Fall offenbar völlig auseinander. Dafür konnte es wohl nur einen Grund geben, dachte ich: Ich musste einen schlechten Charakter haben. Allein meine Mutter, meine Schwester, Sandy, Maria und Kara gaben mir Halt und sorgten dafür, dass ich nicht in eine tiefe Depression abglitt. Tatsächlich treten Depressionen und Angststörungen unter jungen Menschen aus dem autistischen Spektrum gehäuft auf. Das Gefühl, anders zu sein, potenziert sich, während man heranwächst und sich seiner selbst bewusster wird. Und das zieht Ängste, tiefe Niedergeschlagenheit und Verzweiflung nach sich: Gefühle, die sich oft im Kerker des Autismus abspielen, aus dem es nur selten eine Befreiung gibt.

***

Ich verließ die Regelschule in Georgendorf nach der neunten Klasse und machte in Gotha meinen Realschulabschluss in Form einer zweijährigen Ausbildung zur Näherin. Damals lernte ich Marianne und Nora kennen. Wir kamen eine Weile gut miteinander zurecht, doch hin und wieder hielten die beiden mir Vorträge darüber, was ich an mir ändern sollte, damit unsere Kameradschaft bestehen bliebe.

Ich verstand nichts von dem, was sie von mir erwarteten. Sie beschwerten sich über Handlungen meinerseits, die schon Wochen zurücklagen und die ich längst vergessen hatte. Doch die beiden hatten sie offenkundig nicht vergessen und waren noch immer beleidigt, obwohl ich es völlig anders gemeint hatte. Ich erschrak immer wieder aufs Neue, wie sehr sie mich missverstanden. Ich hatte damals noch keinerlei Wissen um die Hintergründe meines Verhaltens und meiner Wahrnehmung, und so konnte ich ihnen nichts anderes anbieten als das Versprechen, mich zu ändern.

Nora und Marianne führten mir vehement vor Augen, dass etwas an mir nicht stimmte. Da war sie wieder, diese Kluft aus Eigen- und Fremdwahrnehmung. Ich wollte die beiden nicht verlieren, und ich war felsenfest davon überzeugt, dass tatsächlich ich diejenige war, die lauter Fehler machte. Nora und Marianne beteuerten, dass sie mir helfen wollten, und so ließ ich mich auf ihre Umerziehungsversuche ein.

In der Rückschau ist mir klar, was damals ablief: Sie versuchten, mir soziale Verhaltensweisen beizubringen, die ich einfach nicht erlernen konnte. Diese Regeln zu beherrschen, bedarf Feingefühl und Einfühlungsvermögen in die kleinsten Kleinigkeiten einer sozialen Interaktion. Da ich nicht einmal in der Lage war, die gröbere Struktur zu erfassen, lernte ich es in ihren Augen nie.

»Du bist so frech und ungezogen und merkst es nicht mal, dass du uns am laufenden Band verletzt!«, schimpfte Marianne.

»Womit verletze ich euch denn?«, fragte ich hilflos. Ich hoffte so sehr, eine klare Antwort zu bekommen, die mir künftig eine Stütze sein könnte.

»Du sagst ständig Dinge, die Nora und mich beleidigen. Und du sagst es so, als wäre es selbstverständlich, auf diese Weise mit seinen Freundinnen zu reden«, gab Marianne zurück und funkelte mich mit ihren großen blauen Augen zornig an. Aus ihrer Stimme hörte ich Ärger heraus: Sie war lauter geworden und sprach schneller als gewohnt. Doch was hatte ich denn überhaupt getan?

»Wie denn – beleidigt?«, hakte ich nach.

»Jetzt stellst du dich auch noch dumm. Du weißt genau, wovon ich rede. Sich dumm stellen zieht bei uns nicht.«

»Aber ich weiß wirklich nicht, was du meinst!«, rief ich verzweifelt. Ich hatte in der Tat nicht die geringste Ahnung, worauf Marianne abzielte.

»Ach, tu doch nicht so. Erst Leute beleidigen und dann so tun, als wäre nichts passiert.«

Gespräche dieser Art führten wir öfter, sie drehten sich im Kreis. Es war nervenzehrend.

Hin und wieder wurde Marianne konkret.

»Kannst du uns mal verraten, warum du gestern Nachmittag nicht auf uns gewartet hast?«, fragte sie eines Morgens barsch.

Ich dachte nach. Niemand hatte mir gesagt, dass ich nach der Schule auf Nora und Marianne hätte warten sollen. Ich hatte es eilig gehabt, um meinen Zug zu erwischen, und war losmarschiert. Genau so erklärte ich es Marianne.

»Du hast meine Frage nicht beantwortet«, entgegnete sie. »Warum hast du gestern nicht auf uns gewartet?«

Hatte ich das gerade eben denn nicht erklärt? Ich wiederholte meine Worte. Doch Marianne wurde ungeduldig, wollte etwas anderes hören – nur was?

»Ich wusste nicht, dass ich gestern auf euch hätte warten sollen«, verteidigte ich mich zum wiederholten Male.

»Na, so was ist doch wohl klar«, sagte Nora abfällig.

»Mir hat aber niemand etwas davon gesagt«, wandte ich ein.

»Das muss man ja auch nicht sagen. Es ist doch selbstverständlich, dass du auf uns wartest und wir gemeinsam zum Zug gehen, oder? Du bist so was von ignorant und egoistisch, das macht uns echt traurig. Sehr traurig.«

Ich wollte niemanden traurig machen. Ich wusste schlicht und einfach nicht, was ich anderen gegenüber tun sollte, solange sie sich nicht klar ausdrückten. Doch auch wenn ich es Marianne hundertmal zu erklären versuchte, sie glaubte mir nicht. Stattdessen behauptete sie, dass ich sie und Nora verletzen wolle. Ich sei gemein zu ihnen.

Das Resultat: Sie schwenkten um, wandten sich von mir ab und begannen, wie der Rest der Klasse, schlecht über mich zu reden. Unsere Kameradschaft brach in einem riesigen Streit auseinander.

Zuvor hatten Nora und Marianne zwei meiner engsten Freundinnen kennengelernt, Maria und Kara. Sie blieben mit ihnen in Kontakt, und zu meiner Verwunderung versuchten sie nicht, mir meine Maria und meine Kara zu stehlen. Stattdessen baten sie mich über die beiden um Vergebung, ließen des Öfteren ausrichten, dass es ihnen leidtue und sie gerne wieder mit mir befreundet wären.

Doch etwas in mir sperrte sich dagegen. Auch wenn ich nie verstanden hatte, was sie von mir verlangten, hatte ich eines begriffen: Sie waren keine wahren Freundinnen. Wären sie es gewesen, hätten sie von Anfang an zu mir gehalten, so wie Maria und Kara. Sie hätten mir nichts Böses unterstellt und nicht an meinem Charakter gezweifelt, sondern erkannt, dass ich eben anders war. Und sie hätten sich ganz gewiss nicht mit anderen gegen mich verbündet.

Lange Zeit wollte ich sie nicht wiedersehen, nicht mit ihnen reden oder schreiben. Sie sollten begreifen, dass man Menschen so nehmen sollte, wie sie sind, und dass man sie verliert, wenn man versucht, sie zu manipulieren. Und das hatten sie getan: Sie hatten meine Sehnsucht nach Freundschaft gespürt und diese als Druckmittel eingesetzt, um mich umzuerziehen. Einfacher wäre es gewesen, wenn sie mir zugehört hätten. Mir geglaubt hätten. Dann hätten sie das nächste Mal klar sagen können, was sie erwarteten. Irgendwann verzieh ich ihnen, so wie ich auch mir verzieh, dass ich sie unbewusst wütend gemacht hatte.

Viele Autistinnen und Autisten kennen Menschen, die sie umerziehen wollen. Einiges, was sie erwarteten, hatte ich versucht, mir selbst anzueignen: Grundzüge nonverbaler Kommunikation und sozialen Verhaltens. Marianne und Nora aber wollten mir mehr beibringen – einen anderen Umgangsstil, das Eingehen auf unausgesprochene Wünsche und Erwartungen, die Bereitschaft, mich zu integrieren und all die schwer fassbaren Zeichen und Regeln zu erkennen. Wenn aber die Intuition dazu fehlt oder eben anders gelagert ist, wird es nicht funktionieren. Würde es das tun, hätte man den ersten Fall von hundertprozentiger Heilung von Autismus.

Zum Glück gab es Maria, Kara und Sandy. Sie stellten mir keine unlösbaren Aufgaben, sondern akzeptierten mich so, wie ich war: bedingungslos.

In den großen Ferien fuhr ich mit Sandy in die Gartenhütte ihrer Großeltern. Wir hatten uns geschworen, jeden Sommer auf diese Weise miteinander zu verbringen. Es wurde zu unserem jährlichen Highlight, und ich freute mich immer schon das ganze Jahr darauf. Es waren die unbeschwertesten Tage meines Lebens, und jeder einzelne, den wir länger bleiben durften, war ein großes Geschenk.

Von morgens bis abends waren wir im Schwimmbad oder planschten im Pool von Sandys Großeltern. Die einzige Voraussetzung war: Wir mussten ihn sauber halten.

Die Nächte gehörten unserer Fantasie. Eine Weile spielten wir unsere erfundenen Geschichten mit verschiedenen Kuscheltieren nach, die wir eigens zu diesem Zweck ausgewählt hatten. Auch wenn wir schon siebzehn beziehungsweise achtzehn und eigentlich zu alt für Kuscheltiere waren, war es uns egal. Es machte Spaß, und wir waren schließlich unter uns. Es heißt, dass man das Kind in sich nicht vergessen solle. Wir hatten es nicht vergessen, im Gegenteil: Wir gaben ihm Raum, seine überbordende Fantasie zu entfalten.

Eines Abends traten wir auf die Terrasse. Die Luft war warm, und es war windstill. Sandy und ich entschieden uns, über die Wiese zur Toilette zu gehen, wo das alte Plumpsklo stand. Besonders beliebt war es nicht bei uns, weshalb wir immer möglichst lange warteten.

Sandy verschwand in der kleinen Holzbaracke. Ich schlenderte über das kühle Gras und lauschte dem Zirpen der Grillen. Ich liebte dieses Geräusch. Es erinnerte mich an all die schönen Tage, die ich mit Sandy in der Natur verbringen durfte.

Plötzlich ging die Holztür auf, doch Sandy saß noch immer auf dem Thron. Im ersten Moment dachte ich, dass die Tür versehentlich aufgesprungen war, und wollte sie wieder schließen. Doch dann sah ich, dass Sandy sich einen ihrer berühmten Scherze erlaubte. Dafür mochte ich sie so sehr. Aus den einfachsten Situationen schuf sie kleine Komödien. Jetzt grinste sie breit, hielt die Klobürste in ihrer linken und eine Rolle Klopapier in der rechten Hand. Auf dem Kopf trug sie ebenfalls eine Rolle Klopapier, deren langes Ende weit über ihre Schulter hing.

»Verneige dich gefälligst«, scherzte sie mit ihrer heiseren Stimme, die sie so besonders machte.

Ich lachte. Sandy, die Toilettenkönigin! Kichernd ging ich vor ihr auf die Knie.

»Hiermit schlage ich dich zu meinem persönlichen Ritter«, tönte Sandy und berührte meine Schulter mit der Klobürste, die zum Glück neu und unbenutzt war.

»Was für eine Ehre, Frau Klokönigin«, japste ich. Vor lauter Lachen bekam ich kaum Luft.

Prustend machten wir uns bald darauf auf den Weg zurück zum Gartenhaus.

»Guck mal nach oben.«

Ich folgte Sandys Fingerzeig und blickte in den nächtlichen Himmel. Er war sternenklar. Kein Wölkchen versperrte die Sicht auf die Milchstraße. Noch nie hatte ich sie so deutlich gesehen wie in dieser Nacht.

»Wow«, sagte ich leise. Ich hatte das Gefühl, mitten ins Universum zu schauen. Eine ganze Weile standen wir da und blickten in die Unendlichkeit.

»Ob es da draußen noch eine Erde gibt wie unsere?«, fragte ich irgendwann.

»Weiß ich nicht. Aber ich weiß, dass da drüben Draco ist.«

»Draco? Den gibt's doch nur im Film, in *Dragon Heart*«, erwiderte ich stirnrunzelnd.

»Nein, den gibt es wirklich. Schau mal, da …«

Tatsächlich. Das Sternbild des Drachen war deutlich zu erkennen. Genau wie im Film stand es über uns.

»Er ist nur im Sommer zu sehen«, flüsterte Sandy.

»Ich weiß erst durch dich, dass er existiert«, gab ich zurück.

Seit diesem Moment muss ich immer an meine beste Freundin denken, wenn der Drache am Himmel auftaucht. Meine Freundin, die mich nicht umerziehen wollte, sondern mich so nahm, wie ich war, und die mein Anderssein nicht als Mangel, sondern als Bereicherung empfand. Einige Atemzüge lang gab es keine Sorgen, keine quälenden Gedanken, keine Suche nach Lösungen aus meiner verqueren Situation und keine Erinnerungen an irgendetwas. Nur dieser Moment besaß den Wert der Zeit, nur er existierte. Sonst nichts.

Kapitel 8: Dr. Google

Schon immer hatte ich Handarbeiten geliebt. Als Kind hatte ich gestrickt, gestickt und genäht. Wenn ich die Maschen aneinanderreihte, dann empfand ich große Freude bei dem Gedanken, wie es am Ende aussehen würde, und Freude daran, dem Muster bei seiner Entstehung zuzusehen. In mir breiteten sich tiefe Ruhe und Zufriedenheit aus.

Leider fand ich keine Arbeit als Näherin, denn bei mir wurde eine Wirbelsäulenverkrümmung diagnostiziert, die das stundenlange Sitzen an der Nähmaschine unmöglich machte. Deshalb machte ich als Nächstes eine Ausbildung zur Kinderpflegerin, als solche hätte ich in jedem Fall mehr Bewegung, statt nur zu sitzen. Doch Kinderpfleger sind Hilfskräfte, die sich viele Einrichtungen nicht leisten können. Auf dem Arbeitsmarkt werden fast ausschließlich Fachkräfte gesucht.

Da ich schon immer einen besonderen Draht zu Menschen mit Behinderung hatte, schloss ich eine Ausbildung zur Heilerziehungspflegerin an. In der Berufsschule lernten wir verschiedene Behinderungsarten kennen, zum Beispiel das Downsyndrom. Wir erfuhren, wie es entstand und sich zeigte. Ich interessierte mich für all diese Formen des Andersseins, sie erschienen mir wie die unzähligen Nuancen von Farben, die zusammen unsere bunte Welt ergeben. Ich wertete nicht, denn so funktioniert mein Denken nicht. Ich sah auch keine Defizite – nur Unterschiede. Und als ich genauer hinsah, entdeckte ich, dass jeder etwas hatte, was dem anderen vielleicht ein Stück weit fehlte.

Kinder mit Downsyndrom schienen so ein sonniges Gemüt zu haben, sie wirkten auf mich gefühlvoll und einfühlsam. So voller Liebe …

***

Seit ich fähig war zu lieben, suchte ich nach der Liebe außerhalb meiner Familie. Während meiner Ausbildung steckte ich in einer Beziehung mit einem jungen Mann, der mir sehr gefiel. Ich hatte das erreicht, was ich immer erreichen wollte, und doch war ich nicht glücklich. Im Gegenteil. Ich fühlte mich gefangen und ratlos. Ich verstand nicht, woher diese Traurigkeit in meinem Innern kam. Ich verließ den jungen Mann wieder und fand mich in der altbekannten Einsamkeit wieder, nach der ich süchtig zu sein schien. Und doch wollte ich sie loswerden – während sie mich zugleich beruhigte. Es war vertrackt, und es tat weh. Richtig weh. Ich wusste mir keinen Rat mehr.

Auf dem Boden meines Zimmers lag eine große Bastelarbeit in Form eines Scherenschnitts. Sie stellte das Schattenbild des Löwenkönigs Mufasa aus *Der König der Löwen* dar. Ich war ein großer Fan des Musicals, und den Scherenschnitt hatte ich selbst angefertigt. Eines Nachmittags war ich so verzweifelt, dass ich einfach mit einem Freund reden musste. Also vertiefte ich mich in den Scherenschnitt, und dann richtete ich meine Worte an ihn.

Mufasa war mein imaginärer Freund. Ich verbrachte noch

immer viel Zeit in meinen imaginären Welten. Dieses Mal ließ ich mich nicht in eine Traumwelt driften, sondern errichtete eine Brücke, über die ich ging, um eine Frage zu stellen. Es war anders als sonst, ein intensiveres Gefühl der inneren Begegnung und die Gewissheit, gehört zu werden, von ihm. Irgendwo da draußen in der geistigen Welt.

Ich bat Mufasa um Antwort auf all das, was ich nicht verstand: Was ist los mit mir? Warum bin ich anders? Warum kann ich nicht sein wie die anderen auch?

Für mich war die Zwiesprache mit dem Löwenkönig eine Art Gebet. Zuvor hatte ich es öfter versucht, doch hatte ich es nie zu Ende gebracht, da ich mich schämte. Ich schämte mich vor mir selbst für meine eigene Verrücktheit.

Doch an diesem regnerischen Sommernachmittag konnte ich es. Ich fragte Mufasa nach dem Warum. Warum liebte ich nicht, ließ Liebe nicht zu, ertrug es nicht, in Zweisamkeit mit jemandem zu sein, obwohl es mein größter Wunsch war? Warum war ich zur Einsamkeit verdammt?

In meiner einsamen Welt wusste ich, dass ich meinen imaginären Freunden vertrauen, mich auf sie verlassen konnte. Und nun nahm ich den Löwenkönig in den Kreis auf. Ich ahnte ja nicht, was das für mein weiteres Leben bedeuten sollte!

Damals kniete ich weinend über dem Scherenschnitt … über seinem Angesicht. Meine Tränen fielen in seine kreisrunde Mähne.

Ich hörte keine direkte Antwort, doch das hatte ich auch nicht erwartet. In mir war das Gefühl, gehört worden zu sein, und das war mehr, als ich mir erhofft hatte.

In den nächsten Tagen änderte sich etwas. Viele Menschen kennen das Gefühl, wenn »die Zeit reif ist«: wenn wir in der

Lage sind, Antworten nicht nur zu hören, sondern auch zu erfassen. Bereit für sie zu sein. Bereit für Veränderungen zu sein.

Etwas in mir wartete …

Und dann war alles ganz einfach … und doch so schwer.

Das erste Jahr meiner Ausbildung zur Heilerziehungspflegerin hatte ich bereits beendet und befand mich in den Sommerferien. Wir hatten zu Hause seit Neuestem Internet, und eines Abends vertrieben meine Mutter und ich uns die Zeit, indem wir verschiedene Entwicklungsstörungen googelten. Durch Zufall stießen wir auf das Thema Autismus. Wir lasen die ganze Nacht hindurch bis zum Morgengrauen. Es war gut, in diesem Moment nicht allein zu sein. Auch meine geliebte Mutter erlebte viele Aha-Effekte. Sie erzählte mir Geschichten aus meiner frühesten Vergangenheit. Alles, was sie beschrieb, passte eins zu eins zu der Liste von Symptomen, die ich auf dem Bildschirm vor mir aufgeschlagen hatte. Jedes Wort war ein Puzzleteil der Beschreibung. Irgendwann zog meine Mutter sich zurück. Ich aber suchte weiter. Innerhalb einer einzigen Nacht verinnerlichte ich das komplexe Prinzip des Autismus. Ich las jede Seite, die Google mir anzubieten hatte, und wusste hinterher jedwede Fachausdrücke, Abkürzungen und Inhalte von Berichten. Ich sog sämtliche Informationen auf wie ein trockener Schwamm.

Einen Bericht habe ich nie vergessen. Er war von einer anderen Autistin verfasst. Sie hatte den Mut, ihre Zufluchtswelt zu beschreiben, und erzählte, dass sie vor vielen Jahren ein Buch über Skandinavien und dessen Ureinwohner gelesen hatte. Seither waren diese ihre geistigen Freunde. In ihrer Vorstellung träumte sie sich in jene Welt und lebte unter dem indigenen Volk Skandinaviens. Sie beschrieb sie als gute Seelen, die ihr niemals wehtun würden.

Ich weinte, während ich die letzten Worte dieser Fremden las, und starrte danach lange an die Wand meines Zimmers. Ich weinte, weil ich verstand, dass es da noch jemanden gab, der ähnlich wie ich in seiner Traumwelt lebte. Eine Frau, die in ihrer skandinavischen Welt lebte, so wie ich in meiner Löwenwelt. Das Grundprinzip war das gleiche. Offenbar gehörte es zum Autismus, und ich war damit nicht allein. Es waren Tränen der Rührung und der Überwältigung, dass sich auch dieser Teil meines Lebens aufklärte.

Ich betrachtete die Bilder aus dem *König der Löwen,* die ich über mein Bett gehängt hatte, und spürte, wie mir heiße Tränen die Wangen hinunterliefen. Bei der Fremden waren es die Eingeborenen Skandinaviens, bei mir waren es die Musical-Gestalten des Löwenkönigs. Ich war berührt und zugleich wie versteinert. Worte über Worte türmten sich in mir auf.

Schließlich wusste ich, was zu tun war: Ich öffnete Word und schrieb Mufasa einen Brief, den ich nie abschicken würde, denn die Adresse zur geistigen Welt ist uns allen unbekannt. Was mir in den letzten Stunden widerfahren war, wurde mir zu viel, und ich schrieb es unter Tränen nieder.

Ich erzählte Mufasa von meinem Wissen und bedankte mich für seinen Hinweis, der mich letztlich dazu bewegt hatte, im Internet zu suchen und herauszufinden, wer ich wirklich war. Rational betrachtet, könnte man es natürlich für einen Zufall halten. Doch in meinem Leben bemerke ich immer wieder Koinzidenzen: Zufälle, die zeitlich so ineinanderpassen, dass sie keine Zufälle zu sein scheinen. Viele kennen Ereignisse dieser Art; für einen Menschen wie mich, dessen Geist auf das Erkennen von Ordnung und Mustern spezialisiert ist, treten sie gehäuft auf, und ich habe gelernt, sie zu erforschen und auf sie zu vertrauen. Wir sind Zeichenleser und bekommen so Unterstützung vom Universum, davon darf ich mich in meinem Leben immer wieder überzeugen.

Ich erzählte Mufasa von meinem Traum, einmal – wenn auch nur einen Herzschlag lang – einen dieser wunderschönen Löwen in den Armen zu halten. Noch waren sie meine geistigen Freunde, doch ich wünschte mir, dass sich daran etwas ändern würde. Es fühlte sich an wie eine Vorahnung, ein intuitives Wissen, dass diese Löwen eine besondere Kraft hätten. Und nach der sehnte ich mich.

Als ich meinen Brief beendet hatte, suchte ich meine Mutter und las ihn ihr vor. Mein Schreiben rührte sie zu Tränen, und wir fielen uns in die Arme. Nie hatte meine Mutter mich gegen meinen Willen festgehalten. Dieses Mal tat sie es. Sie wollte mich festhalten, auch wenn ich die Umarmung weniger lang aushielt, doch es war uns egal.

Endlich wussten wir mehr als die anderen.

Endlich wussten wir, wer wir waren.

Dieses endlose Rätselraten hatte ein Ende.

Die Antwort des Schattenbildes auf meinem Boden lautete also: »Du bist autistisch, mein Kind.«

***

Ich ging wieder zur Schule, das zweite Lehrjahr begann. Noch war meine Diagnose nur ein Verdacht, und ich wollte niemandem etwas davon erzählen, nicht, bevor ich keine schriftliche Bestätigung eines Arztes oder Psychologen hatte. Ich war Heilerziehungspflegerin in Ausbildung und doch eine meiner eigenen Klientinnen. Wohin gehörte ich? Ich wusste es nicht.

Ehe ich mich versah, fand ich mich in einem Doppelleben

wieder. Morgens in der Schule oder in meiner Praktikumsstelle war ich die Fachkraft. Zu Hause angekommen, war ich die in sich eingesperrte Autistin. »Zwiegespalten« beschreibt am besten, wie ich an diesen Tagen die Welt erlebte. Es war, als wolle etwas aus mir heraus, lautstark und ohne Rückhalt.

Soeben aus den Ferien zurückgekommen, machten wir eine dreitägige Klassenfahrt in den Heidepark Soltau. Ich wusste nicht, ob ich es schaffen würde, die nächsten Tage über zu schweigen. Viel zu durcheinander war ich, doch ich riss mich zusammen. Stattdessen philosophierte ich mit Rita und Doreen darüber, was denn »normal« sei. Eine berechtigte Frage, über die wir uns oftmals im Psychologieunterricht mit unserem Lehrer unterhielten.

An diesem Abend lagen wir im Hotelzimmer und redeten angeregt über das Thema. Rita und Doreen waren zu meinen Freundinnen geworden. Sie mochten mich, und besonders in dieser Zeit dankte ich es ihnen.

Am Folgetag ging es in den Freizeitpark. Vor einigen Jahren war ich schon einmal mit meiner besten Freundin Sandy dort gewesen.

Ich war erleichtert, dass meine Klassenkameradinnen nichts von meiner Verfassung bemerkten. Mir wurde bewusst, dass ich eine gute Schauspielerin sein musste. Natürlich war ich das! Besonders Menschen mit einer Autismus-Spektrum-Störung sind die perfekten Schauspieler. Von Beginn an versuchen sie sich anzupassen, und dadurch erlernen sie etliche Verhaltensweisen und wie man sie einsetzt.

»Lass uns mal weitergehen«, sagte Rita und schleifte mich zu einer Achterbahn, die neu eröffnet worden war. Schnell wie der Blitz sauste sie über die Gleise. Zum Glück machte sie keine Loopings. Trotzdem bekam ich ein bisschen Angst. Wie von der Tarantel gestochen, packte Rita meine Hand und zog mich mit in einen der Wagen.

»Du weißt aber, dass ich nicht mitfahren möchte«, lachte ich.

»Zu spät!«

Als es losging, kreischten wir um die Wette.

Ich brüllte. Endlich! Endlich durfte ich laut sein. Ich schrie alles heraus, was mich belastete. Alles, was mein Leben auf den Kopf stellte. Ich schrie es in den warmen Septemberwind. So verhallte es schneller, als es die Ohren meiner Mitmenschen erreichen konnte. Es war befreiend, pfeilschnell durch die Luft zu fliegen und dabei zu schreien. Rita musste es gewusst haben, dass mir so etwas guttun würde. Hinterher erzählte sie mir, dass sie eigentlich viel zu ängstlich für Achterbahnfahrten sei. Sie meinte, sie wüsste auch nicht, was sie geritten habe, und lachte dabei.

Rita lachte viel. Sie war einer der fröhlichsten Menschen, den ich kennenlernen durfte. Ihr Lachen steckte an und vermittelte mir ein Gefühl der Sorglosigkeit. Dass mir ihr Lachen eines Tages das Leben retten würde, wusste ich damals noch nicht.

Was meine mögliche Diagnose betraf, bemühte ich mich sogleich um einen Termin bei einem Spezialisten. Als ich in der Kinder- und Jugendpsychiatrie im nächstgrößeren Ort anrief und dort sagte, welche Ausbildung ich absolvierte, nahm man mich auf und bot mir an, mir zu helfen.

Ich saß im Anatomieunterricht. Meine Lehrerin kritzelte irgendetwas an die Tafel, als mein Handy summte. Ich hielt es unter die Bank, um heimlich lesen zu können.

Eine SMS von meiner Mutter: »Es besteht die Möglichkeit, dich zu diagnostizieren.« Die Zeit blieb für einen Moment stehen. Der gewöhnliche Unterricht war auf einmal gar nicht mehr gewöhnlich, weil ich wusste, dass jetzt eine außergewöhnliche Zeit auf mich zukam. Es gab kein Zurück mehr. Jetzt konnte es nur noch vorwärtsgehen.

Ungefähr alle zwei Wochen fuhr ich daraufhin zur Kinder- und Jugendpsychiatrie, um Tests durchzuführen. Meinen Klassenkameraden und lieben Freunden erzählte ich, dass ich zum Arzt müsse, aber ich sagte ihnen nie die Wahrheit, auch wenn sie nachhakten. Mal war es der Zahnarzt, mal ein anderer. Ich freute mich allerdings, wenn jemand fragte, was denn los sei. Das zeugte von Interesse an meiner Person.

Mir gelang es tatsächlich, allen zu verschweigen, was mich bewegte. Bis auf einen einzigen Tag, da brach es aus mir heraus. Ich weiß tief in meinem Innern, dass es kein Zufall war, was mir damals widerfuhr. Ich saß im Unterricht. Rita und Doreen waren zeitgleich erkrankt, und ich war sozusagen allein unter vielen.

Zu meinen Fächern zählte auch der Logopädie-Unterricht. Hier wurde uns vermittelt, wie wir Märchen vorlesen und Menschen mit Behinderung zum Sprechen animieren sollten. Wir lernten verschiedene Sprachdefizite und deren Ursachen kennen. An diesem Tag erklärte unsere Lehrerin, eine kleine rundliche Frau mit zarter Stimme, dass sie uns einen Auszug aus einem interessanten Buch vorlesen wolle. Dieses Mal hatte sie kein Märchen ausgesucht. Es war ein Auszug aus einer wahren Geschichte eines Menschen, der – wie ich – autistisch war.

Die Erkenntnis schnürte mir die Luft ab. Warum gerade jetzt? Warum gerade heute?

Das Buch erzählte von Gedanken und Gefühlen, von Fragen an das Leben. Vom Frieren unter den Menschen und von einem Sein voller Leid und Pein. Vom Nichtverstehen und Nichtverstandenwerden. Von Mobbing und vom Außenseiterdasein und von der Andersartigkeit. Ich erinnere mich an die Worte *Schmerz* und *Sehnsucht nach Wärme*.

Ich konnte nicht mehr. Mein Herz raste, und mein Arm schnellte nach oben. Es schien eine Ewigkeit zu dauern, bis Frau Duke mich bemerkte.

»Darf ich bitte kurz hinausgehen … Ich muss an die Luft«, fragte ich.

Sie nickte, und ich floh förmlich aus dem Unterricht. Als ich die Treppen hinunterlief, kamen mir die Tränen. Ich wusste nicht mehr, was ich denken sollte. War das ein Zufall? Nein, ich war mir sicher: Es sollte so sein, dass gerade heute das Buch von Dawn Prince-Hughes *Heute singe ich mein Leben* vorgestellt wurde. Die Botschaft konnte ich noch nicht ermitteln. Ich wusste nur, dass es eine gab.

Ich ging vor das Tor des Schulhofs und setzte mich auf das Mäuerchen aus Stein. Es regnete und war nasskalt. Ich fror, und gleichzeitig fror ich nicht. Mein Atem war zu sehen. Ich zitterte. Doch ich zitterte nicht vor Kälte.

An dem Holzzaun neben mir rann das Wasser hinunter. Ein winziger Bach bahnte sich seinen Weg zum Gully, der direkt vor mir lag. Ich sah dem Rinnsal zu, wie es in die Löcher floss. Als wäre es endlich dort angekommen, wo es hinwollte. Zu Hause.

Ein wenig später ging ich zurück ins Klassenzimmer. Es dauerte viel zu lange, bis die Stunde zu Ende war.

Auf dem Weg nach draußen sprach Tanja mich an. Im Allgemeinen hatte ich nicht viel mit ihr zu tun. Doch sie mochte mich und zeigte es mir, indem sie mich über den Tag verteilt anlächelte und ihre Augen mich anstrahlten. Ich wusste von

Beginn an, dass sie ein warmes Herz hatte, doch traute ich es mir nie zu, auf sie zuzugehen. Sie wirkte so stark, und noch immer unterteilte mein Verstand die Menschen in *beliebt* und *weniger beliebt.* Tanja gehörte zu den *beliebten* Menschen. Seit der Grundschulzeit wusste ich, dass für beliebte Schüler andere Gesetze galten. Sie hatten einen guten Kontakt zu den anderen Schülern der Klasse und darüber hinaus. Alle waren gern mit ihnen zusammen, sie hatten immer jemanden zum Reden. Bisher waren Menschen dieser Art gefährlich für mich gewesen. Sie schlossen sich oft mit anderen lauten Schülern zusammen und wandten sich gegen mich. Doch Tanja war anders, überhaupt waren derzeitig meine Mitschüler viel netter. Sie waren allesamt Heilerziehungspfleger in Ausbildung und hatten eine andere, höhere Toleranzgrenze.

Tanja wirkte besorgt und fragte mich, ob ich jemanden zum Reden bräuchte, da Rita und Doreen nicht da seien. Ich sagte mir, ich dürfe ihr Angebot nicht annehmen, um keine falschen Tatsachen über mich zu verbreiten, doch das Schweigen tat weh, und es sperrte mich Tag für Tag ein. Ich konnte nicht mehr stumm bleiben. Wenigstens die Worte, die mir täglich durch den Kopf jagten, sollten frei sein. Sie *wollten* frei sein. Sie wollten ausgesprochen werden, denn sie hallten zunehmend laut in mir wider.

»Ich habe gesehen, wie du regelrecht blass geworden bist, als Frau Duke das Buch vorgelesen hat. Ist etwas Schlimmes passiert?«

Ihre Sorge war mir eine große Ehre. Dies sagte ich ihr zunächst.

»Komm, wir gehen um die Ecke. Nur wir beide«, lächelte sie und hakte sich bei mir ein, was mich im ersten Moment erschrak. Doch ich ließ es zu. Ich mochte sie, nur wusste sie es nicht. Es war ein völlig neues Gefühl, dass ein Mensch wie sie sich freiwillig so rührend um mich kümmerte.

»Du darfst es niemandem sagen«, bat ich leise. So leise, dass nur sie es hörte.

»Nein. Ich werde niemandem etwas sagen.«

Ich beugte mich zu ihr hinüber und hielt meinen Mund nahe an ihre blonden Haare, in denen sich blaue Strähnen verteilten. »Ich bin autistisch.« Als ich zurückwich, sah ich, wie ihre Pupillen sich weiteten.

»Wirklich?«, fragte sie verwundert und gleichzeitig entsetzt.

Ich hatte Angst, dass sie mir nicht glauben und mich im nächsten Moment anfahren würde, wie ich nur so etwas behaupten konnte. Sie aber neigte den Kopf zur Seite und schaute mich wehmütig an, als ich auf ihre letzte Frage nur nickte.

»Bist du dir sicher?«

Ich erklärte ihr, dass ich den Verdacht hatte, doch noch keine offizielle Diagnose besaß. Dann erzählte ich ihr, dass ich alle zwei Wochen in die Psychiatrie ging und nicht zum Zahnarzt oder Hausarzt, oder was ich sonst noch erzählt hatte, wenn ich ab und an nach der vierten Stunde verschwand.

Sie fragte, was das für Tests seien, und ich erzählte ihr von den Bildgeschichten, die ich lösen sollte. Frau Vogel, meine Psychologin, pflegte fünf oder sechs Bildkarten vor mir auszulegen, auf denen Kinder in verschiedenen Situationen und Interaktionen abgebildet waren. Richtig zusammengefügt, ergaben sie eine kleine soziale Geschichte. Doch ich machte es immer falsch. Ich erzählte Tanja von den Kindergesichtern, aus deren Ausdruck ich die dazugehörigen Emotionen lesen musste, wobei ich genauso oft falschlag, und von Frau Vogel, die sehr einfühlsam und freundlich mit mir umging.

Die Schulglocke läutete, und Tanja und ich mussten uns

für verschiedene Unterrichtsstunden trennen. Im Strom der Schüler versprach sie mir, niemals ein Wort über mein Geheimnis zu verlieren.

Ich fühlte mich frei. Freier als zuvor. Ich wusste, dass Tanja sich besonders für dieses Thema interessierte. Immer wenn wir aus den Schülerpraktika kamen, berichtete sie von autistischen Klienten. Diese bewunderte sie am meisten. Das hatte mir den Mut gegeben, offen mit ihr zu sprechen. Etwas tief in mir sagte mir, dass mein Geheimnis bei ihr gut aufgehoben war, und so ist es bis heute.

Ich denke, dass ich die Botschaft inzwischen verstanden habe. Schweigen tut nicht gut. Besonders, wenn dadurch Dinge unterdrückt werden, die noch ins Bewusstsein drängen.

Die Autorin jenes Buches hatte nicht geschwiegen. Sie hatte sich dazu entschlossen, ihr Leben zu erzählen und offen ihre Defizite zu erläutern. Als Unwissender sagt man nichts, da man nichts weiß. Hat man ein Wissen erlangt, sollte man darüber reden, um dem Wissen einen Sinn zu geben. Die Wissenschaft forscht schon seit Jahrzehnten, um die Welt eines Autisten zu verstehen. Die Forscher werden niemals zu einem aufschlussreichen Ergebnis kommen, wenn die Betroffenen ihre Welten geheim halten.

Doch wenn wir über jene Dinge reden, können wir anderen einen Einblick geben. Es liegt jedoch nicht nur an uns. Auch der Zuhörende muss offen für das Unbekannte sein, um zu verstehen und zu begreifen.

An diesem Tag schwor ich mir: Wenn ich wirklich autistisch sein sollte, wollte ich reden, um das Unsichtbare endlich sichtbar zu machen und um meinen Teil dazu beizutragen, dass andere Menschen Leute wie mich kennenlernten.

Kapitel 9: Gewissheit

Es wurde Weihnachten, und der Jahreswechsel stand bevor.

In diesem Jahr machte ich meiner Mutter und meiner Schwester ein ganz besonderes Weihnachtsgeschenk: Ich schrieb ihnen einen Dankesbrief. Dafür, dass sie mich trotz aller Schwierigkeiten in der Vergangenheit nie hatten fallen lassen. Was auch passierte, sie standen immer hinter mir. Mia weinte das erste Mal vor mir, so gerührt war sie von meinem Geschenk. Auch Mama hatte Tränen in den Augen. Der Heiligabend verlief wie jeder andere, und doch war alles anders. Ich wusste, dass mein Verdacht in Kürze bestätigt werden würde.

Dann kam der 3. Januar des Jahres 2008. Der Tag meiner Diagnose.

Zum letzten Mal fuhren meine Mutter und ich in die Kinder- und Jugendpsychiatrie in der nächstgrößeren Stadt. Der Schnee lag schwer auf den Ästen der Bäume. Hier und da fiel er herunter, weil sein Gewicht zu groß für die schmächtigen Zweige wurde und sie sich beugten. Die Sonne schien und tauchte alles in einen weiß-silbern glitzernden Umhang. Die Luft war kalt und klar. Feinste Schneekristalle schwebten an uns vorbei, als wir uns vom Bahnhof aus auf den Weg in die Klinik machten, vorbei an den zerfallenen Häusern, in denen seit Jahrzehnten niemand mehr lebte. Eine ausgestorbene Westernstadt umgab uns auf der Hälfte unseres Weges. Ihr Schweigen wirkte ansteckend, Mama und ich hatten uns nichts zu sagen. Unsere Nerven waren zum Zerreißen gespannt. Neben uns tat sich die hohe Mauer des Klinikums auf, die an diesem Tag von langen Eiszapfen geschmückt war. Von ihren Spitzen tropfte Wasser hinunter und ließ jeweils einen weiteren Eiszapfen entstehen, der vom Boden emporwuchs. An manchen Stellen waren beide Kristalle aufeinandergetroffen und hatten senkrechte Brücken aus Eis gebildet.

In der Klinik erwartete man uns bereits. Wir wurden gebeten, uns noch kurz in den Warteraum zu setzen. Meine Mutter schickte mich allein dorthin, da sie noch etwas zu klären hatte. Ich kannte den Weg und schlenderte den Gang entlang. Im Hintergrund war leises Trommeln zu hören. Irgendwo in einem der Zimmer wurde eine Musiktherapie abgehalten. Wie gelähmt blieb ich vor der Tür des Warteraums stehen. Zum ersten Mal war er nicht leer. Nie hatte ich dort andere Patienten angetroffen. Dieses Mal aber war der Raum besetzt. Ein kleiner Junge von vielleicht sechs Jahren stand mir gegenüber, ungefähr zehn Schritte entfernt. Mit einem Blick erkannte ich die Leere in seinen Augen. Von dunklen Ringen umgeben starrten sie in die Unendlichkeit. Ich wusste, dass er mich nicht ansah. Er sah durch mich hindurch. Kein Muskel seines Körpers bewegte sich. Wie eine Puppe ließ er Raum und Zeit verstreichen. Sein Gesicht zeigte Kälte, doch ich wusste, dass dieser Junge alles andere als kalt war. Mein Wissen sagte es mir, und er hatte ein unsichtbares Leuchten in sich. Dieser Junge wirkte leer, doch in seinem Herzen und Kopf trug er das Universum.

Ein Mann im schwarzen Mantel ging vor ihm auf die

Knie, um ihm die Schuhe zuzubinden. Er musste sein Vater sein. Aus meiner Perspektive sah es aus, als ob er seinen Sohn um Liebe, um Aufmerksamkeit anflehen würde. Doch dieser Mann wusste, dass der Junge ihm nicht sagen würde, was er hören wollte: »Ich hab dich lieb, Papa.« Er würde es niemals sagen, weil er nicht sprach. Er war einer der Autisten, denen die Lautsprache fehlte.

Doch tief in mir wusste ich, dass er es seinem Vater doch sagen würde.

Eines Tages.

Auf seine Weise.

***

Während ich im Wartezimmer Platz nahm, musste ich an die vorhergehende Sitzung denken. Frau Vogel war sehr beharrlich gewesen. »Erzählen Sie mir etwas von den Geschichten, die Sie mit Ihrer besten Freundin teilen«, hatte sie mich gebeten und mich auffordernd angesehen.

»Nein, das möchte ich nicht wirklich. Tut mir leid«, hatte ich leise erwidert. Es war nicht einfach für mich gewesen zu widersprechen, aber ich hatte mich an unsere erste Sitzung erinnert, in der sie mir gesagt hatte, dass es völlig in Ordnung sei, wenn ich etwas nicht aussprechen wolle.

»Hmm. Es wäre wichtig für mich, ein paar Dinge zu erfahren, damit ich Ihnen eine treffende Diagnose stellen kann.«

Ich hatte schweigen wollen. Ich hatte ihr wirklich nicht von Sandys und meinen *Lügengeschichten* erzählen wollen.

Zögernd hatte ich mich im Zimmer umgesehen. Überall hatten Spielsachen herumgelegen. Vor dem Fenster hatte eine lange Holzbank gestanden, auf der ein Paar Boxhandschuhe gelegen hatten. Auf dem Boden hatten sich Hula-Hoop-Reifen gestapelt. Während ich die Dinge der Reihe nach betrachtet hatte, hatten sich meine Gedanken geklärt. Es war nicht so, dass ich Frau Vogel misstraut hätte. Aber es war ein wirklich privater Teil meines Lebens, und mir war bewusst, dass nicht alle Freundinnen in unserem Alter miteinander fantasierten, nicht so, jedenfalls.

»Wenn es wirklich so wichtig ist …«

»Ja, es ist sehr wichtig für mich.«

Die halblangen braunen Haare, ihre Brille, die sie sich mit dem Finger zurechtzurücken pflegte, und ihr geblümtes Tuch um den Hals ließen sie streng aussehen. Doch das war sie nicht. Frau Vogel war eine wissende, einfühlsame Person mit Verständnis und Toleranz in ihrem Herzen. Sie hatte sich dem Schicksal autistischer Kinder und Jugendlicher verschworen, um ihnen dabei zu helfen, einen Weg zu finden, der für sie und ihre Andersartigkeit gut war. Durch ihre Arbeit trug sie ihren Teil dazu bei, mit Vorurteilen aufzuräumen. Und sie bemühte sich, der Gesellschaft einen Einblick in die verschlüsselten Welten zu geben.

Außerdem bestand sie beharrlich darauf, mich zu siezen. Auch um die Distanz zu wahren, aber vordergründig, um mir zu zeigen, dass ich einundzwanzig Jahre alt und somit eine erwachsene junge Frau war statt ein Kind, das sie duzen konnte.

»Na gut.« Ich hatte tief Luft geholt. »In unseren Lügengeschichten geht es darum, dass Sandy und ich uns Dinge ausdenken und diese uns gegenseitig erzählen.« Ich war vage geblieben, doch Frau Vogel hatte sogleich nachgehakt.

»Was sind das für Dinge? Sind es soziale Beziehungen, die Sie einander beschreiben?«

»Ja, in gewissem Maße schon, und es passieren Dinge, die in der realen Welt nicht funktionieren.«

»Was für Dinge?«

Also hatte ich ihr von Philippe, Leo und Angel erzählt und dass wir zusammen in die Ferne reisten oder auch sangen.

»Sie hatten erwähnt, dass Sie Liedtexte schreiben.«

»Genau, und diese Lieder singen wir mit unserer Band.«

Nachdem Frau Vogel und ich meine Mutter aus dem Warteraum abgeholt hatten, begleitete diese uns in das Büro der Diplompsychologin.

Es war wohnlich eingerichtet. Nicht so kalt und kahl wie ein gewöhnliches Büro. Auf dem Fensterbrett standen Blumen, und die Wände wurden von verschiedenen Bildern geschmückt. Eines der Bilder fiel mir besonders auf. Es war ein Tuch aus Seide, bunt bemalt in feinsten Mustern und in einen Rahmen gespannt.

Auf dem Schreibtisch standen ebenfalls Töpfe mit Blumen, und farbige Notizzettel lagen um den Computer verstreut.

Mein Blick fiel sofort auf ein Buch, das sie in der Nähe meines Sitzplatzes drapiert hatte. Es trug einen einfachen braunen Umschlag, auf dem in weißen Lettern das Wort *Autismus* stand. Unter dem Titel des Buches befand sich ein Schwarz-Weiß-Foto eines traurig dreinblickenden Kindes. Es schaute, wie der fremde Junge im Warteraum, in die Leere. Sollte ich auch so dreinblicken? Hatte ich als Kind genauso ausgesehen? Sah ich noch immer so aus? Nur noch wenige Minuten, und die Fragerei würde ein Ende haben.

»Bitte setzen Sie sich«, bat uns Frau Vogel mit einem freundlichen Lächeln. »Zuerst muss ich Ihnen sagen, dass Sie eine außergewöhnliche Stärke besitzen, Frau Zimmermann.«

Ich versuchte zu lächeln, doch es fiel mir schwer. Die Aufregung lähmte mich. Ich wollte endlich erfahren, wer ich bin. Ich wünschte mir, dass mein Verdacht Bestätigung finden würde. Ich wünschte es mir, um meinen Schwur in die Tat umzusetzen: Reden.

Reden über das Leben mit Autismus.

»Ich habe zahlreiche Tests mit Ihnen durchgeführt und deren Ergebnisse ausgewertet. Ihre Initiative, mir eine Anamnese zu schreiben, hat mir sehr geholfen, ein Ergebnis zu ermitteln. Das hat es mir leichter gemacht. Nach ICD-10 fallen Sie in Ihrer Lebens- und Denkweise in das Schema des Autismus-Spektrums«, erläuterte Frau Vogel und sah abwechselnd zu mir und meiner Mutter.

Schweigen trat ein. Keine von uns wagte zunächst, etwas zu sagen. Ich fühlte mich wie in einem Film. Alles begann unwirklich zu werden.

Draußen wurde es langsam dunkel. Ein leichtes Dämmern tauchte den Schnee und das Eis in türkisfarbenes Blau.

»Bin ich autistisch?« Es fühlte sich an, als würden meine Worte in einem unendlich riesigen Saal verhallen. Sie durchbrachen die Stille wie Schwerter die Dornenhecken.

Frau Vogel sah mich an. »Ja.«

Mein Leben bekam mit einem Mal einen Hintergrund. Wie ein Bild, dunkel zwar, dessen Konturen sich aber nach und nach abzeichneten.

Ein Leben, das in den Augen der Mobber sinnlos erschien. Sie zeichneten einen erbarmungswürdigen Menschen, dessen Leben aufgrund seines schlechten Charakters sinnlos war, der einsam war und sich dies wegen seiner negativen Eigenschaften allein selbst zuzuschreiben hatte. Aber dieses Bild war verzerrt, das war nicht ich! Ich war kein schlechter Mensch und auch nicht immer traurig und auch nicht immer einsam. Alles, was ich erlebt hatte, alles, was ich fühlte, hatte endlich eine Ursache. Etwas, das ich nun erläutern konnte und was vor mir selbst entschuldigte, eine einsame Kriegerin zu sein. Wenn ich eines an mir nicht mochte, dann war es meine Einsamkeit.

»Wie Sie bereits wissen, unterscheiden wir derzeit in die leichte Form des Autismus, das Asperger-Syndrom, und die schwere Form, das Kanner-Syndrom – auch wenn die Grenzen fließend sind. Bei Ihnen, Frau Zimmermann, ist mir etwas ganz Besonderes aufgefallen. Sie befinden sich genau auf der Mittellinie zwischen dem Asperger- und dem Kanner-Autismus. In Ihrem Leben müssen viele Einflüsse auf Sie eingewirkt haben, die dazu beigetragen haben, dass Sie sprechen und sich mitteilen, somit Ihre Intelligenz gezielt anwenden können und nun auf dem Weg sind, Heilerziehungspflegerin zu werden. Das ist beachtlich und ein Beispiel für viele andere Menschen. Ich denke, dass Sie einen großen Teil Ihrer Mutter zu verdanken haben«, sie wandte sich meiner Mama zu. »Auch Sie mussten mir die eine oder andere Frage beantworten. Anhand dieser Fragebögen erkannte ich, dass Sie eine einfühlsame und herzensgute Mutter für Ihre Tochter gewesen sind. Sie haben immer zu Ihrem Kind gehalten – das erfordert Stärke und Zukunftssinn. Sie sind von Beginn an Ihrer Tochter offen gegenübergetreten, und dadurch lernte sie, offener zu werden, und begann zu sprechen. Sie gaben ihr die Möglichkeit, wichtige soziale Regeln zu lernen, die sie heute gut anwenden kann, um sich einigermaßen erfolgreich in ihrer Umwelt zurechtzufinden. Ich muss sagen, mit Ihnen hat Ihre Tochter wirklich Glück gehabt.«

Meine Mutter bedankte sich leise und lächelte gerührt.

Sie ist die beste Mutter der Welt. Das war sie damals, und

das ist sie auch noch heute. Ich konnte immer mit ihr über alles sprechen, und sie tat meine Gedankengänge kein einziges Mal als seltsam oder ungewöhnlich ab. Sie meinte zwar manchmal, dass Dinge, die ich tat oder sagte, recht speziell waren, aber sie wertete sie niemals ab. Was mich beschäftigte und was mich interessierte, gehörte für sie zu mir, und so liebte sie es mit mir. Sie nahm es an, sie nahm mich an, immer.

Nachdem wir uns von Frau Vogel verabschiedet hatten, gingen Mama und ich schweigend aus ihrem Büro. Als ich meine Jacke von der Garderobe nahm, sah sie mich an und lächelte mir zu. »Wie geht es dir?«

Ich wusste nicht, wie es mir ging. Ich wusste nur eines: dass ich völlig durcheinander war. Ich verspürte den Drang, mich zu bewegen, zu laufen, zu rennen, einfach zu rennen, irgendwohin.

»Ich muss jetzt erst mal raus«, antwortete ich knapp und rannte davon. Ich rannte den Gang entlang zum Ausgang, hinaus in die kalte, klare Winterluft. Sie tat gut. Sie gab mir das Gefühl, am Leben, im Wachzustand zu sein und nicht zu träumen. Wäre es ein Traum gewesen, hätte ich nicht sagen können, ob es ein Albtraum oder einer meiner schönsten Träume wäre. Ich rannte über den frisch gefallenen Schnee und hinterließ als Erste Spuren auf den unberührten Wegen des Krankenhausgeländes.

Erst als ich außer Atem geriet, lief ich zurück in dic Nähe des Ein- und Ausgangs, damit meine Mutter mich fand. Ich muss schnell wie ein Pfeil gewesen sein. Erst als ich stehen blieb, kam sie zu mir. Sie musste sich wohl noch mit Frau Vogel unterhalten haben, oder sie hatte sich Zeit damit gelassen, ihre dicke Jacke anzuziehen.

»Hey, ist alles okay, mein Schatz?«

»Ja. Es ist nur so komisch, so unwirklich.«

Ohne ein Wort nahm meine Mutter mich in den Arm und hielt mich fest.

Kapitel 10: Die Begegnung

Was ein Engel ist, erklärte mir einmal meine Cousine Olivia. Ich war noch klein und besuchte, wie so oft, mit meiner Mama Oma und Opa zum Sonntagsessen. Olivia war älter als ich und etwas größer und stärker. Einmal zeigte sie mir das Fliegerspiel: Dabei lag sie auf dem Rücken, ergriff meine Hände und stemmte mich, die Füße in meinen Bauch gestützt, so hoch sie konnte, in die Luft. Ein Hauch von Fliegen! Über dem Boden zu schweben und die Dinge ein wenig von oben zu sehen, das war wunderschön! Olivia durfte nicht mehr aufhören, ich wollte nur noch fliegen.

»Ich habe langsam keine Kraft mehr«, keuchte sie.

»Noch einmal«, bettelte ich.

»Das hast du vorhin auch gesagt«, gab Olivia lächelnd zurück und sank rücklings auf das Sofa. Wieder ließ sie mich fliegen, und diesmal war ich wegen des Sofas noch ein Stück weiter vom Boden entfernt als zuvor. Es war fantastisch. Ich bettelte, dass sie weitermachte. »Na gut. Noch ein letztes Mal. Ich möchte nicht, dass du mir noch hinunterfällst. Dann wirst du zum Engel.«

Wieder ein neues Wort. »Was ist ein Engel?«

»Ein Engel ist ein Mensch mit Flügeln, der über uns schwebt«, erklärte Olivia.

»Ich könnte dann fliegen?«

»Ja.«

Ich wollte sofort ein Engel sein, Flügel haben und ohne ihre Hilfe fliegen. »Wie kann ich das machen, dass ich ein Engel werde?«

Olivia lachte laut auf. »Das ist nicht so einfach und, ich glaube, auch nicht so gut.«

»Warum?«

»Dafür müsstest du sterben«, erwiderte sie und setzte sich auf.

»Oh.« Nun verstand ich, dass ein Engel dasselbe wie ein Geist war. Geister kannte ich bereits, ich sah sie häufig. Sie wandelten unter uns. Unsichtbar und sichtbar und manchmal auch in anderen Menschen.

Seitdem ich denken kann, glaube ich an Dinge, die wir nicht mit unseren Augen sehen. Die Elbe ist das perfekte Beispiel für meinen erweiterten Blick. Der breite Fluss zwischen der Hamburger Stadt und dem Theater stellt eine unüberwindbare Grenze dar. Nur mithilfe von Schiffen kann man ihre Wellen bezwingen. Nur wenn es erlaubt ist, öffnet sie sich und lässt Menschen hinüberpendeln. Von oben gesehen sind es harmlose, leichte Wellen, die mit den Lichtern der Stadt spielen, doch darunter liegt ein Strom, der stetig in dieselbe Richtung fließt, sich der Zeit ergibt und ihr gehorcht, der Fische mit sich zieht, die ihm wie in einer Trance folgen, nicht darüber nachdenkend, was passieren würde, würde einer mal gegen den Strom schwimmen. Die Elbe ist für mich eine Schneise, zwischen zwei Welten gezogen, deren Leben einzig und allein der Realität gehört, doch ich wusste schon immer: Irgendwo da unten war ein Fisch unter vielen, der zu träumen wagte.

Die Elbe wurde für mich zum Sinnbild für die Grenze zwischen Traum und Wirklichkeit.

***

Sekundenbruchteile, die wie in Zeitlupe abliefen.

Er war direkt vor mir, so nah wie nie zuvor. Ich sah zu ihm auf und bewunderte seine Schönheit. Er war nur wenige Meter vor mir, auf der Bühne. Wie ein Zauberwesen aus einer anderen Welt blickte er in die Unendlichkeit. Es gab keinen Hinweis darauf, wohin seine Augen schauten. Irgendwo weit über mich hinweg.

Sein Atem war ruhig und nahezu ohne Bewegung, so wie sein Angesicht. Seine kniende Haltung zeigte, dass er seinem Volk nahe sein wollte.

Gold in Gold.

Mufasa, der König der Löwen.

Ich dachte darüber nach, ob es möglich wäre, dass ein Wesen wie er mich ansehen, mich bemerken könnte. Ich fragte mich, ob er mich wahrnehmen würde. Er wirkte so mächtig.

Ich saß im Theater im Hamburger Hafen in der ersten Reihe und sah mir das Musical *Der König der Löwen* zum dritten Mal an. An diesem Abend war die Geschichte dieselbe, doch etwas war anders. Es war mein erster Besuch, seit ich wusste, was das Musical und seine Figuren wirklich für mich bedeuteten. Seit ich mit ihnen sprach.

Dies hier war meine Welt.

Ich musste daran denken, wie ich ein Jahr zuvor meine Mutter eingeweiht hatte, die jetzt neben mir saß. »Willkommen in meiner Welt«, hatte ich zu ihr gesagt, als sich der Vorhang gehoben hatte.

Menschen mit Autismus leben oftmals in einer Fantasiewelt. Ich ziehe mich in eine solche Welt zurück, um mir ein glückliches Leben zu schaffen, um einen Ort zu haben, an dem mir niemand wehtun kann, wo ich einen Platz einnehme und frei bin. Sie ist ein Zufluchtsort. Weg von Hänseleien, Ausgrenzung und Diskriminierung. Ihre Figuren sind meine Freunde, die wie unsichtbare Begleiter immer für mich da sind. Insbesondere dann, wenn der Schmerz den Alltag regiert. Sie sagen *Ja* zu mir und meinem Sein.

Die Fantasiewelten der Autisten sind unterschiedlich. Sie können alles sein, klar strukturiert oder überbordend vor Fantasiegestalten, schwarz-weiß, metallisch, signalfarben, pastellen oder bunt … Bei dem einen sind die Welten von Gegenständen bevölkert, bei dem anderen können es menschliche Figuren oder Tiere sein. Jedoch existieren diese Welten nur in der Vorstellung. Die Realität ist zu trist und zu grau, um die Essenz jener Utopien in wahre Geschehnisse umzusetzen. Jedenfalls ist das der Standard. Dass es auch anders geht, weiß ich heute. Damals, im Theater, begann mein persönliches Märchen.

Ich hatte immer schon an die sogenannten modernen Märchen geglaubt: die Möglichkeit, mit seinem langjährigen Idol zu sprechen, ihm oder ihr nach einer Vorstellung, einem Konzert oder Event live zu begegnen. Ich sah es im Fernsehen, las davon in Berichten und Büchern, nicht nur im Zusammenhang mit Autismus. Sie geschehen zu allen Zeiten und überall, und ich wünschte mir auch solch ein Märchen herbei.

Tief in meinem Innern hatte ich mich damit abgefunden, dass es, was mich anging, wohl nie so sein würde wie in den

Geschichten. Ich zog zwischen Traum und Wirklichkeit eine klare Linie und stellte sie mir meist als zwei verfeindete Personen vor. Der Traum war ein von innen heraus leuchtender Mann, spontan, fröhlich, und die Wirklichkeit eine unscheinbare, dunkel gekleidete Frau, die nichts aus der Reihe tanzen lässt und mit strengem Blick alles überwacht. Sie miteinander zu versöhnen, war schier unmöglich. Sie einander näherzubringen, gelang mir jedoch auf eine Weise, die manchen fremd oder weit hergeholt erscheinen mag, mir selbst aber völlig logisch vorkam: Ich knüpfte und nähte, malte und bastelte an Kostümteilen aus meinem geliebten Musical *König der Löwen.* Und mit jeder Maske, die ich fertigstellte, befreite ich mich aus den Mauern des Schweigens.

In dieser Zeit fühlte ich mich wie taub. Ich spürte, dass ich meinen Autismus nicht richtig akzeptierte und wusste nicht, warum. Lange hatte ich auf eine Diagnose hingefiebert, um endlich zu wissen, wer und was ich war. Und jetzt?

Ob Freunde, Bekannte oder die Familie: Ich wusste, ich hätte niemals ein Problem damit, wenn ein Mensch in meiner Nähe autistisch wäre. Warum aber hatte ich dann ein Problem mit mir selbst? Warum konnte ich mich nicht akzeptieren, so wie ich war? Und ich war auch noch eine Heilerziehungspflegerin in Ausbildung! Ich wusste, ich war intolerant mir selbst gegenüber. Ich trug alle Gefühle in mir: Erleichterung, Trauer, Wut, Angst, Gefangenschaft, bestätigte Aussagen, die bestätigte Andersartigkeit, die Verdammnis zur Einsamkeit. Und sich langsam lösende Rätsel, Gedanke für Gedanke.

Dieses Gefühlschaos rief einen starken Bewegungsdrang in mir hervor, ich wollte am liebsten laufen. Laufen, so weit wie möglich, doch hatte ich kein Ziel. Also bewegte ich die Hände und meinen Geist. Aus Freundschaftsbändern knüpfte ich eine komplizierte Löwinnen-Korsage, die ziemlich der von Nala glich.

Ich musste darüber nachdenken, wie sie aussehen sollte, wie sie am besten halten würde und vor allem, dass sie mir passte. In jenen Tagen ging ich nur aus dem Haus, wenn ich musste. So hielt ich meine Gedanken von meinen Gefühlen fern, und etwas heilte in mir, ohne dass ich es jemals aktiv verarbeitet hatte. Doch das war mir zu dem Zeitpunkt egal. Ich war froh, wieder denken und mich auf die Schule konzentrieren zu können. Ich wollte weiterleben wie zuvor, doch das gelang mir nicht. Ich wünschte mir noch immer, mein Wissen weiterzugeben und über das Leben als Autistin zu reden. Auch wenn es für mich selbst nicht einfach war zu akzeptieren, wollte ich, dass andere zur Akzeptanz angeregt würden. Doch wie so oft musste ich dafür bei mir selbst anfangen. Als die fertige Korsage auf meinem Schoß lag, fasste ich einen Entschluss. Ich nahm mir fest vor, sie bei dem geplanten Musicalbesuch im kommenden Sommer zu tragen.

Ein Leben lang hatte ich mich allein dafür geschämt, dass ich existierte, dass ich sichtbar war in meinem Körper. Nie wollte ich überhaupt gesehen werden. Die Blicke der Menschen, vor allem von Fremden, engten mich ein und vermittelten mir ein unwohles Gefühl, auch wenn es in vielen Fällen unbegründet war. Doch ich hatte Angst vor den Menschen und deren fragenden Blicken.

An jenem Abend im Theater aber sollten sie mich sehen. Jetzt erst recht! Ich entschied mich, mich nicht länger dafür zu schämen, wer ich war.

Und noch etwas anderes war wichtig: Das Anfertigen meiner Löwenkostüme brachte mir das Musical näher. Es rückte aus der Welt des Klangs und der Fantasie in die Welt des Greifbaren. Durch die Begegnung mit Mufasa aber reichten Traum und Wirklichkeit einander die Hand …

Und so saß ich also mit der Korsage bekleidet zwischen den Zuschauern, neben meiner Mutter und vor Mufasa. Plötzlich senkte er den Kopf und sah mich direkt an. Seine Augen funkelten, wie ich noch nie ein Augenpaar gesehen hatte. Ein helles Licht schien hinter seinen Augen zu scheinen und bahnte sich einen Weg durch sie hindurch. Sein Mund lächelte, und er veränderte seine ernste Miene in eine freundliche. Bedingungslose Freude stand ihm ins Gesicht geschrieben, die ich nicht fähig war, in Worte zu fassen.

Ganz automatisch wandte ich mich ab und sah von ihm weg. Ich wollte es zwar nicht, doch es geschah einfach. Als ich wieder zu ihm sah, spielte er bereits seine nächste Szene. Hatte ich mir den Blick vielleicht nur eingebildet? War ich schon so in meiner Einsamkeit versunken, dass ich Wahnvorstellungen bekam? Ich begann mir Sorgen um meine Wahrnehmung zu machen und dachte daran, dass sie in jedem Fall anders war als die der Menschen um mich herum. Ich konnte also die Dinge schnell missverstehen.

Ich verfolgte die Handlung und hakte den Vorfall als Einbildung meinerseits ab. Es konnte einfach nicht sein. Zu schön wäre es gewesen, wenn es Wirklichkeit wäre. Wenn Mufasa mich, tatsächlich *mich* bemerkt und angesehen hätte.

Doch dann ging es weiter mit den Seltsamkeiten. Die Darsteller bewegten sich anders als sonst. Ich kannte das Stück in- und auswendig und somit auch die Bewegungen der Tiere in den unterschiedlichen Szenen. Nun geschahen Dinge, die nicht hineingehörten, unerklärliche Dinge. Die Darsteller winkten mir zwischendurch zu, lächelten mich an. Eine der

Giraffen nickte mir lange zu, statt sich synchron zu den anderen zu bewegen.

Was, um Himmels willen, passierte hier?

Mich überkam das panische Gefühl, verrückt geworden zu sein. Außerdem war sie noch immer da, diese Angst vor den Menschen.

Es war mir zu Beginn der Show ziemlich schwergefallen, meine Jacke auszuziehen und mein Korsett zu zeigen. Da es die Technik nicht anders erlaubte, musste meine Mutter mir dabei helfen, einen Holzspieß in die Halterung zu stecken, die sich in meinem Rückenteil befand und die typische Löwenzacke hinter meinem Nacken aufrecht hielt.

Jetzt zitterte ich innerlich, wie ich noch nie gezittert hatte. Ich klammerte mich wie eine Fledermaus ans Geländer des Absperrzaunes zum Dirigentengraben, der sich direkt vor mir befand.

Rasch warf ich einen Blick zu meiner Mutter, traute mich jedoch nicht, sie zu fragen, denn sie sah gebannt auf die Bühne.

Endlich war Pause. Dieses Mal sehnte ich sie herbei, um meine Mutter fragen zu können, ob auch sie diese eigenartigen Dinge bemerkt hätte. Sie stimmte mir sogleich zu und meinte, dass Mufasa hinter der Bühne von mir gesprochen haben musste. Bestimmt hatte er seine Kollegen darauf hingewiesen, dass eine Nala im Publikum saß, die Gefährtin Simbas.

Erleichterung! Ich war nicht verrückt!

Mit dieser Gewissheit nahm ich die darauffolgenden Zeichen besser wahr, und ich erlaubte es mir, sie zu genießen. Wenn mir sonst etwas zu meinen Gunsten widerfuhr, war ich immer zu bescheiden. Es fiel mir schwer, mir zu sagen: »Es ist völlig okay, dass mir auch einmal etwas vergönnt ist.« Ich spielte jegliche Glückstreffer hinunter.

Fast jahrzehntelang hatte ich nichts als Ablehnung erfahren, wo immer ich auch hinging. Und irgendwann hörte ich auf, mir etwas zu gönnen und es als wohlverdient anzusehen, sei es ein Musicalbesuch, für den ich monatelang sparte, oder ein gezogener Hauptgewinn bei einer Tombola. Es fiel mir schwer zu glauben, dass es das *eigene* Glück sein könnte, und ich stellte es infrage und überlegte, ob nicht doch ein Fehler dahinterstecken mochte.

An diesem Abend schaffte ich es, damit aufzuhören. In jenem Moment, in dem meine Mutter mir bestätigte, dass sie genau dasselbe bemerkte, wurde mir bewusst, dass es so sein sollte. Es fühlte sich an, als wichen alle Schatten von meiner Seite, wenn auch nur für wenige Stunden. Die dunklen Wolken verzogen sich, und der Ort, an dem es geschah, konnte perfekter nicht sein. Plötzlich hatte ich das Gefühl, von Engeln begleitet zu werden.

Der zweite Akt begann, und ich musste nicht lange warten, bis der nächste Lichtblick mich erhaschte. Schon zu Beginn wurde der Theatersaal von farbenfrohen Tänzern mit schwebenden Vogeldrachen geflutet. Die Pause war etwas zu kurz, um gedanklich dem Geschehnis folgen zu können, und ich war noch dabei, alles Revue passieren zu lassen, als ich einen kühlen Windhauch um mich herum verspürte und ein leichtes Flattern hörte. Es ging so schnell, dass ich gar nicht reagieren konnte.

Mama stupste mich an und erzählte mir, dass ich soeben einen weiteren Gruß aus dieser anderen Welt erhalten hatte. Einer der Vogeltänzer hatte seinen Drachen ganz dicht über meinen Kopf hinweggleiten lassen. Sie sagte, dass er mich überrascht angesehen und anschließend vor Freude gestrahlt habe. Ich fühlte mich zutiefst berührt, ja, geehrt.

Simba tat so, als wollte er sich nichts anmerken lassen, und spielte seine Rolle. Dieses Prinzip war mir bekannt, so war es mir früher im Ballettunterricht gegangen: Am liebsten hatte ich mich hinter meiner Rolle versteckt. Hin und wieder aber schielte Simba zu mir hinunter. Ich fühlte seine Blicke, sie waren ungewohnt, doch sie ängstigten mich nicht. Im Gegenteil! Wenn ich mich auf ihn konzentrierte und ihn ansah, wandte er sich ab. Er wollte offenbar nicht, dass ich seine Aufmerksamkeit bemerkte. Blitzschnell drehte er den Kopf zur Seite, sodass seine mächtige Mähne wehte.

Simba war mein verehrter Löwe, er war schlicht und einfach wunderschön. Als ich das Musical zum ersten Mal im Rahmen einer Klassenfahrt gesehen hatte, war es für mich Liebe auf den ersten Blick gewesen, was Simba anging. Irgendetwas hatte mich berührt, als ich dagesessen und zugesehen hatte, wie er sich im Schnelldurchlauf vom verspielten Löwenkind in einen Erwachsenen verwandelte. Etwas nicht Greifbares, das mein Herz getroffen hatte wie ein Stich und es laut pochen ließ. Unwillkürlich hatte ich Sorge gehabt, dass der gesamte Theatersaal es hören könnte. Mir war warm geworden, meine Wangen hatten geglüht. Die Dunkelheit des Theaters aber hatte mich geschminkt, sodass niemandem aufgefallen war, was da in mir geschehen war. Eine tiefe Unsicherheit war in mir aufgestiegen, als der erwachsene Simba vor meine Augen getreten war. Ich hatte eine unendlich tiefe Scham für das empfunden, was mir in dem Augenblick widerfahren war. Dabei war es das Normalste der Welt. Ich hatte mich verliebt.

Scham für meine Liebe zu empfinden war mein Alltag. Ich schämte mich für alles und jeden, den ich liebte. Doch Liebe verwandelt uns, und so passierte es auch mit mir. Etwas Altes in mir starb, und etwas Neues wurde geboren.

Die Show neigte sich dem Ende zu.

Ich spürte, wie meine Mutter meine Hand nahm, als der letzte Song angestimmt wurde. Oft hatten wir zu Hause geübt, denn wir wollten so gern mitspielen. Wir hatten uns vorgenommen, bei den letzten Takten des Liedes *Der ewige Kreis* aufzustehen und mit unseren Händen wie die Darsteller den Kreis zu präsentieren. Uns schlug das Herz bis zum Hals, doch eines stand fest: Kneifen galt nicht.

Hinterher blieben wir stehen, um den Schauspielern die verdiente Standing Ovation zu erweisen. Das Licht ging aus, und der Vorhang fiel. Ich wusste, er würde sich wieder heben. Und so war es auch. Nach einer gefühlten Ewigkeit waren alle Charaktere wieder zu sehen. Nach und nach kamen die Hauptrollen auf die Bühne gesprungen und kassierten ihren Applaus.

Simba trat nach vorn, alle jubelten. Rafiki zeigte sich, alle jubelten, Mufasa gab dem Publikum einen dicken Luftkuss, alle jubelten. Scar betrat sein Reich, alle buhten. Er freute sich sichtlich darüber. Die Buhrufe der Menschen bestätigten ihm, dass er erfolgreich den bösen Buben gespielt hat. Auch das musste mir erst erklärt werden, bis ich es nicht wortwörtlich, sondern der Situation entsprechend verstand. Ich hatte mich nämlich gefragt, wie er denn glücklich über laute Buhrufe sein konnte. Ich hörte nur die bösen Zurufe der Menschen und erkannte nicht die wahre Bedeutung dahinter. Eine Eigenschaft, die mich im Alltag häufig in unangenehme Situationen mit meinen Mitmenschen brachte.

Das Wissen, dass es für mich als Autistin normal ist, die Welt auf diese Weise wahrzunehmen, half mir dabei, alles etwas lockerer zu sehen und zu akzeptieren, dass Missverständnisse hin und wieder passierten und auch künftig immer mal passieren würden. Es war eines der Hauptsymptome meines autistischen Daseins. Dieses Wissen half mir dabei, mich anders mit meiner Vergangenheit zu befassen. Ich fragte nicht mehr, warum ich es schwer gehabt hatte. Ich *sagte*, dass ich es schwer gehabt hatte, und erklärte mir selbst den Grund dafür.

Ich erinnerte mich an eine wichtige Szene aus *Der König der Löwen*. Erst vor wenigen Minuten hatte ich sie wieder live gesehen. Ich hatte ihren Inhalt nie richtig verstanden. Doch jetzt begriff ich.

Die Szene geht so: Rafiki sucht den erwachsenen Simba auf und ärgert ihn. Simba ist genervt und will seine Ruhe, bis der Affe ihm mit seinem Stab eine kräftige Schelle verpasst.

»Au! Hey – warum hast du das gemacht?«, ruft Simba.

»Ist doch egal. Es ist Vergangenheit.«

»Aber es tut immer noch weh!«

»Oh ja. Die Vergangenheit kann wehtun, aber wie ich es sehe, läuft man entweder davon … oder man kann aus ihr lernen.«

Rafiki war einer meiner besten Freunde. Im Musical wird die Rolle mit einer Frau besetzt. Sie spricht immer in Rätseln und versteckt ihre Weisheit hinter einer kindlichen, verspielten Art. Sie albert mehr herum, als dass sie etwas zu erklären vermag. Doch ihre Späße haben einen tieferen Sinn, so wie jedes ihrer gesprochenen Worte.

Sie holt ein weiteres Mal mit dem Stab aus, doch der Löwe duckt sich.

Rafiki lobt ihn für seine Reaktion: »Ha, siehst du?«

Der Vorhang war wieder gefallen.

Anhand leichter Schatten auf dem gemusterten Boden der Bühne sah ich, wie die Darsteller sich neu in Position brachten, bevor das dreischichtig behangene schwarze Tuch aus feinstem Stoff mit orangenfarbenen afrikanischen Zeichnungen sich ein weiteres Mal hob.

Alle verbeugten sie sich tief und blickten dem Publikum stolz entgegen. Ich sah einen nach dem anderen an. Jeder war auf seine Weise wunderschön, bis mich etwas aus meiner Faszination weckte. Es war eine schnelle und plötzliche Bewegung Mufasas. Er stand mir direkt gegenüber, sah mich mit strahlendem Blick an und zeigte lachend auf mich. Wie ein kleines Kind, das etwas Schönes gefunden hat. Sein Lachen war offen und frei, ehrlich und annehmend. Ein Fingerzeig im wahrsten Sinne des Wortes.

Plötzlich fiel er mir wieder ein, mein längst vergessener Traum vom Fliegen. Alles um mich herum blieb stehen, und mein Herz begann zu rasen.

Gleich darauf fiel der Vorhang ein weiteres Mal, und ich wusste, er würde sich nur noch ein letztes Mal heben. Mein Blick schweifte nach rechts, in den Zuschauerraum. Da standen die Menschen, lachten und klatschten. Auch wenn ich ihre Geschichten nicht kannte, hatte ich das Gefühl, dass sie im Allgemeinen mehr Glück hatten als ich. Zwei von drei Zuschauern neben mir waren ein Paar. Wie es wohl sein mochte, mit demjenigen, den man liebte, zusammen zu sein? Das Zusammensein zu genießen, statt sich gleichzeitig immer auch die Einsamkeit herbeizuwünschen? Ich spürte Wehmut, aber keinen Neid. Ich hasste sie nicht, im Gegenteil. Ich achtete die Menschen um mich herum an jenem Abend, bewunderte sie für ihre Offenheit mir und meiner Kostümierung gegenüber. Und doch stellten sie in diesem Moment Mauern dar. Mauern aus Menschen, die mich ein Leben lang gefangen hielten.

Nun nicht mehr! Es sollte ein für alle Mal vorbei sein! Ich

blickte nach vorn auf den Vorhang, und er wurde zur Leinwand für jene Dinge, an denen sich meine Seele verletzte. Im Bruchteil von Sekunden sah ich unzählige Erinnerungen aus der Kindheit, der Jugend. Es waren Bilder, die nicht zum ersten Mal vor meinem inneren Auge vorüberzogen. Doch eines war anders als zuvor: das Gefühl hinter jenen Bildern. Es war keine Demut, sondern Distanz. Keine Traurigkeit, sondern Freiheit. Kein Seelenschmerz, sondern innere Kraft. Es steckten keine Beleidigungen hinter den Worten der Menschen aus meiner Vergangenheit und keine Schuldgefühle. Ich entdeckte eine seltsame Form von Verständnis in mir. Verständnis für das, was sie getan hatten. Es war nicht schön, sie zu verstehen, doch es belastete mich mit einem Mal nicht mehr in dem Maße. Es fühlte sich an, als würde mir ein dunkler Schleier abgenommen werden. Jede gemeine Geste erhielt einen für mich plausiblen und verständlichen Hintergrund, auch endlich in der Gefühlswelt. Zuvor war mir nur verstandesmäßig klar gewesen, dass die Leute es nicht besser gewusst hatten, während mein Herz noch immer schmerzte. Nun hatte auch mein Herz es verstanden.

Endlich ein Schlussstrich nach vielen, vielen Jahren des Leidens und der Gefangenschaft in der Erinnerung an all die Missgunst. Ich spürte, wie alte Gemäuer einbrachen. Alte Bauten, die nicht mehr stehen konnten und doch zu fest waren, um umzufallen. Erst die Sprengung konnte sie aus einer ansonsten schönen Landschaft entfernen. Viel zu lange hatte der Sprengmeister gefehlt. Ich hatte im Außen nach ihm gesucht und nie verstanden, dass nur ich selbst es sein konnte. In diesem Moment wurde es mir klar, und wie eine riesige Welle, vergleichbar einem Tsunami, überrollte mich die Erkenntnis. Es war eine Welle voller Mut und Zuversicht. Alle Angst, Scham und Schüchternheit wurden für wenige Sekunden fortgespült.

Es waren jene Sekunden, in denen sich der Vorhang noch einmal hob – und ich losrannte.

Ich lief hinter den Menschen zu meiner Rechten entlang die kleine Treppe von fünf Stufen hinauf, ein ganzes Stück geradeaus, bis ich bei ihm angekommen war. Orientierung? Hatte ich nicht. Ich folgte den Farben in meinen Blickwinkeln. Ich konnte nicht registrieren, an wem ich vorbeigelaufen war. Ich wusste nicht, ob Scar in meiner Nähe stand oder Rafiki oder die schöne Nala. Ich wusste nur, dass ich tun musste, was ich gerade tat. Ich musste es tun, um mich zu befreien. Ein für alle Mal!

Viel zu lange war meine Seele wie querschnittsgelähmt gewesen und an einen Rollstuhl aus traurigen Erinnerungen gefesselt. Viel zu lange hatte sie davon geträumt, sich zu erheben und loszulaufen. Sie hatte so lange davon geträumt, dass sie es schon wieder vergessen hatte.

Erst als ich vor ihm stand, wagte ich es, aufzuschauen. Simba befand sich seitlich von mir. Er war so groß. Erst jetzt bemerkte ich, wie riesig diese Löwen durch ihre Kronenmasken wirkten. Dann erwiderte er meinen Blick. Automatisch wich ich seinen Augen aus. Diesmal begriff ich es: Blickkontakt halten ist nicht meine Stärke. Besonders dann nicht, wenn ein so mächtiger, wunderschöner Löwenmann vor mir steht. Sein Gesichtsausdruck wirkte ernst. Doch das war eine Fehldeutung meinerseits. Er reagierte irritiert und benötigte einige Sekunden, um zu verstehen, was passiert war. Dann veränderte sich sein Mund, und ich sah strahlend weiße Zähne. Er lachte. Erleichtert setzte ich meine Mission fort und fiel ihm in die Arme.

Ich sah nichts mehr, ich fühlte nichts mehr. Ich hörte nichts mehr, nur noch ein leises, beinahe lautloses Rauschen. Ein

Hauch von Unendlichkeit. Endlich wusste ich, wie es sich anfühlen musste – wovon die Welt um mich herum schwärmte. Ich hatte es geschafft, denjenigen zu umarmen, den ich zu lieben glaubte. Für andere war es Gewohnheit, für mich ein Lebenstraum, der in diesem Moment in Erfüllung ging. Ich hielt ihn fest.

Versunken in seinen Armen erschreckte es mich umso mehr, als er sich plötzlich bewegte und den Kopf hob.

Ich öffnete die Augen und sah seine Farben nahe vor mir. Erst in diesem Moment begriff ich, was ich getan hatte. Ich erschrak vor mir selbst. Ich war tatsächlich auf die riesige Bühne von *Der König der Löwen* gelaufen! Ich nahm meine Arme von ihm und fühlte, dass meine Arme ganz feucht waren. Im Licht der Scheinwerfer gerieten die Darsteller offenbar ins Schwitzen. Eine kühle Brise an Armen und Schultern ließ mich meinen Körper wieder wahrnehmen.

Ich wollte Simba noch einmal ansehen, doch ich konnte es nicht. Ich schämte mich für das, was ich getan hatte.

Ein lautes Rauschen ertönte, ähnlich wie das Meer bei einem Sturm, und es machte mich fast taub. Ein leises Wispern von Simbas Seite erreichte mich, doch verstand ich kein Wort. Bis heute kann ich nicht sagen, was er mir zuflüsterte. Doch ich weiß: Es muss etwas Liebes gewesen sein. Das Rauschen wurde immer lauter. Es beängstigte mich, und ich rechnete jeden Moment damit, dass gleich jemand kommen und mich von der Bühne ziehen würde. Ich sah an Simba vorbei, fühlte noch seine Arme um meine Taille. Hinter ihm war alles blau, ein leichtes, beruhigendes Licht. Ich wusste nicht mehr, was ich tun sollte, und wippte von einem Bein auf das andere. Ich wollte wieder von der Bühne gehen, um nicht noch länger aus der Reihe zu tanzen, doch Simbas Arme hielten mich fest.

Plötzlich schob sich etwas Neues in mein Blickfeld.

Etwas Goldenes. Eine männliche Statur mit breiten Schultern, durch die Kronenmaske ebenfalls sehr groß. Ich sah zu ihm, um zu erkennen, wer er war.

Mufasa.

Er lächelte und nickte mir zu. Auch er fing an, mit mir zu sprechen. Seine Stimme klang laut, ähnlich wie ein Donnerschlag. Er sagte etwas auf Englisch. Ich verstand kein Wort. Auch wenn er Deutsch gesprochen hätte, hätte ich ihn mit Sicherheit nicht verstanden. In diesem Moment sprachen nur die Gefühle.

Ich hob die Hände, unsicher, was nun geschehen würde. Mufasa fing an zu strahlen, und seine Arme schnellten nach oben. Er wandte sich dem Licht der Scheinwerfer zu, und sein Kostüm reflektierte es.

Da stand er, ein golden leuchtender Sonnengott, und erbat meine Umarmung. Jegliche Angst und Scham verschwanden, und ich ließ mich in unendlich weite Arme fallen. Mufasa hielt mich fest. Ich fühlte, wie er eine Hand auf mein Rückgrat legte und mich fest an sich drückte. Sein Kragen stützte meinen Kopf, und meine Hände versanken in seinem flügelleichten Umhang aus dünnstem Stoff, kaum spürbar.

Und schon war alles wieder vorbei. Ich stand vor ihm und sah ihn an. Er lächelte noch immer und nickte mir zu. Meine Knie wurden weich, und ich wusste: Ich musste zurück. Die Wirklichkeit rief nach mir. Dabei hätte ich ewig hier bleiben können, bei Simba, bei Mufasa … Doch ich war derart überwältigt, dass es zu viel war für meine Seele.

Schnell drehte ich mich um und suchte nach dem Rückweg. Ich bemerkte Rafiki, wie sie mich ansah, lachte und klatschte.

Zweitausend Augen sahen mich an. Wie tausend Katzen wirkten sie in der Dunkelheit des Theatersaals. Ich wollte nach meiner Mutter schauen, doch ich hatte keine Zeit mehr, sie ausfindig zu machen. Ich lief zurück, sah im Augenwinkel Mufasas Hand, die mich offenbar aufhalten wollte, doch mich nicht mehr zu fassen bekam. Ich verschwand wieder im Dunkel jener Seite, von der ich gekommen war. Mit letzter Kraft schleppte ich mich zu meiner Mutter und nahm sie in den Arm. Der Vorhang war nun endgültig gefallen. Vor Mutter und Tochter, die sich richtig in den Armen lagen, ohne dass ich zurückgewichen wäre und es unangenehm gefunden hätte. Meine Mutter sollte mich nun so umarmen können, wie sie es sich immer gewünscht hatte. Ich wünschte mir, dass sie es tat.

Hier endet meine Erinnerung an jenen Abend, an dem ich meinem Befreier begegnete. Wie aus dem Nichts war er in mein Leben getreten, und aus diesem sollte er nie wieder verschwinden. Dank ihm schaffte ich es, aus der inneren Gefangenschaft in Einzelhaft auszubrechen.

Nur eines habe ich nicht vergessen: das Gesicht meiner Mutter in der kleinen Bar an der Reeperbahn, die wir nach der Vorstellung aufsuchten. Sie lächelte leicht, wirkte verträumt und doch erleichtert, als sie nach alledem zur Ruhe gekommen war und Gelegenheit fand, mir etwas zu gestehen.

Sie erzählte von einem heimlichen Brief mit der Bitte, mir einen Backstage-Besuch oder Ähnliches zu organisieren, den sie zu Beginn des Jahres an eine Wunschtraumagentur geschickt hatte. »Sie haben mir nie geantwortet.«

Sie sah nach unten, schien zu überlegen, was sie noch sagen wollte, und blickte dann wieder zu mir auf.

»Das hätte ich nie von dir gedacht, dass du so einen Heldenmut aufbringen kannst und dir deinen Traum selbst erfüllst. So etwas auf eigene Faust zu machen, ist außergewöhnlich. Ich bin stolz auf dich. Das hat mir gezeigt, dass du nicht ganz zerbrochen bist.«

Kapitel 11:
Dir gehört mein Herz

Die Tage nach der Begegnung mit Mufasa erschienen mir wie in einem Traum. Hin und wieder wünschte ich mir, aufzuwachen, damit ich wusste, wo ich mich befand, im Traum oder in der Realität. Selbst wenn Mama mich aus Spaß in den Arm kniff, weckte mich der leichte Schmerz nicht auf. Denn ich war wach, doch ich *lebte* in einem Traum. Es dauerte, bis ich es realisierte und die Ereignisse geordnet hatte. Dann wurde mir klar, dass ich es geschafft hatte, für wenige Augenblicke meine Traumwelt und die Wirklichkeit zu vereinen. Meine Zufluchtswelt hatte sich in Richtung Wirklichkeit geöffnet – das schönste und größte Geschenk für einen Menschen, der stets das Gefühl hatte, in sich gefangen zu sein.

Wie sehr hatte ich mir gewünscht, dass die Figuren in *König der Löwen* wirklich würden? Monatelang waren sie meine Zuflucht gewesen, ein geschütztes Refugium. Ich hatte mit ihren Abbildern gesprochen, mir Rat von ihnen geholt und in meiner Fantasie auch Zuneigung. Dann aber, als ich das Musical besucht hatte, in welchem die Figuren mit realen Menschen besetzt wurden, war ich mit ihnen für einige Augenblicke in einen direkten Austausch gegangen. Es war nicht so, als hätte ich, ein begeisterter Fan, bloß ein kurzes Treffen mit den Künstlern gehabt, ein *Meet and Greet* auf der Bühne. In meiner

Welt war ich in jenem Moment in ihre Reihen aufgenommen worden. Und als Mufasa die Arme ausgebreitet hatte, da war für mich die Sonne aufgegangen. Die dunklen Wolken der Gewissheit, dass alles Schöne nur Vorstellung sei, verzogen sich. Ich fühlte mich angekommen. Angekommen in einem Moment, welchen ich mir ein Leben lang gewünscht hatte. Ich war in einer Geschichte gelandet, von der ich wusste, dass sie besonders war.

Als Mufasa mir signalisiert hatte, mich in die Arme schließen zu wollen, war die Zeit stehen geblieben. Sprache und Gedanken existierten in dem Moment nicht. Da waren nur dieses Rauschen in der Luft und sein helles goldenes Licht. Ich fühlte mich klein und doch groß. Ich fühlte mich wie ein Kind, das endlich nach Hause kam …

***

Alles in mir drängte danach, mich bei dem Ensemble und besonders bei Mufasa zu bedanken. Es fiel mir nicht leicht, die richtigen Worte zu finden. Ich saß vor meinem PC, fröhliche Musik lief im Hintergrund, und das Word-Programm war geöffnet, doch die Seite blieb lange leer, bis ich das erste Wort schrieb. Den ersten Satz.

Mein Brief an Mufasa wurde lang. Ich suchte nach den schönsten Worten. Zum ersten Mal schrieb ich sie mit der Gewissheit nieder, einen Empfänger zu haben.

Es war spät am Abend, als ich die letzten Worte tippte. Draußen war es schon längst dunkel geworden, und die Grillen zirpten leise. Ich hörte dieses Geräusch nur zu gern. Es erinnerte mich an laue Sommerabende. Sie beinhalteten eine Magie und einen Zauber, der mit Märchen in Verbindung stand. An Abenden wie diesem erzählten Sandy und ich uns unsere Geschichten, immer dann, wenn wir allein waren und uns niemand hörte.

Ich dachte an Sandy und fragte mich, wie sie wohl reagieren würde, wenn ich ihr erzählte, dass eines unserer Märchen wahr geworden war. Ich kannte ihre Antwort bereits: »Willst du mich verarschen?« Es würde eine Weile dauern, bis sie verstand, dass ich dieses Mal keine Lügengeschichte erzählte.

Nach einer Weile rief ich meine Mutter zu mir und las ihr meinen Dankesbrief an Mufasa vor. Sie fand ihn wunderschön, und ich druckte ihn aus und steckte ihn sofort in einen Umschlag. Mufasa sollte nicht nur den Brief bekommen, ich schenkte ihm zwei Bilder von mir in meinem Kostüm, damit er erkannte, wer die Absenderin war.

Glücklicherweise hatten wir an diesem Abend ein Programmheft mitgenommen, in dem die Darsteller aufgelistet waren. So erfuhr ich den Namen des Mannes hinter Mufasas Krone: Arvid D. Love.

Ein paar Tage später lümmelte ich auf meinem Bett herum und sah fern.

Vom Programm bekam ich nicht viel mit. In meinen Gedanken war ich bei Mufasa auf der Bühne.

Ich spürte, dass etwas sich verändert hatte. Automatisch dachte ich mehr an den Löwenvater als an Simba. Dabei war ich doch ursprünglich wegen Simba auf die Bühne gelaufen. Wie in einem geheimen Wandel hatte ich in den vergangenen Tagen immer mehr Bilder von Mufasa an die Wand gehängt. Ich bemerkte, dass mein Herz nun bei ihm gelandet war. Es gefiel mir zunächst nicht, doch ich akzeptierte es schnell, da meine Welt – die des *Königs der Löwen* – an sich nicht wechselte.

Meine Korsage hatte ich neben mich gelegt. Sie roch so gut nach Simbas und Mufasas Theaterschminke. Während der Umarmung hatte ich meine kompletten Arme und mein Kostüm eingefärbt. Ich hatte mich gewundert, warum ich noch Stunden später nach der Schminke der Darsteller gerochen hatte, während meine Mutter und ich längst auf dem Weg zurück ins Hotel gewesen waren. Als ich schließlich aus meiner Jacke geschlüpft war, hatte ich die Bescherung gesehen. Doch für mich war sie ein ganz besonderes Souvenir, das nicht jeder mitnehmen konnte.

Plötzlich öffnete sich die Tür meines Zimmers. Ich erschrak ein wenig, da sie wie immer laut quietschte. Das Geräusch riss mich aus meinen Gedanken an Mufasa.

»Schließ die Augen«, sagte meine Mutter und lachte.

»Warum?«

»Mach einfach die Augen zu.«

Ich nahm meine Korsage und hielt sie mir vor das Gesicht.

»Gaaaanz fest«, hörte ich sie sagen. Als ich die Lider zusammenkniff, meinte sie: »Jetzt darfst du gucken.«

Ich öffnete die Augen – und sah einen weißen, langweilig wirkenden Umschlag.

»Was ist denn das?«

Ich dachte erst, es wäre ein Brief vom Amt, der vielleicht eine gute Nachricht enthielt, wie auch immer. Es dauerte eine kleine Weile, bis ich den Poststempel darauf erkannte. Er zeigte das Emblem von *Der König der Löwen*. Blitzartig riss ich meiner lachenden Mutter den Brief aus der Hand und spähte hinein.

Mufasa hatte mir innerhalb einer Woche geantwortet. Da war es wieder: dieses unbeschreibliche Gefühl erfüllter Träume.

Er schickte mir Autogrammkarten von allen Hauptdarstellern und eine kleine persönliche Widmung. Ich versuchte sie zu lesen. Es war nicht einfach, da sie mit einem dicken silbernen Marker und auf Englisch geschrieben war. Mit meinem bisschen Wissen aus der Schule konnte ich es teilweise übersetzen, jedoch nicht hundertprozentig.

Ich jubelte und fühlte mich zutiefst geehrt, dass Mufasa sich die Mühe gemacht und mir einen Teil seiner Zeit gewidmet hatte. Ich sah ihn vor meinem inneren Auge, wie er hinter der Bühne von Kollege zu Kollege ging, die Unterschriften einsammelte und in seinem wehenden Umhang und mit der mächtigen Krone auf dem Kopf durch die Gänge schlenderte. Ich sah sein Gesicht. Er lächelte in Gedanken an *mich*, hielt meinen langen Brief in der Hand und erzählte jedem, aus welchem Grund er ein Autogramm haben wollte. Ich sah auch die Gesichter seiner Kollegen, die ihre Bildkarten zückten und ihre Namen darauf setzten.

Dann geschah das zweite Wunder. Arvid schrieb: »Das war einer der süßesten Briefe, der jemals geschrieben wurde.«

Wieder saß ich vor dem Computer. Ich hatte lange überlegt, ob ich es tun sollte. Dann fällte ich eine Entscheidung. Mufasa musste erfahren, was er wirklich getan hatte. In meinem ersten Brief hatte ich ihm geschrieben, dass er mir dabei geholfen hatte, meinen Lebenstraum zu verwirklichen. Doch damit hatte ich ihm nur die halbe Wahrheit gesagt. Nicht aber, dass er es mir ermöglicht hatte, aus meinen autistischen Mauern so weit auszubrechen, dass ich das Leben endlich als lebenswert empfand. Ich versuchte so gut wie möglich zu beschreiben, was wirklich passiert war, und erklärte ihm, dass er eine wundervolle Fähigkeit besaß: die Fähigkeit, zu befreien.

Lieber Arvid,

ich danke dir so sehr, dass du so schnell auf meinen letzten Brief geantwortet hast und dass er dir gefallen hat. Das bedeutet mir sehr viel.

Ich habe schon viel erzählt, und doch habe ich dir nur die halbe Wahrheit gesagt. Du hast noch sehr viel mehr erreicht als das, was ich dich habe wissen lassen. Nun habe ich beschlossen, dir auch das anzuvertrauen, was du eigentlich geschafft hast. Zu Beginn dieses Jahres bekam ich meine Diagnose. Ich bin Autistin. Das heißt, ich lebe in meiner eigenen Welt. Durch Schwierigkeiten in der Kommunikation hatte ich immer das Gefühl, nicht dazuzugehören. Dieses Gefühl entstand auch oft in meinem Gegenüber. Ich verstehe Dinge anders und verarbeite die Reize meiner Umwelt anders. Die komplette Wahrnehmung ist im autistischen Spektrum eingefärbt. Auf andere zuzugehen, fiel mir schon immer unheimlich schwer, und oft war es mir gar unmöglich. Gerade bei Menschen, die ich bewundere. Je mehr ich jemanden mag, umso schwerer ist es auch nur, »Hallo« zu sagen. Diese Umstände bauen Mauern. Hohe Mauern, scheinbar unüberwindbar. Das Musical Der König der Löwen war schon lange meine Zufluchtswelt. In meiner Vorstellung kann ich dort sein, wie ich bin – ohne Scham. Einen Kontakt in diese Welt zu bekommen, ist das Größte für mich, und du hast ihn mir ermöglicht. Du bist der erste Mensch von außen und auch noch aus dieser wundervollen Welt stammend, der Kontakt zu mir aufnahm und mir bedingungslose Akzeptanz zeigte. So wurde aus einem Traum Wirklichkeit. Du fragst nicht, wer ich bin. Du freust dich einfach über mein Sein. Über meine Existenz. Damit schaffst du mehr, als jeder

Therapeut oder Psychologe es könnte. Mit den Erinnerungen von unserer Begegnung in meinem Herzen verspüre ich eine neue Kraft in mir, die mich zu mehr befähigt als zuvor. Ich kann jetzt Menschen um Hilfe bitten, kann sagen, wenn ich etwas nicht verstehe, und traue es mir zu, beispielsweise Dinge beim Amt alleine zu klären. Meine Angst vor den Menschen hat abgenommen. Ich fühle mich frei, weil ich meine Fähigkeiten weiterentwickeln konnte –dank dir. Mit kleinen Gesten und dem Geschenk dieser wundervollen Erinnerung in meinem Herzen hast du Großes bewegt. Dafür bin ich dir unendlich dankbar und werde es immer sein. Bis in alle Ewigkeit. Du hast mich befreit.

Mit klopfendem Herzen brachte ich den Brief zur Post und bangte in den nächsten Tagen, ob ich eine Antwort bekommen würde. Und so war es auch, doch nicht wie erhofft.

Mein Brief kam zurück mit der Aufschrift, dass der Empfänger unbekannt sei. Ich verstand gar nichts mehr. Mein vorheriger Brief war doch auch angekommen! An jenem Tag wartete ich sehnsüchtig darauf, dass meine Mutter nach Hause kam und mir erklärte, was los war.

Sie nahm den Umschlag und sah ihn sich an.

»Hm, das ist schon komisch«, sagte sie nachdenklich und rückte die Brille zurecht. »Ich kann das nur so verstehen, dass er nicht mehr an dem Theater arbeitet. Das würde auch erklären, warum er dir auf deinen ersten Brief so schnell geantwortet hat. Er hatte keine Zeit, es aufzuschieben.«

Vielleicht hatte sie recht. Doch so oder so: Mufasa war verschwunden. Gekommen aus dem Nichts und wieder dorthin zurückgegangen. Wie so viele Menschen vor ihm, die eine Besonderheit für mich darstellten. Sobald sie zu Inhalten wunderschöner und wahrer Geschichten meines Lebens wurden, verschwanden sie aus unterschiedlichsten Gründen.

Nein! Nicht schon wieder!, dachte ich.

»Nicht schon wieder«, wiederholte ich leise und spürte, wie mir die Tränen über die Wangen rannen. Ich musste an Yannick denken, auch er war verschwunden.

Mit einem Mal hatte ich das Gefühl, als wäre das Radio im Wohnzimmer lauter geworden, das meine Mutter nach der Rückkehr angestellt hatte. Ich horchte auf und erkannte den Song von Phil Collins: »You'll Be in My Heart«. *Dir gehört mein Herz.*

Tief in mir wusste ich, es war kein Zufall, dass dieser Song in diesem Moment lief. Warum hatte ich das Gefühl, es sei lauter geworden? Damit ich das Zeichen nicht überhörte.

Ich sprach meine Mutter darauf an. »Ja. Dir gehört sein Herz«, lächelte sie traurig. »Er hat dich sofort ins Herz geschlossen. Das war nicht zu übersehen.«

Ihre Worte taten mir gut. Ich war tieftraurig, doch der Song war für mich ein Gruß Mufasas, ein Trost, dass er mich niemals vergessen würde, wo immer er auch hingegangen war. Ich fühlte mich umarmt von einer unsichtbaren Geistergestalt, die, wäre sie sichtbar gewesen, Mufasa wäre. Ich sagte mir, dass er nicht wirklich fortgegangen war, sondern nur seine Gestalt geändert hatte, die leider keine Briefe auf materieller Basis empfangen konnte. Mufasa war (und ist) der Erste und Einzige, in dessen Zusammenhang ich begann, Zeichen zu empfangen. Dennoch: Ich musste Mufasa – Arvid – wiederfinden!

Ich war kein Groupie und auch keine Stalkerin. Mufasa war jemand, der mich vor dem Ertrinken gerettet hatte. Vor dem Ertrinken in meinen eigenen Träumen und der Sehnsucht in mir. Meine Suche nach ihm war die nach einem Retter, der einen besonderen Platz im Leben eingenommen hatte.

Wenn ich allein auf dem Balkon stand und der Himmel wunderbar klar war, dann dachte ich:

Du bist fort. Irgendwo auf diesem Erdball lebst du neben mir. Ich weiß nicht, wo du bist, aber ich weiß, dass wir dieselben Sterne, denselben Mond und dieselbe Sonne sehen. Der Himmel ist für uns alle gleich, egal wo wir sind. Auch wenn du am anderen Ende der Welt bist. Wenn du die Sonne siehst, jene Sonne, die ich heute betrachtet habe, dann sei dir gewiss: Ihr Licht ist meine Botschaft an dich. Mufasa, ich weiß, dass ich dich wiederfinde. Eines Tages wird es mir gelingen. Ich kann es fühlen, tief in meinem Herzen.

Kapitel 12: Etwas zurückgeben

Wenn man sich zu seinem Anderssein bekennt, macht man sich verletzlich. Doch ich wählte den Schritt bewusst, denn zum einen wollte ich trotz aller inneren und äußeren Hindernisse zu mir stehen, und zum anderen hatte ich einen Schwur zu erfüllen: nämlich über den Autismus zu reden. Wann immer ich es tat, kamen Fragen auf. Die meisten drehten sich um Gefühle. Darum, ob »wir« etwas empfinden. Ob »uns« etwas an anderen Menschen liegt.

»Wie bist du denn zu so einem sozialen Beruf wie unserem gekommen?«, fragte mich eine angehende Kollegin, als ich mich während meiner Ausbildung zur Heilerziehungspflegerin vor meiner Klasse outete. Sie konnte sich nicht erklären, wie eine Autistin, unwissend und unfähig in sozialen und zwischenmenschlichen Regeln und Verhaltensweisen, einen solchen Beruf wählte.

Die Antwort fiel mir nicht schwer. »Von klein auf habe ich eine tiefe Verbindung zu Menschen mit Behinderung gehabt. Ich spürte wohl, dass ich ihnen ähnlich bin. Autismus ist keine Behinderung, er wird oft zu einer solchen gemacht. Überhaupt sind Menschen mit Behinderungen generell eigentlich nicht behindert … sie *werden* behindert. Auch ich wurde oft unsozial behandelt. Entgegen jeder Würde. Deshalb schwor ich mir, die Würde, die ich nicht bekam, anderen zu geben«, erklärte ich leise.

Würde ist ein immens wichtiger Wert. Vor dem Gesetz sind alle Menschen gleich, jeder ist gleich viel wert. Doch in den Köpfen und auch in den Herzen der Menschen ist das nicht immer so. Da lebt bei viel zu vielen eben auch der Gedanke, besser zu sein als andere. Und mit ihm geht oft die Überzeugung einher, das Recht zu haben, auf andere herabzusehen, sich über sie zu erheben.

Auch darüber müssen wir Menschen reden. Und etwas dagegen tun. Einige kämpfen für Menschenrechte, und andere, besonders in sozialen Berufen, tun eben alles, um trotz widriger Arbeitsumstände die Würde anderer aufrechtzuerhalten. Das kann an die eigene Substanz gehen. Doch meist ist es richtig schön.

***

Die Zeit zog vorbei wie Seifenblasen. Monate waren vergangen, seit ich auf der Bühne von *König der Löwen* gestanden und Mufasa mich in seine Arme geschlossen hatte. Ein neues Jahr war angebrochen, und der Winter war bereits wieder dabei, sich zu verabschieden. Eines Morgens hallte ein eigenartiges Geräusch durch die kalte Luft. Es klang wie die Rufe von Vögeln aus der Ferne, tiefe, krächzende Stimmen, jedoch nicht von Krähen. Ich sah mich um, doch ich konnte in den Büschen um mich herum kein Tier entdecken.

Im nächsten Moment kam eine Kollegin durch die große Glastür direkt vor mir gestürmt und rief: »Schneegänse! Der Frühling kommt!«

»Bitte?«, fragte ich überrascht.

»Hörst du das nicht? Das sind Schneegänse. Sie kommen aus dem Süden zurück. Es dauert nicht mehr lange, und es wird Frühling«, erklärte sie aufgeregt und deutete nach oben.

Nun sah ich sie auch. Angeordnet wie ein V, flogen sie schreiend hoch über uns hinweg. Ich war fasziniert. Ihr Anblick war das Versprechen auf einen Frühling und einen Neubeginn.

Ich steckte gerade mitten in meinem Prüfungspraktikum, das ich in einer Werkstatt für Menschen mit Behinderung ableistete. Auf eigenen Wunsch war ich der Tagesförderstätte zugeteilt worden, dort arbeitete ich am liebsten. Zu betreuen hatte ich gemeinsam mit meiner Mentorin Gerda eine kleine Gruppe von vier Personen.

Thomas litt unter Tetraspastik und war an den Rollstuhl gebunden. Er brauchte in allen Lebensbereichen Unterstützung. Ob beim Essen, beim Toilettengang, beim Anziehen oder beim Arbeiten, er war stets auf andere angewiesen. Ein beschwerliches Schicksal – und doch war er ein glücklicher junger Mann. Seine Zuversicht und Freude am Leben waren bewundernswert. Ich fragte mich oft, wie er es schaffte, so viel gute Laune zu verbreiten, dass er sogar andere damit ansteckte. Wenn er lachte, strahlte er über das ganze Gesicht, und sein Rollstuhl wackelte, wenn er sich über einen Witz amüsierte und kicherte.

Thomas war der Einzige aus unserer kleinen Gruppe, der sprechen konnte und somit die Möglichkeit besaß, seine Wünsche und Bedürfnisse verbal zu äußern. Das war eine große Hilfe. Wenn ich an seiner Mimik und Gestik nicht erkannte, was er wollte, fragte ich ihn einfach danach.

Neben Thomas gab es Ina, die um die fünfzig war, und Jonas, etwa vierzig Jahre alt. Sie waren Autisten. Ina konnte nur ein Wort sagen: den Namen ihrer Heimatstadt. Gotha. Sie versuchte, alles mit diesem einen Wort zu erklären. Immer wieder kam sie auf mich zu, sah mich mit ihren großen blauen Augen an und sagte: »Gotha.«

Ich wusste, dass sie etwas anderes erzählen wollte, doch ihr Mund sprach nur dieses eine Wort aus. Der Unterton in ihrer Stimme ließ eine gewisse Verzweiflung mitklingen. Meine Kollegen gaben sich teilweise genervt, da Ina wirklich häufig mit uns agierte, doch eben schwer zu verstehen war. Geduldig antwortete ich ihr. Ich sagte immer etwas anderes. Wenn Ina sich beantwortet fühlte, hörte sie auf, »Gotha« zu sagen, und wandte sich ab. Ich sagte ihr immer offen und ehrlich, was ich dachte. Mal war es, dass in Gotha die Sonne scheine. Ein anderes Mal meinte ich, ich wüsste, dass sie dort gewohnt habe. Hin und wieder erklärte ich ihr, dass mir klar sei, sie wolle mir etwas erzählen, doch es käme nur *Gotha* heraus. Am Ende meines halbjährigen Praktikums ging Ina nur noch auf mich zu und ließ die anderen Kollegen in Frieden. Erst da war ich mir völlig sicher, dass ich mit meiner Vermutung recht haben könnte. Ich bat darum, auszuprobieren, ob Ina nicht in der Lage wäre, die Gestützte Kommunikation zu erlernen. Dabei berührt ein Kommunikationshelfer anfangs die Person, die Hilfe benötigt, sich auszudrücken. Er oder sie führt dann zum Beispiel deren Hand hin zu einer Tafel mit Symbolen oder einer Tastatur und unterstützt sie dabei, sich auf andere Weise als mit gesprochenen Worten auszudrücken. Ob sie meinem Rat folgten, habe ich nie erfahren. Doch ich wusste: Ina hatte etwas zu sagen und war gefangen hinter ihrem Mund, der nie das aussprach, was sie bewegte. Niemand verstand sie jemals.

Ihr Autismus bildete eine starke Mauer, und letztendlich war es mir eine Ehre, als sie mich aufsuchte. Es tat mir leid, dass ich gehen musste, da sie vermutlich Hoffnungen in mich gesetzt hatte. Ich wünsche ihr heute noch, dass sie eine Möglichkeit gefunden hat, mit ihrer Umwelt zu kommunizieren.

Jonas, der Dritte in unserer Gruppe, war weniger kommunikativ. Er saß den ganzen Tag seelenruhig in seiner Ecke und schaute zu, was um ihn herum passierte. Am liebsten las er *Max und Moritz*. Dabei konnte er überhaupt nicht lesen. Jonas hatte eine besondere Begabung: Er hatte ein unglaublich gutes Gedächtnis. Jemand musste ihm die Bildergeschichte vorgelesen haben, und seither konnte er alle Verse auswendig aufsagen. Es war völlig egal, welche Seite man aufschlug und welchen Streich man aussuchte, Jonas irrte sich nie.

Wenn ihm etwas nicht gefiel, brummte er wie ein Bär. Daher bekam er seinen Spitznamen: Teddybär. Jonas war ein gemütlicher Geselle von etwas rundlicher Statur. Sein Spitzname passte wie angegossen.

In stillen Momenten vermittelte er uns das Gefühl, wir sollten ihn in Frieden lassen. Dabei wusste ich durch meine eigenen Erfahrungen, dass es gar nicht so sein musste. Er strahlte das Bedürfnis nach Einsamkeit vielleicht nach außen hin aus, mochte tief in sich jedoch genau das Gegenteil empfinden.

Und dann war da noch Marie. Sie erinnerte mich daran, dass ich ungemeines Glück hatte und mein Handicap nicht als Strafe oder Fluch ansehen durfte. Ich kannte sie bereits seit zwei Jahren, denn mein Prüfungspraktikum war bereits das dritte Praktikum in dieser Einrichtung. Irgendwie begleitete Marie mich durch meine Zeit der Selbsterkenntnis.

Das erste Mal sah ich sie, als ich zu Beginn meiner Ausbildung sechs Wochen in einer anderen Abteilung der Werkstatt verbrachte. Damals fand eine Faschingsfete im Speisesaal statt, und alle Gruppen trafen sich zum Feiern. Von meinen damaligen Klienten, die weniger von einer Behinderung betroffen waren, wurde ich zu einer Polonaise hingerissen. Irgendwo inmitten einer langen Schlange tanzte ich durch den Saal, als ich eine junge Frau mit dunklem Teint und kurzen schwarzen Haaren auf einer Matte liegen sah, schaukelnd. Ich erinnere mich noch genau daran, wie mir folgender Satz durch den Kopf schoss: *Jetzt habe ich das Leid gesehen.* Ich wusste zu dem Zeitpunkt noch nichts von meinem eigenen Autismus, geschweige denn überhaupt viel darüber.

Das nächste Mal traf ich sie ein Jahr später. Ich war bereits auf das Thema Autismus im Internet gestoßen und steckte in der Verdachtsphase, selbst davon betroffen zu sein. Das zweite Ausbildungsjahr hatte begonnen, und ich wurde wieder als Praktikantin aufgenommen. Zu dieser Zeit kam ich das erste Mal in den Bereich der Menschen mit Schwerstmehrfachbehinderung. Eine Kollegin führte mich durch jede Gruppe und stellte mir die Klienten vor. Ich erkannte Marie sofort wieder. Sie war eine der wenigen, deren Gesicht ich nicht vergessen hatte. Sie lag auf dem Sofa ihres Gruppenraums und schaukelte.

»Sie tut nie etwas anderes«, sagte ihre Betreuerin, eine ältere Dame, die kurz vor der Rente stand. Von ihr erfuhr ich, dass Marie Autistin war. Wie eine gute Oma erzählte sie ununterbrochen Geschichten aus dem Alltag mit Marie. Doch ich konnte kaum zuhören. Es versetzte mich in einen Schock zu hören, welche Diagnose diese junge Frau hatte. Nie hatte ich einen Menschen so stark in Gefangenschaft von und mit sich selbst erlebt. Sie schaukelte und schaukelte. Ich sah ihr dabei zu und hörte nur leise die Stimme der großmütterlichen Frau neben mir. Marie nahm sich eine Decke und zog sie sich über den Kopf. Ihre Betreuerin setzte sich neben sie und nahm ihr die Decke wieder weg.

»Du sollst dich nicht immer verstecken«, lachte sie Marie an. Marie griff wieder nach der Decke. Alles in mir war wie versteinert. Ich konnte mich nicht bewegen. Ich konnte sie nur beobachten. Erhaschte ich einen Blick in Richtung ihrer Augen, sah ich, wie sie funkelten. Ihr Blick wirkte böse und abschreckend. Ihre Botschaft war angekommen.

Es ging mir nicht gut zu dieser Zeit. Ich lebte mein Doppelleben und ertrug kaum noch die Ungewissheit in mir und um mich herum. Ebenso wenig ertrug ich den Gedanken, *behindert* zu sein. Allzu oft wurde es mir gesagt, von den Kindern aus meiner Vergangenheit, deren abwertende Stimmen nach wie vor in mir widerhallten. Ich hatte das Gefühl, dass sie mit allem, was sie über mich herumerzählt hatten, recht hatten. Doch dann traf ich auf Marie, die von ihrem Autismus durchweg beherrscht wurde. Nichts schien sie unter Kontrolle zu haben, weder ihren Körper noch ihren Geist – und doch verstand ich sie. Auch wenn ich dastand wie eine Statue, hatte ich tief in mir das Gefühl, mich vor ihr zu verbeugen. Ich erkannte zum ersten Mal, dass ich immer noch unheimliches Glück gehabt hatte, sprechen, eine Ausbildung beginnen und nach eigenen Plänen und Vorstellungen handeln zu können. Ich begriff, dass es hätte anders kommen können.

Die Dankbarkeit, die ich fühlte, ließ sich schlecht in die Tat umsetzen, doch irgendwie musste ich Marie zeigen, dass sie mir etwas bedeutete. Auch wenn man es ihr nicht ansah, fühlte ich, dass sie überaus weise war.

In meinem Prüfungspraktikum begegneten wir uns wieder. Marie hatte die Angewohnheit, sich weiche Kuschelsocken über die Hände zu ziehen. Ohne ihre *Handschuhe* stand sie nicht auf, um zum Beispiel auf die Toilette zu gehen. Durch ihr stetiges Spiel an den Strümpfen gingen diese mit der Zeit kaputt. An meinem letzten Tag ging ich zu ihr und schenkte ihr ein neues Paar Kuschelsocken.

Sie lag wieder schaukelnd auf dem Sofa. Ich erklärte ihr, dass ich ihr ein Paar Strümpfe schenken wollte. Am liebsten hätte ich ihr gesagt, wofür, doch das traute ich mich nicht. Es waren zu viele andere Personen im Raum, und allgemein schämte ich mich, wenn ich Dinge sah, die nur ich sehen konnte. Darüber zu reden war fast unmöglich. Nur gegenüber meiner Mutter oder meinen engen Freunden war ich in der Lage, Denkweisen dieser Art in Worte zu fassen. Ich weiß nicht, ob ich es auch vor Marie gekonnt hätte. Ihre Gefangenschaft schüchterte mich ein, und es fiel mir schwer, darüber hinwegzusprechen.

Ich hielt ihr die Strümpfe hin und wartete darauf, dass sie sie nehmen würde. Wenn sie sich bewegte, ging es schnell, unerwartet und hastig, so auch jetzt. Sie griff nach den Socken – und warf sie in die nächste Ecke. Normalerweise wäre der Schenkende beleidigt gewesen, doch ich war es nicht. Noch in dem Moment, in dem ich versuchte, ihre Gedankengänge nachzuvollziehen, erklärte mir ihre Betreuerin, dass sie die Socken tragen würde. Allein, dass sie danach griff, hieß, dass sie das Geschenk annahm.

Ich brauchte einfach nur Geduld. Eine halbe Stunde später trug Marie meine weißen Kuschelsocken mit den Teddyköpfen über ihren Händen.

Kapitel 13: Das Geschenk der Freundschaft

Freundschaft ist die Form von Beziehung, die ich mit anderen Menschen eingehen kann, ohne mich eingeengt zu fühlen. Freunde sind sehr wertvoll für mich, mehr noch, sie sind ein großes Geschenk. Ich kann meine Gedanken und Sorgen aussprechen und werde verstanden. Sie hören mir zu und zeigen mir dank ihres Ideenreichtums neue Möglichkeiten, Wege und Perspektiven auf. Durch sie bin ich nicht allein, und sie machen schöne Momente noch schöner, freuen sich mit mir. Sie machen es möglich, dass ich etwas mit anderen gemeinsam erlebe und Bereiche meines Lebens teilen kann.

Bei echten Freunden gibt es keine Differenz zwischen Selbstwahrnehmung und Fremdwahrnehmung. Sie sehen, wer ich bin, und schätzen es – und ich schätze es, für sie da sein zu können. Ihnen kann ich mein gutes Herz zeigen, weil ich weiß, dass sie es sehen. Wenn ich einer Freundin bei einem Problem eine Hilfe sein kann, dann freue ich mich sehr darüber. Ich mache meinen Freunden gern eine Freude, indem ich Partys gebe oder ihnen kleine, aber persönliche Geschenke mache, Freundschaftsbänder knüpfe oder ihnen eine liebe Karte schicke. Da sind Menschen, denen ich ein Lächeln ins Gesicht zaubern kann und mit denen ich mich freuen kann, wenn sie mir etwas Schönes erzählen. Bei ihnen kann ich aus dem Bauch heraus handeln und muss nicht darauf achten, ob es gerade angemessen ist oder nicht. Nichts ist ihnen peinlich oder zu kindisch. In ihrer Gegenwart muss ich mich nicht verstellen, nicht maskieren. Ich kann frei ich selbst sein. Und ich kann ihnen offen zeigen, wie sehr ich sie mag. Meine Freunde sind neben meiner Mutter und meiner Schwester die wichtigsten Menschen in meinem Leben.

***

Ob Ina, Jonas oder Marie: Meine Begegnung mit ihnen sollte nicht die einzige mit Menschen aus dem autistischen Spektrum bleiben.

Während mein Herz sich danach sehnte, Mufasa wiederzubegegnen und Traum und Realität aufs Neue zu verbinden, war ich neugierig auf Menschen, die so waren wie ich. Menschen, die die Welt so sahen wie ich.

Seit meine Mutter und ich im Internet auf Autismus stießen, wusste ich, dass da draußen noch andere Autisten waren, denen es ähnlich erging wie mir, mit einer ähnlichen Lebenslaufbahn und entsprechenden Erfahrungen. Was ich mir von einer Begegnung erhoffte, war, mich gerade in der Kennenlernphase nicht ständig erklären zu müssen. Nicht darum bitten zu müssen, dass der andere nicht beleidigt sein möge, falls ich sein Gesicht bei einer zufälligen Begegnung nicht erkennen würde. Nicht immer wieder betonen zu müssen, dass ich mich schwertat mit unpräzisen Erwartungen, die an mich gestellt wurden, mit Unpünktlichkeit und dem Nichteinhalten von Abmachungen. Ständig musste ich erklären, dass ich aussprach, was ich dachte, das jedoch niemals verletzend gemeint war. Es war oft so mühsam. Mein Gegenüber brauchte eine

Engelsgeduld mit mir. Und zugleich schlich sich immer wieder der Gedanke ein, dass ich soziale Defizite hatte. Einen Mangel eben – ein völlig anderes Wort als »Anderssein«. Ich kam nie auf die Idee, dass ich es bei meinem Gegenüber auf gewisse Weise ja auch mit einem Mangel zu tun hatte: dem fehlenden Wissen, was Menschen wie mich anging. Nicht jeder konnte wie Sandy sein, die mich bedingungslos so nahm, wie ich war und bin.

Was andere Menschen anging, wünschte ich mir, einfach mal verstanden zu werden. Auf Anhieb und ohne einen langen Lernprozess meines Gegenübers. Ich suchte nach Austausch, um ein Leben mit, nicht trotz Autismus zu führen.

Im Internet googelte ich nach Plattformen für Menschen aus dem autistischen Spektrum. Ich fand recht schnell ein Forum, in dem ich mich anmeldete. Dort lernte ich als Erstes Kerstin kennen. Sie wohnte allerdings weit weg von meinem Heimatort, aber das war okay. Ich war so froh, überhaupt einen Menschen gefunden zu haben, der wie ich dachte und fühlte.

Nachdem Kerstin den Kontakt zu mir aufgenommen hatte, schrieben wir uns eine Weile lange Nachrichten. Sie war eine mir völlig Fremde, die sich jedoch Gedanken um mich machte und mich bereitwillig in ihr Leben ließ. Das berührte mich sehr, und ich gab das Gefühl zurück.

Schließlich verabredeten wir uns, zu telefonieren. Wenn ich mit jemandem telefoniere, den ich noch nicht kenne, plane ich meist nicht so viel Zeit ein. Mit Kerstin aber redete ich schon bei unserem ersten Telefonat ganze zwei Stunden. Es gab so viel zu erzählen! Wir tauschten uns darüber aus, wie wir uns bei Blickkontakt fühlten – unangenehm!

»Fällt dir das auch so schwer, dich auf ein Gespräch zu

konzentrieren, wenn du auf den Blickkontakt achten musst?«, fragte Kerstin, und ich stimmte erleichtert zu.

Wir tauschten uns aus über unser wortwörtliches Verstehen und wie dieses zu Missverständnissen führte. Wir redeten über Mobbing und dass wir beide unsere Erfahrungen damit hatten. Und wir sprachen über unsere Gefühle, wenn es um unsere Spezialinteressen wie meine Kostüme ging: um die Freude daran und die Geduld, die man aufbrachte, auch wenn man sie sonst nicht in dem Maße hatte. Wir redeten über die Leidenschaft, die uns heimsuchte, wenn wir uns mit Themen beschäftigten, die uns bewegten. Es war ein wundervolles Gefühl, da eine Stimme zu hören, die sagte: »Das kenne ich auch.«

Ein halbes Jahr nach unserem Kennenlernen machte ich eine Reise nach Hamburg und hatte eine Stunde Umstieg in Hannover. Also trafen wir uns dort am Bahnhof.

Kerstin war so, wie ich sie mir vorgestellt hatte, locker im Umgang und annehmend. Wir verstanden uns sofort und waren auf einer Wellenlänge. Die eine Stunde Zeit, die ich hatte, war viel zu schnell um. Wir hatten einander so viel zu erzählen.

Kerstin ist eine hübsche, zierliche Frau, die oft in der Natur unterwegs ist. Sie liebt den Wald und die Bäume und verbringt gern Zeit am Badesee. In ihrer Freizeit geht sie auf Mittelalterfestivals und liebt die Musik. In der lauten Stadt braucht sie Ohrstöpsel, um den Lärm, der sie reizüberflutet, abzuschirmen. Sie hat ein sehr gutes Gehör und kann dank diesem wundervoll Klavier spielen. Einmal erzählte sie mir, sie habe Synästhesie: Sie sieht Farben, wenn sie Töne und Harmonien hört. Der Klang der Note A ist für sie rot und e-Moll grün. Gern spricht sie von anderen Freunden und was sie mit ihnen erlebt.

Ihre Diagnose bekam Kerstin schon mit rund vier Jahren. Seither weiß sie, dass ihr Anderssein Autismus heißt. Lange Zeit aber glaubte sie, dass es nur ihre Wutausbrüche wären, die so hießen. Heute ist sie Autismus-Fachfrau so wie ich und setzt sich sehr für autistische Frauen ein, die häufig spät diagnostiziert werden. Frauen sind gut im Schauspielern, um nicht aufzufallen. Das macht sie jedoch auf Dauer krank. Und genau das möchte Kerstin mit ihrer Aufklärungsarbeit vermeiden.

Als ich mich in Hannover von ihr verabschiedete, empfand ich Kerstin als einen ruhigen und angenehmen Menschen und freute mich darauf, noch viele schöne, tiefgründige Gespräche mit ihr zu führen.

Als wir uns das nächste Mal trafen, sollte es in Erfurt sein. Dort verbrachten wir einen Tag gemeinsam im EGA-Park, einem riesigen Blumengarten mit zahlreichen Brunnen. An dem Tag war es knallheiß, sodass wir kurz entschlossen in einen der Brunnen stiegen und badeten … Aber bis dahin sollte noch einiges passieren … Auch das, was ich mir im Stillen am allermeisten erhoffte.

Das Positive, das ich aus der Begegnung mit Kerstin und auch später mit Carol mitnahm, war das Verstandenwerden – und mit ihm das Verbundenheitsgefühl, das sich einstellte, da wir Autisten sind.

Natürlich gibt es auch Menschen aus dem autistischen Spektrum, die nicht so nett sind.

In einem anderen Forum hatte ich Clemens kennengelernt und mich mit ihm verabredet.

Mit seinem Schlüsselbund zum Festhalten in der Hand lief Clemens neben mir her und sprach von seiner Arbeit. Sie schien überaus wichtig für ihn zu sein. Leise erzählte er, wie er dazu kam, sich selbstständig zu machen, und wie es sich inzwischen für ihn bezahlt machte. Da er mit vielen Fachwörtern um sich warf, verstand ich nur die Hälfte.

Clemens war ein großer blonder Mann mit Brille und kleinem Kugelbauch und machte einen distanzierten Eindruck, doch darauf legte ich keinen Wert. Mir war bewusst, dass viele Autisten einen unnahbaren Eindruck machen, obwohl sie gar nicht unfreundlich sein möchten. In seinem Fall fühlte es sich an wie eine Aura … wie ein kühler Wind um ihn herum und aus ihm heraus, der womöglich die Menschen dazu veranlasste, Abstand zu ihm zu halten. Der Gedanke, dass ich auf andere höchstwahrscheinlich ebenso wirkte, schmerzte mich. Seine Kühle akzeptierte ich sofort, doch ich ertappte mich dabei, dass es mir wieder einmal schwerfiel, sie an mir selbst zu akzeptieren.

An diesem Tag redete ich einfach über Clemens' Aura hinweg, und wir lästerten ein bisschen über angetrunkene Oktoberfestbesucher, die auf der anderen Straßenseite herumgrölten. Eigentlich war es ganz nett, doch unser Gespräch geriet ein ums andere Mal ins Stocken, wenn es sich nicht um Clemens' Arbeit drehte. Ich antwortete ihm, indem ich von meiner Arbeit berichtete. Er schien nicht zuzuhören, und ich sah, wie er auf seinem Handy herumtippte.

»Ist alles okay?«

»Jaja«, sagte er leise. »Ist nur schwer, eine SMS zu schreiben und dabei zu laufen. Ich bin halt nicht multitaskingfähig.«

»Ja, das ist bei mir auch so«, antwortete ich lächelnd und heftete den Blick auf seine leuchtend grüne Jacke.

Im nächsten Moment klingelte sein Handy, und er führte ein längeres Fachgespräch mit einem möglichen Kunden. Das Ganze wiederholte sich mehrmals. Endlich aufgelegt, erklärte er mir, dass ein Zeitungsdrucker in der Firma des Kunden schlappgemacht habe. Inzwischen habe er seinen zweiten Drucker eingeschaltet, der nun ebenfalls schwächelte. »Ich hoffe, dass er nicht noch mal anruft. Wenn ja, dann müssten wir uns verabschieden.« Kaum ausgesprochen, klingelte sein Handy erneut. Der zweite Drucker war nun angeblich auch zu Bruch gegangen. Es würde dringend Hilfe benötigt.

»Tja, wie du mitbekommen hast, muss ich jetzt leider arbeiten«, sagte er nur.

Schon einen Anruf zuvor hatte mir die ganze Sache ein seltsames Gefühl vermittelt. Ich wusste nicht, ob ich Clemens glauben sollte oder ob er alles eingefädelt hatte. Über Wochen hinweg hatten wir einander geschrieben, uns ausgetauscht. Dieses Treffen war völlig anders als das Bild, das ich mir anhand seiner Zeilen gemacht hatte. Und jetzt? War ich enttäuscht? War ich wütend auf diesen Zufall? Log Clemens mich an?

Ihn darauf anzusprechen, traute ich mich nicht. Es wäre unhöflich gewesen, ihn der Lüge zu bezichtigen. Vielleicht musste er ja wirklich arbeiten? So oder so spürte ich, dass er sich abseilte, statt Kontakt eher Distanz suchte.

Ich überwand mich, Clemens zu sagen, dass ich mich abgewiesen fühlte, und zwar auf eine gewisse Art, die mir aus der Vergangenheit bekannt vorkam. Natürlich war er nicht die erste schlechte Erfahrung, die ich machte, und ich spürte, wie ich wütend wurde. Ich teilte Clemens mit, dass ich enttäuscht sei.

»Ich kann leider nichts machen. Mein Kunde muss seine Zeitung bis morgen gedruckt haben. Ich bringe dich noch zum Bahnhof, und dann muss ich wirklich los«, sagte er noch immer freundlich. Während er mich zum Bahnhof fuhr, rief er wieder seinen Kunden an, um sich vorab zu informieren, was genau passiert war. In meiner Traurigkeit vermutete ich insgeheim, dass er ihn nur anrief, um einem Gespräch mit mir auszuweichen. Ich war gezwungen, schweigend abzuwarten, bis wir am Bahnhof ankamen.

»Wollen wir unser Treffen nachholen?«, fragte ich, als er am Straßenrand hielt.

»Ja, das können wir machen. Ich sage dir Bescheid, wenn ich wieder Zeit habe«, lächelte Clemens mich an. Mit einer Umarmung verabschiedete ich mich von ihm. Er war steif wie ein Brett und schien nur darauf zu warten, dass ich verschwand. Kaum ausgestiegen, sauste er auch schon davon. Es wirkte wie eine Flucht vor mir. Ich wusste nicht mehr, was ich glauben sollte. Mein Bauch sagte mir, dass Clemens vor mir davongefahren war; mein Glaube an das Gute im Menschen aber versuchte, mir zuzureden, dass er wirklich einen unerwarteten und dringenden Arbeitsauftrag erhalten habe und nichts dafürkönne.

Am Abend schrieb er mir eine Nachricht. Nun zeigte er sein wahres Ich: »Meine Zweifel haben sich leider bestätigt, als du von deiner Mutter erzähltest, die nicht viel Geld bekommt, und von deiner Freundin, die Schulden hat«, schrieb er. Clemens hatte, ohne einmal nachzufragen, vermutet, dass ich nur hinter seinem Geld her sei. »Ich suche nach einer Partnerin, die unabhängig ist und auf eigenen Beinen stehen kann.«

Ich hatte keine einzige Sekunde darüber nachgedacht, ob er Geld hatte oder nicht. Doch jetzt verstand ich. Er musste mir die ganze Zeit zugehört haben, um Dinge herauszufiltern, die seine Vorurteile bestätigen würden. Ich konnte mir diese Art zu denken nicht anders erklären, als dass er sie von klein auf so gelernt haben musste. Ihm war vermutlich immer erzählt worden, dass jeder Mensch, der nicht viel Geld hatte, sich durchzuschnorren versuchte.

»Als du vorhin so wütend warst, dachte ich, ich hätte es mit einem Teenager zu tun. Es wird demzufolge kein Treffen mehr geben«, schloss er.

Clemens war der einzige weniger nette Autist, den ich kennenlernte. Der einzige von sehr vielen. Jahre später schrieb er mir und entschuldigte sich für sein Verhalten. Ich war nicht mehr daran interessiert, den Kontakt zu erneuern. Doch wenn sich eine Person entschuldigt, ist das viel wert.

Kerstin hatte mir schon zu Beginn unseres Kennenlernens geraten, Kontakt mit Carol aufzunehmen, sie war überzeugt, wir würden uns gut verstehen. Carol war gerade in schweren Zeiten die Stimme, die mir unendlich viel wertvolles Wissen schenkte. Sie ist ein sehr spiritueller Mensch, ich nenne sie manchmal mein Medium, was sie gar nicht so mag. Aber sie ist tatsächlich meine Lehrerin; durch sie wurde ich einmal mehr aufmerksam auf die Zeichen, die das Leben uns sendet, wenn wir dafür offen sind.

Ich telefonierte oft und lange mit ihr. Sie war die Stimme, die mir aus dem Herzen sprach und mich es hören ließ. Sie selbst hatte es auch nicht leicht. Oft konnte sie wegen ihres Autismus das Haus nicht verlassen. Ihre beiden Söhne waren ihr vom Jugendamt weggenommen worden, da es ihr zu schwer fiel, sich um sie zu kümmern. Aber dennoch war und ist sie eine liebende Mutter, auch wenn sie es auf andere Weise zeigt, als Nicht-Autisten es gewohnt sind.

Liebe zu zeigen läuft bei Menschen aus dem autistischen Spektrum auf unterschiedliche Weise ab, jedoch oft so, dass es aus der Norm fällt. Vielleicht schweigt sie, lacht nicht, doch wedelt mit den Händen. Ein Zeichen, das so viel sagt und viel zu selten erkannt wird.

Carol zeigt ihre Liebe zu ihren Söhnen, indem sie ihnen Briefe schreibt, sie im Kinderheim besucht und oft für sie betet. Und wenn sie sich so richtig über sie und mit ihnen freut, dann springt sie wie ein Flummi auf und ab.

Ich selbst zeige meiner Mama, dass ich sie liebe, indem ich sie so oft besuche, wie es geht. Ich helfe ihr, schreibe liebe Nachrichten – alles Dinge, die keiner körperlichen Nähe bedürfen. Natürlich nehme ich meine Mama immer fest in den Arm, wenn wir uns treffen. Wenn ich sie aber mit meiner Schwester Mia beobachte, habe ich immer das Gefühl, dass die beiden weit inniger sind, was Umarmungen angeht.

Menschen aus dem autistischen Spektrum können oft nicht gut mit körperlicher Nähe umgehen, da diese sie reizüberfluten kann. Daher meiden sie Umarmungen und Berührungen oder üben sie generell weniger aus. Das führt zu dem Missverständnis, unsereins sei kühl, habe keine Gefühle oder empfinde keine Zuneigung anderen Menschen gegenüber. Doch die Wahrheit ist wie so oft eine andere.

Kapitel 14: Ein Märchen spinnt sich fort

Als Thema meiner Abschlussprüfung in Deutsch stand eine Interpretation an. Am liebsten nahm ich mir Gedichte vor, doch in diesem Jahr war ein Zitat das Thema. Ein Satz, der vieles bedeutete. Er handelte von dem Unterschied zwischen stark und schwach, zwischen normal und anders und worin die Grenze dazwischen liegen möge. Ich musste nicht nachdenken, was ich dazu schreiben wollte. Auch heute muss ich es nicht.

Grenzen sind oft fließend, doch wo und warum wird eine Grenze gezogen? Zwischen welchen Dingen gibt es Grenzen? Zwischen Ländern, zwischen Gegensätzen wie stark und schwach und normal und anders. Aber sind Grenzen nötig?

Und was ist normal? Und wer legt eine Norm fest? Manchmal sind es Einzelpersonen mit Macht und Einfluss. Oft ist es die Mehrheit der Menschen, die man Gesellschaft nennt. Passt etwas nicht in die aufgestellte Norm hinein oder verhält sich anders, als die Norm es erwartet, führt das zu Konflikten. In Wahrheit aber ist niemand wirklich stark oder wirklich schwach. Einer, der schwach wirkt, kann sehr stark sein, und zwar in Bereichen, in denen die meisten Menschen es nicht sein können. Und überhaupt, selbst die stärkste Frau, der stärkste Mann bricht auch mal zusammen. Das ist es, was

Grenzen fließen lässt. Es gibt keinen festen Punkt, um sie zu orten. Deshalb ist es wichtig, hinter die Fassaden zu blicken, und je mehr Menschen das tun, desto eher wird die Gesellschaft sich verändern. Weitsicht zieht ein unter den Menschen und macht harte Mauern weich.

Bloß ein Traum? Vielleicht. Doch ohne Träume gibt es keine Visionen, und ohne Visionen können wir uns nicht weiterentwickeln und all das Gute hervorholen, das in uns steckt, unabhängig davon, ob wir die Norm oder anders sind.

***

Während jener Prüfung am Ende meiner Ausbildung zur Heilerziehungspflegerin war ich so vertieft in meine Worte, dass ich gar nicht bemerkte, wie meine Lehrerin Frau Kamin zu meinem Platz gekommen war. Ich sah auf, als ich merkte, wie sie nach meinem Glücksbringer griff, der neben meiner Federmappe lag. Es war die Autogrammkarte von Mufasa. Zu jeder einzelnen Prüfung begleitete er mich in meinen Gedanken. In jeder Situation, in der es etwas Glück bedurfte, nahm ich die Karte mit. Frau Kamin drehte die Karte um und las den Text auf der Rückseite: Arvids Biografie in Kurzfassung.

Ich wartete reglos darauf, dass sie mich ansprechen würde.

»Sag mal«, flüsterte sie schließlich und beugte sich zu mir hinunter, »war das nicht deine Klasse, mit der ich nach Hamburg gefahren bin? Das ist aber schon eine Weile her.«

Ich bejahte und erzählte ihr ebenso leise, dass ich durch die Klassenfahrt erst auf *Der König der Löwen* aufmerksam geworden sei.

»Wo hast du die Karte her?«

Das will sie jetzt nicht wirklich wissen, dachte ich. Ich fand die Situation ziemlich ungeeignet, um ihr zu erzählen, wie ich an eine Original-Autogrammkarte gekommen war.

»Mufasa hat sie mir geschenkt«, antwortete ich dennoch, da es mir schwerfiel, eine an mich gerichtete Frage zu missachten.

»Er hat sie dir geschenkt?«

Ich nickte und sah im Augenwinkel die zweite Lehrerin näher kommen, die an diesem Tag ebenfalls Aufsicht führte. Wider Erwarten sprach sie nicht mich, sondern Frau Kamin an und bat sie, die Fan-Gespräche außerhalb des Prüfungsraumes fortzuführen. Ich hielt die Luft an, um nicht loszulachen. Peinlich berührt zog Frau Kamin sich zurück und setzte sich wieder an den Lehrertisch. Lächelnd nahm ich meine Karte in die Hand und sah mir die Rückseite noch einmal an. Ich kannte sie längst, doch jetzt konnte ich nicht anders und las sie ebenfalls durch.

Der Text berichtete knapp von der beruflichen Laufbahn des Darstellers, wann er wo aufgetreten war und in welchen bekannten Stücken er mitspielte. Der letzte Satz beschrieb, dass er als Stimmtrainer für seine Band arbeitete. Ich hielt inne. Wie hatte es nur so lange dauern können, bis mir endlich ein Licht aufging? Als Einzelperson hatte ich über Arvid zwar einiges zu vergangenen Auftritten, aber nirgends einen Kontakt gefunden, zumal ich nur seinen Künstlernamen kannte. Musikgruppen aber müssten doch leichter aufzufinden sein, sagte ich mir. Ich nahm mir fest vor, nachzusehen, sobald ich zu Hause war.

Als ich am späten Nachmittag nach Hause kam, kreisten meine Gedanken um die anstehende Prüfung in Psychologie. Ich hatte nur noch zwei Tage Zeit, mich darauf vorzubereiten, und auch wenn ich dank meines fotografischen Gedächtnisses gut und schnell lernte, hatte ich Angst, es nicht rechtzeitig zu schaffen, mir all die Inhalte und Tabellen einzuprägen. Erst am Abend fiel es mir wieder ein, dass ich doch etwas viel Wichtigeres zu erledigen hatte. Ich setzte mich sogleich an meinen PC und gab den Bandnamen ein.

Dieses Mal bot sich mir ein anderes Bild. Nicht wieder irgendein Kauderwelsch, das ich per se nicht verstand. Kein Wortelabyrinth zwischen Mufasas Vor- und Nachnamen.

Ich fand den Bandnamen auf Anhieb – und mit ihm den Namen jenes Mannes, den ich seit fast einem Jahr vergeblich suchte. Wie gebannt fuhr ich mit der Maus über seinen Namen und klickte ihn an. Plötzlich erschienen Bilder von ihm, Beschreibungen und Hinweise auf seine Person. Ich fühlte, wie mein Herz schneller zu schlagen begann, und ein Gefühl stieg in mir auf, das ich schon fast wieder vergessen hatte. Es war dieses Gefühl, dass etwas Besonderes geschehen würde. Eine Mischung aus Bauchkribbeln, Neugier und Freude. Es war das Gefühl der wahr gewordenen Träume. Ich wusste, dass der Tag näherrückte, an dem sich mein Wunsch erfüllen und ich den verschollenen Freund wiederfinden würde.

Wie ferngesteuert klickte ich auf die Bilder und versuchte, aus den meist englischen Begleittexten schlau zu werden. Schließlich geriet ich auf eine Seite, von der aus Mufasa mich in seiner leuchtenden Pracht anstrahlte. Neben ihm waren Klein-Simba und Klein-Nala zu sehen. Sie standen bei ihm, und er hatte jeweils einen Arm um sie gelegt. Seine Augen funkelten genau so, wie ich es in Erinnerung behalten hatte. Seine langen schwarzen Haare fielen über den goldenen Kragen, und mit seiner Krone überragte er die beiden Kinder.

Aufgeregt ging ich ins Wohnzimmer und erzählte meiner Mutter, dass ich endlich etwas über ihn gefunden hatte.

Sie staunte beim Anblick der schönen Bilder.

»Schau mal«, sagte sie dann, »du kannst ihm sogar eine Nachricht schreiben.«

»Eine Nachricht? Wo?«

»Da!«, lachte Mama und zeigte auf ein kleines, kaum sichtbares Zeichen. Ein winziger Briefumschlag. Ich klickte ihn sofort an. Ich wurde aufgefordert, mich bei einem sozialen Netzwerk anzumelden. *Myspace.*

Normalerweise hielt ich Abstand zu solchen Internetportalen, doch das war es mir wert! Ich legte mir sofort ein Profil an und setzte jenes Bild ein, das Arvid kannte, da ich es ihm in meinem ersten Brief mitgeschickt hatte. Meine Löwinnen-Korsage war zu meinem Markenzeichen geworden, sodass er mich wiedererkennen konnte. Ich machte mich sofort daran, ihm zu schreiben. Ich fragte ihn, ob er sich noch an mich erinnern könne. Ich erzählte ihm vom letzten Jahr und davon, wie ich vergeblich nach ihm gesucht hatte. Ich ließ meinen Worten freien Lauf und vertraute ihm an, dass ich tief in meinem Herzen gewusst habe, dass ich ihn wiederfinden würde.

Soweit ich aus seinem Profil herauslesen konnte, lebte er in Amerika und hatte einen Sohn. Ich fand Bilder von ihm als strahlendem, gut gelauntem Vater. Dieser Junge musste das glücklichste Kind auf Erden sein.

Erst als ich die Nachricht an ihn abgeschickt hatte, spürte ich es: Die Nacht hatte den Tag besiegt.

Es war dunkel geworden, und eine sanfte Stille hatte sich über unser kleines Dorf gelegt. Hier war jede Nacht still, doch an diesem Abend lag etwas Besonderes in der Luft. Ich öffnete das Fenster und sah hinaus. Ein seltsamer Frieden wehte mir entgegen, und ich sah hinauf zum Himmel. Auch wenn ich keine Gläubige war, musste ich den Geistern für das, was mir heute passiert war, danken.

Schnell schlief ich ein, eingehüllt von Sicherheit und Mufasas Lächeln.

Am nächsten Tag wartete eine Überraschung auf mich:

Arvid hatte geantwortet! Er schrieb nur wenige Worte in gebrochenem Deutsch zurück, doch das lag wohl eher daran, dass ich auf Deutsch geschrieben hatte. Vor lauter Aufregung hatte ich nicht daran gedacht, meine Worte ins Englische übersetzen zu lassen.

Ja ich bin. Ich wunsche dir viel Gluck. Dankeschoen fur dein Mail. Ich hoffe alles ist okay bei dir. Arvid.

Noch nie fiel es mir so schwer, für eine Prüfung zu lernen. Meine Konzentration war dahin, denn meine Gedanken hingen nun erst recht bei Mufasa. Ich glaubte es noch immer nicht, dass sich erneut ein Herzenswunsch erfüllte. Zwischen meinen Lernphasen beantwortete ich seine Nachricht. Es ehrte mich, dass er sich Gedanken darüber zu machen schien, ob es mir gut ging. Inzwischen hatte ich keine Angst mehr davor, meine Prüfung zu verhauen. Viele Fragen konnte ich mir gut und plausibel erklären, besonders anhand meiner eigenen Situation.

Meine Befürchtungen lagen eher darin, Arvid eine Frage zu stellen und diese mit einem *Nein* beantwortet zu bekommen. Es fiel mir nicht leicht, doch schließlich überwand ich mich, ihn zu fragen, ob er den Kontakt zu mir halten wolle.

Der nächste Tag kam, und ich machte mich auf den Weg in die Schule. Die Sonne stand noch tief, und die Gebäude und Bäume warfen lange Schatten. Vor dem Eingang der Schule hatte Rita sich auf der kleinen Steinmauer niedergelassen und beugte sich über ihren Hefter. Eine Windböe wirbelte die Seiten durcheinander, und sie blätterte hastig hin und her.

»Guten Morgen«, grüßte ich sie.

»Guten Morgen, Henri. Schön gelernt?«, fragte sie lachend und klappte den Ordner zu.

Tanja und andere Klassenkameradinnen hatten sich um uns herum versammelt und tauschten sich über ihre Ängste und Sorgen angesichts der Prüfung aus.

»Nicht wirklich«, sagte ich lächelnd.

Rita sah mich verwundert an. »Was ist denn passiert?«

Ich beugte mich zu ihr hinunter, denn die anderen sollten es nicht hören. Dann flüsterte ich ihr zu, dass ich meinen Mufasa wiedergefunden hatte.

»Ach, deshalb«, grinste sie und zog die Aufmerksamkeit von Tanja und den anderen auf sich. Ich winkte ab und lachte bloß. Ich wollte nicht jedem von meinem Glück erzählen. Sie würden es am Ende noch falsch verstehen. Ich ging damit um wie mit plötzlichem Reichtum, denn es fühlte sich identisch an.

»Du musst dich nicht schämen, Henri«, lachte Rita und sah zu mir auf.

Ich schüttelte den Kopf und winkte wieder ab. Sie sagte nichts mehr, denn die Zeit war gekommen, ins Gebäude zu gehen.

Als ich nach absolvierter Prüfung gegen Mittag nach Hause kam, sah ich sofort nach, ob ich eine Antwort von Mufasa im Postfach hatte. Ja! Dieses Kribbeln im Bauch und die immense Freude waren das Größte für mich, während ich seine lieben Worte las.

Ja, er wollte sehr gern Kontakt halten, schrieb Mufasa und

antwortete mir auf all meine anderen Fragen. Ich erfuhr, dass er sich derzeit in Italien aufhielt, um dort ein Konzert vorzubereiten.

Endlich wusste ich, wo er war.

Unter der Sonne Italiens.

Schließlich stand die mündliche Prüfung an. Wie immer hasste ich die Vorstellung, allein vor mehreren Lehrern zu sprechen. Doch zumindest wusste ich in etwa, was auf mich zukam. Vor etwa einem halben Jahr hatte ich einen Vortrag über die sogenannte Festhaltetherapie halten dürfen, und so wurde dies als Prüfungsthema aufgenommen.

Ich erinnerte mich noch genau daran, wie ich während meines Vortrags über mich selbst erschrak. In den Vorbereitungen hatte ich mich über die Technik der Festhaltetherapie informiert, sie jedoch nie ausprobiert. Erst als ich vor der Klasse stand, bat ich Doreen darum, mir zu helfen und sich repräsentativ für ein betroffenes Kind bereitzustellen, damit ich demonstrieren konnte, wie Menschen mit Autismus, vor allem Kinder, zu körperlicher Nähe gezwungen wurden. Ich hatte Doreen aufgrund ihrer Körpergröße und ihres geringen Gewichts ausgesucht, denn meine Versuchsperson musste sich auf meinen Schoß setzen. Wie ich es aus den Beschreibungen gelernt hatte, hielt ich Doreen mittels spezieller Griffe fest, und sie sollte versuchen, sich aus meinen Armen zu winden. Doreen war zwar klein und zierlich, aber durch ihre regelmäßigen Besuche im Fitnessstudio gut trainiert und brachte Kräfte auf, gegen die ich gewöhnlich nicht ankam. Doch durch die Techniken des Fixierens war ich stärker als sie, und Doreen gab schließlich auf.

Alles in allem behagte mir die Festhaltetherapie nicht für

Menschen mit autistischem Spektrum, weil es eine Methode war, unter Druck Nähe und Zuneigung beziehungsweise das Zeigen dieser zu erlernen. Wie es sich anfühlt, zur Nähe gezwungen zu werden, wusste ich sehr gut, und ich konnte mir einfach nicht vorstellen, dass Zwang Autisten dabei helfen sollte, Zuneigung zu erlernen. Zwang ist Druck, und Druck macht Angst. Angst lähmt – und es passiert nichts, was auch nur im Ansatz einem Fortschritt ähneln würde …

Vor meiner Prüfung hatte ich Mufasa gedanklich um Glück gebeten. Ich stellte mir häufig vor, dass er durch seine Macht die Fähigkeit besaß, andere Menschen für wenige Augenblicke über ihre Grenzen hinauswachsen zu lassen. So wie es bei mir geschehen war.

Dann war ich an der Reihe. »Was genau geht in einem autistischen Menschen vor sich, wenn er an der Festhaltetherapie teilnehmen muss?«, fragte meine Psychologielehrerin Frau Eiche und sah mich interessiert an.

Ich musste nicht lange überlegen. »Stellen Sie sich vor, Sie würden dazu gezwungen werden, Regenwürmer zu essen«, begann ich.

»Ist es eher ein Gefühl von Ekel?«, hakte sie nach. »Denn es sind ja oft Mutter oder Vater des autistischen Kindes, die nur erreichen wollen, dass ihr Kind ihnen näherkommt.«

Sie wollte also mit mir über Pro und Kontra einer Festhaltetherapie diskutieren.

»Es ist eine Mischung aus Angst und Ekel, denke ich. Die Kinder wissen nicht so recht, was auf sie zukommt. Das macht ihnen Angst. Auch dass sie mit diesem speziellen Griff festgehalten werden, gegen den sie machtlos sind. Sie wissen nicht, wann sie wieder freigelassen werden. Diese Ungewissheit macht sie verrückt – wenn ich von meiner Person ausgehe.«

Dazu kam aber noch etwas anderes. »Durch ihre Hypersensibilität ist körperliche Nähe meist unangenehm für autistische Kinder und Erwachsene. Was für Sie ein Streicheln über den Arm ist, ist für das Kind eventuell eine schmerzhafte Erfahrung. Die Haut beziehungsweise der Tastsinn ist oft überempfindlich, und es fühlt sich so an, als fasse man über einen schlimmen Sonnenbrand. Andere wiederum empfinden den Geruch der Mitmenschen als unangenehm, oder ein bestimmtes Parfüm löst in ihnen ein Übelkeitsgefühl aus. Natürlich, die Eltern wollen ihre Kinder aus der Einsamkeit befreien, doch das geht meiner Meinung nach nicht mit Zwang.«

Hypersensibilität – auch sie ist eine Facette des Andersseins. In unserer lauten, reizüberfluteten Welt erweist sie sich als hinderlich. Doch im Stillen frage ich mich, wie unsere Welt aussähe, wenn wir alle unsere Sinne vermehrt einsetzen statt betäuben würden. Wenn eine größere Sensibilität das Ziel wäre und kein Hindernis. Wenn wir riechen würden, welche giftigen Stoffe unsere Art zu leben auf die Welt loslässt. Wenn wir all die künstlichen Aromen wahrnehmen würden, die wir täglich riechen und schmecken, und das Bedürfnis in uns wach würde, sie wegzulassen. Wenn wir in all dem Lärm dieser Welt die Stille wieder hören könnten … Das wäre nicht die Norm, aber wäre es schlechter?

Auf die bestandene Prüfung folgte die Abschlussfeier. Dass dieser Abend der letzte mit meinen Klassenkameradinnen war, hatte ich noch längst nicht registriert. Der Gedanke an die Zukunft machte mir etwas Angst. Wo würde ich arbeiten? Würde ich überhaupt eine Arbeit bekommen? Würde man mich dort auch so akzeptieren, wie ich bin?

Die Musik ertönte und riss mich aus meinen Gedanken.

Gemeinsam traten wir vor die Gäste. Fast alle waren gekommen: Eltern, weitere Angehörige und Lebensgefährten. Auch unsere Fachlehrer hatten sich im Publikum versammelt, um sich von uns zu verabschieden. Wir führten einige Stücke aus *König der Löwen* auf – wie könnte es anders sein. Über Wochen hinweg hatte ich die Kostüme angefertigt … Wochen, in denen meine Zufluchtswelt wieder ein Stück in die Wirklichkeit rutschte. Simba, Nala, Rafiki, Mufasa – sie alle waren um mich. Und mit ihnen meine Freundinnen aus der realen Welt, Menschen, von denen ich nicht wusste, wann ich sie wiedersehen würde, da unsere Wege sich nun trennten. Menschen, die ich bereits vermisste.

Im Giraffenkostüm konzentrierte ich mich auf meine Schritte, um die wehmütigen Gedanken von mir zu schieben. Dann trat Mufasa in die Mitte des Kreises, und wir verbeugten uns nacheinander vor ihm. Hinter der Maske steckte heute meine Mitschülerin Nina. Doch meine Gedanken galten einzig und allein dem echten Mufasa an meiner Seite, als auch ich auf die Knie ging. In meiner Vorstellung verbeugte ich mich vor ihm. Ich ruhte in dem guten Gefühl und der Gewissheit, in seinem Herzen zu sein. Es war ein kleines Stück Unendlichkeit, und ich wusste endlich, wie sich Glück anfühlte. Ich sah zu Nina alias Mufasa auf und lächelte hinter meiner Maske.

In diesem Moment war ich dankbar dafür, die zu sein, die ich war, und verfluchte keine einzige meiner Besonderheiten. Ich fühlte mich durch und durch angenommen. Hinter Nina sah ich meine Mutter. Sie saß auf ihrem Platz und sah mit einem Lächeln zu. Ich wusste, dass dies einer der wenigen Momente war, in dem sie genau wusste, was ich fühlte. Auch wenn ich in dieser Hinsicht blind war, in meinem Herzen sah ich, dass uns besonders hier und jetzt keine Mauer trennte.

Du tanzt

Was tue ich gerade? Ich tanze.
Unsicher ist mein Schritt.
Ich weiß nicht, wie ich mich bewegen soll.
Doch tue ich es, denn es gibt mir das Gefühl,
dem Unerreichbaren nahe zu sein,
dem Wunder nahe zu sein.
Mit Last auf meinen Schultern lasse ich mich sinken
und so fallen alle Lasten zu Boden.
So wie in der Verbeugung vor dem Gebieter der Sonne.
Ich schließe meine Augen für einen Sekundenbruchteil
und weine verdeckt, versteckt vor Freude und Überwältigung.
Du kannst meine Tränen nicht sehen, denn ich bin maskiert.

Was tust du gerade? Du tanzt.
Unsicher ist dein Schritt.
Du weißt nicht, wie du dich bewegen sollst,
doch gehört es zu dir.
Was fühlst du?
Was siehst du?
Wie siehst du?
Viel zu oft weiß ich das nicht, doch heute erkenne ich Glück.
Ich kann es sehen im Funkeln deiner Augen.

»Zugabe, Zugabe!«, riefen die Zuschauer, als wir schließlich erschöpft in unsere Schlusspose fielen.

Durchgeschwitzt und mit rasendem Herzen spürte ich, wie ich zitterte. Es fiel mir noch immer nicht leicht, mich als einen Teil dieser wunderbaren Welt zu präsentieren.

Anna, verkleidet als das Warzenschwein Pumbaa, nahm das

Mikrofon in die Hand und bedankte sich im Namen aller für den tosenden Applaus. »Bitte nehmt es uns nicht übel, wenn wir jetzt keine Zugabe machen. Wir sind froh, wenn wir aus den Sachen wieder herauskommen«, sagte sie lachend.

Hinter ihr wehte das große, mit afrikanischen Mustern versehene Hintergrundtuch, das ich gemeinsam mit meinen Klassenkameradinnen gestaltet hatte. Anna reichte das Mikrofon an Tanja weiter. Alle anderen stellten sich in einer Reihe auf und nahmen die Masken ab.

Auch Tanja bedankte sich bei allen, die an diesem Stück mitgewirkt hatten. Ich hörte, wie sie Nina dafür lobte, eine solch schöne Choreografie gestaltet zu haben.

»Wir möchten uns auch von ganzem Herzen bei Henri bedanken«, sagte Nina zu meiner Überraschung, nachdem das Mikrofon an sie weitergereicht worden war. »Sie hat neben dem Schulstress alle Kostüme und Masken selbst gestaltet und mit uns gemeinsam das Hintergrundbanner erarbeitet. Für die Kreativität und die Liebe, die sie in ihre Werke gesteckt hat, möchten wir ihr einen dicken Applaus schenken.«

Ihre Stimme versank in lautem Rauschen. Es war ähnlich wie im Theater. Ich hatte nicht daran gedacht, ebenfalls angesprochen zu werden. Doch warum eigentlich nicht? Ich hatte schließlich wie Nina meinen Teil zu der Aufführung beigetragen. Ich musste lernen, Lob anzunehmen und es als berechtigt zu empfinden. Peinlich berührt hätte ich am liebsten meine Giraffe im Gesicht behalten, doch ich wollte meinem Umfeld zeigen, dass ich mich über diese Worte freute, und schob sie mir von den Wangen. Ich wollte nicht länger in Gedanken abwinken und sagen: *Wäre doch nicht nötig gewesen.* Nein, ich wollte lachen und das genießen, was Menschen »Anerkennung« nennen. Freudentränen stiegen mir in die Augen.

In diesem Moment realisierte ich es, was meine Befreiung wirklich bedeutete. Auf der Brücke von meiner Welt zu dieser gab es keine Absperrungen mehr, die Wege fühlten sich sicher an. Und ich traute mich, Schritte zu tun, einen nach dem anderen.

Alles hatte sich verändert. Menschen standen mir nicht mehr im Weg: Sie standen vor mir und spendeten mir Applaus. Sie klatschten laut in die Hände und lachten mir zu. Ihre Augen strahlten mich an und funkelten nicht mehr wie Eis und voller Hass und Ablehnung. Die Blicke vor mir waren warm und voller Anmut.

Ich war angekommen in einer Welt, in der es sich zu leben lohnte.

Kapitel 15: Hindernisse

Das alltägliche Leben – Arbeit, eine eigene Wohnung, das soziale Netz, Menschen, die keine Freunde sind – bedeutet für jemanden, der nicht zur Norm gehört, eine ständige Herausforderung. Rollstuhlfahrer scheitern an Bordsteinkanten, Legastheniker am Leistungsdruck, Suchtkranke an dem Verständnis, dass sie tatsächlich krank sind … Natürlich gilt das nicht allein für Menschen, die anders sind, viele müssen aus unterschiedlichen Gründen ums Leben und Überleben kämpfen. Manchmal empfinde ich unsere Gesellschaft als System aus Erwartungen, denen man ganz selbstverständlich genügen muss, um nicht aus dem Netz zu fallen. Und viele der Erwartungen sind unausgesprochen.

Das merkte ich, nachdem ich meinen Abschluss zur Heilerziehungspflegerin in der Tasche hatte und nirgends eine Anstellung fand. Es war noch schwerer, als ich angenommen hatte. Dabei herrschte so viel Bedarf, aber die Mittel der sozialen Einrichtungen waren extrem begrenzt. Und wie andere Autisten auch machte ich die Erfahrung, dass ich mich noch so gut auf ein Vorstellungsgespräch vorbereiten konnte, doch immer wieder an einen Punkt kam, an dem ich scheiterte. Ich trainierte die verlangten Softskills, eignete sie mir an, setzte sie im Gespräch ein … Aber darauf folgten die Fangfragen, wie ich sie nannte. »Wo sehen Sie sich in zehn Jahren?« – »Warum möchten Sie gerade hier arbeiten?« Es fiel mir unsagbar schwer, darauf Antworten zu finden. Ich fühlte mich wieder wie das Schulmädchen im Kunstunterricht, wenn freies Malen angesagt war. Ich spürte, dass hinter den Fragen Erwartungen standen, doch ich konnte von den Personalchefs, den Einrichtungsleitern einfach nicht ablesen, was sie hören wollten. Wo sah ich mich in zehn Jahren? Konnte es darauf überhaupt eine vernünftige Antwort geben? Die Zukunft hatte zu viele Variablen, als dass ich sie hätte vorhersagen können. Schon der nächste Monat war viel zu vage. Deswegen brauchte ich doch meine Routinen. Weil die schiere Vielzahl an Möglichkeiten, an Unvorhersehbarkeiten, mich oft so ungefiltert traf, dass ich meinen Geist beruhigen musste: als Kind mit dem Ordnen von Dingen und jetzt mit dem Anfertigen von Mustern, von Masken und Kostümen.

***

Nach ungezählten Absagen arbeitete ich schließlich in einem Heim für Senioren mit geistiger Behinderung und litt sehr bald darunter, dass ich zu wenig Zeit für die Menschen hatte, die ich pflegte. Wir waren chronisch unterbesetzt, und der tägliche Stress färbte auf das Verhalten einiger Kolleginnen ab. Zu spüren bekamen es diejenigen, die sich nicht wehren konnten: zuallererst die Heimbewohner und dann auch ich.

Gerade in einer neuen Situation – meiner allerersten Arbeitsstelle – wäre es am einfachsten für mich gewesen, gesagt zu bekommen, was zu tun war. Doch die Kolleginnen erwarteten von mir, dass ich Eigeninitiative zeigte. Ich hätte mich gern eingebracht, so wie ich es bei Marie während des Praktikums getan hatte, aber für eine individuelle Betreuung, die tiefer auf den jeweiligen Menschen einging und ihm seine Würde zurückgab, blieb gar keine Zeit. Stattdessen erntete ich Kritik, weil ich nicht wie erwartet funktionierte. Ich war aufgrund meiner Ausbildung nicht als Pflegehelferin, sondern als Pflegefachkraft eingeteilt worden. Das hieß, ich sollte diejenige sein, die Entscheidungen traf und das Sagen hatte, die sämtliche Telefonate führte, sich um Akten und administrative Aufgaben kümmerte, Probleme besprach und verärgerte Angehörige beschwichtigte. Das alles überforderte mich, es lief meiner Natur entgegen. Anpacken konnte ich, mir war keine Aufgabe zu niedrig. Doch die Mimik von Kolleginnen lesen, den Sarkasmus herausfiltern, mich durchsetzen – das bedeutete eine Riesenanstrengung für mich. Natürlich war es auch für diejenigen nicht leicht, die nun gefordert waren, im Team mit mir zu arbeiten. Sie wollten am liebsten ihren Job machen und pünktlich nach Hause kommen. Verständlich! Es war eine vertrackte Situation.

Seit ich denken kann, ob in der Schule oder im Praktikum, brauchte ich immer eine genaue Anleitung und ein Aufzeigen von allen Kleinigkeiten im Tagesablauf. Dadurch war ich auf die Hilfe und Hilfsbereitschaft meiner Mitmenschen angewiesen. Darum bitten wollte ich nie. Es hätte niemand verstanden, warum man mir alles (manchmal gleich zweimal) sagen musste. Ich fand hin und wieder einen Menschen, der mir von sich aus alles zeigte, und dadurch kamen weniger Fehler zustande.

Aber an diesem Ort gab es niemanden mit dem besonderen Bauchgefühl. Ich war nicht dumm, und ich war auch nicht faul. Ich hatte nur kein leitendes Wort.

Hinzu kamen meine Schwierigkeiten, Gesichter wiederzuerkennen und mit den Kolleginnen auf sozialer Ebene so umzugehen, wie sie es automatisch erwarteten. Schon wieder rückte ich in die Ecke derer, über die gelästert und hergezogen wurde. Manches hörte ich unfreiwillig mit, anderes wurde mir offen ins Gesicht geschleudert.

Schweren Herzens offenbarte ich einer Kollegin, dass ich Autistin sei und woher meine Probleme rührten. Es war unglaublich hart zu erfahren, dass sie zwar anfangs so tat, als verstünde sie mich, aber letztlich dennoch austeilte und mich fertigmachte. Ich fühlte mich elend, unausgelastet und überfordert zugleich. Ein Zustand, von dem ich nicht wusste, wie ich ihn auf Dauer ertragen sollte. Verzweiflung machte sich in mir breit.

Frühmorgens fand ich mich in den kargen, weißgrauen Gängen des Pflegeheims wieder. Leicht fröstelnd und mit diesem altbekannten unwohlen Gefühl begann ich meine tägliche Arbeit, indem ich mir die Einmalhandschuhe überzog und mich in das Zimmer meines ersten Klienten begab. Ich mochte ihn, auch wenn er sich mir gegenüber abweisend verhielt. Er war einer der Fälle im Haus, von denen ich vermutete, dass sie autistisch sein könnten.

Steve war ungefähr Mitte dreißig. Er sprach nicht, gab nur Laute von sich und wedelte besonders auf der Toilette mit Händen und Füßen, wie es hin und wieder in der Lektüre zum Thema Autismus beschrieben wurde. Steve musste sehr schwer betroffen sein, er brauchte rund um die Uhr Pflege und Betreuung. Sein Gesichtsausdruck war meist unverändert. Er wirkte auf mich ernst und schlecht gelaunt, obwohl das nicht immer der Fall war. Manchmal schlug seine Stimmung von einem Moment auf den anderen um. Dann wurde aus einem friedlichen jungen Mann ein sich wehrender Rebell.

Am liebsten saß er den ganzen Tag in seinem Zimmer, in seine Kuscheldecke eingerollt, und starrte an die Decke. In diesen Momenten war er ganz weit weg. Er bemerkte nicht mal, wenn jemand sein Zimmer betrat. Also klopfte ich vor und nach dem Eintreten gegen die Tür, um ihm ein Signal zu geben, dass er nicht mehr allein sei. Ich hatte die Erfahrung gemacht, dass es falsch war, ihn einfach anzusprechen. Dann erschrak er und wurde aggressiv. Auf mein Klopfen hin aber sah er mich an, und ich sagte ihm, dass es an der Zeit sei, aufzustehen und auf die Toilette zu gehen. Manchmal schüttelte er den Kopf, und ich musste ihn an der Hand nach oben ziehen. Dann wieder stand er von sich aus auf und ging mit mir ins Badezimmer. Dort zog er sich die Hose runter, damit ich seine Inkontinenzmaterialien entfernte. Ich wusch ihn gründlich mit Einmalwaschlappen und Pflegeschaum, denn dafür war ich da.

Dass Steve in meinen Augen kein Mann mit geistiger Behinderung, sondern eher ein recht kluger Autist war, der nur in sich selbst gefangen war, blieb sein und mein Geheimnis. Denn mir glaubte sowieso niemand. Aufgrund meiner unsicheren Art, am Arbeitsplatz aufzutreten, und der kleinen Fehler, die ich hin und wieder machte, wurde ich nicht ernst genommen.

Mir fehlte die Zeit, mich näher mit ihm zu beschäftigen, die anderen Bewohner warteten schon. Das Einzige, was ich für ihn tun konnte, war, seine autistischen Züge zu erkennen und entsprechend zu handeln. Zum Beispiel durch das Klopfen an der Tür, um ihm den täglichen Schreck zu ersparen.

Doch er ließ mich nicht los. In einer Pause suchte ich

in seiner Akte nach den Worten *autistische Züge* oder *Autismus*. Auf all den Seiten ging es jedoch nur darum, wie viel er gegessen und wie oft er Stuhlgang gehabt hatte. Da stand nichts zu seiner Person, er war auf seine Vitalwerte reduziert. In einer besseren Welt wäre Steve diagnostiziert worden und hätte eine spezielle Förderung bekommen. Doch hier, im Heim, hätten sie ihn auch mit dem Wissen um seine Diagnose weiterhin in seinem Zimmer sitzen und an die Decke starren lassen.

Während ich diesen Gedanken nachhing, saß ich hinter der Glaswand im Mittelgang, mit der Akte in der Hand. Ich war allein und wusste: Niemand vermisste mich, und niemand vermisste die Bewohner.

Verbittert fragte ich mich: *Wo ist hier nur die Menschlichkeit abgeblieben?*

***

Es war das erste Mal, dass ich nach meiner Diagnose Mobbing erfuhr. Ich wandte mich nach innen, versuchte herauszufinden, was mein Anteil daran war.

Mir war inzwischen bewusst, dass die Menschen teilweise nicht einmal etwas für ihr Handeln konnten. Durch meine stille und ängstliche Art vermittelte ich ihnen unbewusst die Erlaubnis, alles mit mir zu versuchen. Dass mir das eine oder andere Recht abgesprochen wurde, war ich bereits gewohnt, ich wehrte mich ja nicht. Es waren die menschlichen Instinkte, denen ich sowohl in meiner Jugend als auch zu dieser Zeit zum Opfer fiel. Manchmal merkte ich es nicht einmal, dass man versuchte, mich in gewisser Weise zu unterdrücken. Bis mir jemand zum Beispiel sagte, dass auch ich ein Recht auf freie

Tage hätte. Als ich mir dann endlich freinahm, wurde es nicht respektiert. Wenn ich mich gegenüber den Kollegen wehrte, dauerte es keine fünf Minuten, dann wurde ich von der Chefin der Leiharbeitsfirma angerufen und gemaßregelt. Als Leiharbeiterin hätte ich keine derartigen Rechte. Ich glaubte ihr. Bis ich auch darin eines Besseren belehrt wurde.

Die Opferrolle ist eine typische Erscheinung von Menschen mit Autismus. Sie entsteht durch die teilweise falsch angewendete Körpersprache des Betroffenen, seine unsicheren Bewegungen und seine komplette Art *zu sein*. Viele Formen des Autismus, die in dem breitgefächerten Spektrum enthalten sind, bringen eine gewisse Angriffsfläche mit sich. Die vermeintliche Schüchternheit und das fehlende Verständnis von nonverbalen Signalen führen nicht nur zu einer äußeren, sondern auch zu einer inneren Unsicherheit, die zur Folge hat, dass der Betroffene im gewissen Grad von anderen abhängig ist und jemanden braucht, der ihn (an-)leitet. Circa siebzig Prozent der Menschen nutzen diese Schwäche, gekoppelt mit einer gewissen Naivität des Betroffenen, für ihre eigenen Zwecke aus. Ein Mensch mit Autismus bemerkt dies meist zu spät. Denn der Ausnutzende gibt sich freundlich und fürsorglich, spielt dem Betroffenen etwas vor. Der autistische Verstand sieht nur das Gespielte, nicht, was dahintersteckt.

Ich hatte begriffen und akzeptiert, dass der Autismus zu mir gehörte. Auch wenn ich ihn nicht mehr hergeben würde, hätte ich nichts dagegen gehabt, dieses Opferverhalten loszuwerden.

Zu diesem Zeitpunkt wusste ich es noch nicht, doch das Schicksal hatte gleich drei gute Dinge für mich parat. Ich musste bloß die richtigen Schritte tun, um meine Einsamkeit mithilfe von Freunden zu überwinden, die waren wie ich. Um endlich die Arbeit zu finden, die mich glücklich machte. Und um Arvid wiederzusehen.

In diesen Monaten sehnte ich mich nach einem Funken der Kraft, die mir die Begegnung mit Mufasa geschenkt hatte. Zu meinem Geburtstag fuhr ich mit meiner Mutter und ihrer Freundin Judith nach Hamburg, um wieder in mein geliebtes Musical abtauchen zu können. Es wurde ein Besuch voller Herausforderungen. Wir verfuhren uns, blieben im Verkehr stecken, und statt Vorfreude hielt mich die Angst im Griff, zu spät zu kommen. Doch dann saß ich auf meinem Platz ganz vorne, in meiner Nala-Korsage, und atmete durch.

Meine Mutter hatte mir einmal gesagt, dass ich mich seit jenem Abend, als ich auf die Bühne gelaufen war, sehr zum Positiven verändert hätte. Sie hatte gesagt, dass ich mir mehr zutraute und meine Äußerungen zu mir und meinem Weltbild anders geworden seien: besser, heller und zuversichtlicher. Wenn es Engel gab, dann waren sie hier.

Aus dem Bühnenboden tat sich der Königsfelsen auf, und Mufasa zeigte sich in all seiner Schönheit. Er betrachtete sein Reich. Doch sein Blick war leer. Er hob den Arm. Seine Bewegung war leer. Es war nicht »mein« Mufasa, und in diesem Moment spürte ich mit aller Wucht, wie ich Arvid vermisste. Nicht Mufasa, sondern ihn, den Menschen hinter der Maske des Löwenkönigs. Es war ein starkes Vermissen, das mir körperlich und seelisch wehtat. Ich musste mich zusammenreißen, um nicht zu weinen. Tief in meinem Inneren rief ich ihm zu: *Wo bist du?*

Seit seiner letzten Mail waren Monate vergangen, und ich wollte mich nicht aufdrängen. Doch er wusste so vieles nicht, da mein Brief, in dem ich ihm von seiner Rolle als mein Befreier geschrieben hatte, ja nicht mehr angekommen war. All das in einer E-Mail zu schreiben, war mir zu unpersönlich.

Das Gefühl des Vermissens zeigte mir eines ganz deutlich: Ich wollte ihm *sagen,* dass er mein Befreier war. Von Angesicht zu Angesicht.

Kapitel 16: Little One

Tagträume.

Sie waren mein zweites Ich, wenn ich überhaupt etwas wie ein Ich besaß.

Tagträume.

In ihnen war alles möglich. Wie oft hatte ich mir in der Vergangenheit vorgestellt, stark zu sein.

Ein Mädchen, das laut sprach und sagte, was es dachte.

Ein Mädchen, das sich zu verteidigen wusste.

Ich stellte mir vor, die Meute zu vertreiben, die mit dem Finger auf mich zeigte.

Ich träumte davon, wie es sich anfühlte, Frieden zu haben, bevor ich ganz unter meinem Handtuch, das ich mir über den Kopf zu legen pflegte, einschlief. Ein kleines Zelt um mein Gesicht bot mir Sicherheit, und es gab mir eine Grenze zwischen mir und der Welt da draußen. Das schimmernde Licht dämpfte durch seine Fasern meine Wahrnehmung und ließ mich Ruhe finden.

Inzwischen hatte ich einen noch mächtigeren Gegenstand, der mir Ruhe und Frieden schenkte. Ich hatte den Versuch gestartet, Mufasas goldenen Kragen nachzugestalten. Mit einer alten Jeanshose und Fenstermalfarben gelang es mir recht gut, seine runde, gewellte Form, die bis zu den Schultern reicht, und auch die Muster darauf originalgetreu anzufertigen. Fenstermalfarben sind nichts anderes als flüssiges Plastik, das als Motiv auf eine Folie aufgetragen und anschließend in getrocknetem Zustand an die Scheibe gedrückt wird. Auf jeder Flasche, die ich in Händen hielt, befand sich der Hinweis, die Farben nicht auf die Kleidung zu bringen, da sie nicht mehr zu entfernen seien. Mich brachte das auf die Idee, die Farbe gezielt auf Stoffen anzuwenden. Was aus Fasern nicht mehr zu entfernen ist, kann auch als Textilmalfarbe dienen. Textilfarben gab es in dem kleinen Bastelladen bei uns im Dorf nie in allen Farbtönen, und sie kosteten fast das Doppelte. Glasmalfarbe bot durch ihre cremige Konsistenz die Möglichkeit, insbesondere Mufasas Muster zu gestalten. Die Farben wirkten wie auf den Kragen gestanzt und zeigten Sonnentempel und Universen.

Was mir jedoch nicht gelingen wollte, war die Stabilität des Stoffes. Der echte Kragen wirkte wie ein Schild, das Mufasas Brust und Schultern schützte, und doch war es kein Metall. Ich hatte ihn berühren dürfen. Mein Mufasa-Kragen war weich. Er sah nur so aus wie geschmiedet.

Mittlerweile war dieser Kragen mein ständiger Begleiter. Ich schleppte ihn überall mit hin. Ohne ihn schlief ich nicht ein. Ich wickelte mich nur allzu gern darin ein, da sein Gewicht einer zarten Umarmung glich. Er erinnerte mich an die Umarmung von Mufasa. Immer wieder half er mir dabei, sein Bild nicht zu vergessen. Und das war wichtig für mich, denn ich hatte Angst, sein Licht und diese wunderbare Wärme in dem Chaos meiner Gedanken und dem Trott des Alltags zu verlieren. Ich brauchte etwas, das ihn repräsentierte und ihn mir so nahe bringen konnte wie nur möglich.

***

Viele von uns Autisten sind sich selbst gegenüber eher negativ ausgerichtet. Wenn man ein Leben lang spürt, dass etwas mit der eigenen Person anders ist, und die Worte fehlen, um zu beschreiben, was genau es ist, beginnt man an sich zu zweifeln. Oder man hat eine Diagnose, weiß genau, woher es kommt, dass man immer wieder in die sogenannten Fettnäpfchen tritt, und ärgert sich innerlich darüber, weil man es nicht verhindern kann. Das Wissen, dass es immer so sein wird, ist hilfreich, aber es verlangt einem eine Menge Selbstakzeptanz ab, die man erst einmal aufbauen muss.

Meine Freundin Kerstin sagt nicht länger »Fettnäpfchen« zu all den misslichen Lagen während einer sozialen Interaktion. Sie nennt sie »Swimmingpools voller Fett«. Kerstin ist in Hinsicht auf ihre Autismus-Diagnose derselben Meinung wie ich. Man sollte offen darüber sprechen und sie nicht verheimlichen oder sich dafür schämen.

»Was gibt es Neues zu dir und Arvid?«, fragte sie mich rundheraus, als wir an einem heißen Sommertag im Park waren.

»Ich habe vor Kurzem mal wieder mit ihm gechattet. War echt schön«, lächelte ich der Sonne entgegen. Endlich hatte er sich gemeldet und erzählt, dass er viel zu tun gehabt habe und auf Tournee gewesen sei. Inzwischen waren wir auch auf anderen sozialen Netzwerken befreundet, wodurch ich ein wenig mehr aus seinem Leben mitbekam. So hatte ich auch erfahren, dass er hin und wieder in einer Bar in Hamburg auftrat.

»Oh toll! Und was hat er erzählt?«

»Ach, er hatte ein neues Profilbild hochgeladen, auf dem ein kleiner Junge drauf war. Ich dachte erst, es wäre sein Sohn. Dann habe ich mich doch überwunden, ihn anzuschreiben und ihn zu fragen, ob er das selbst sei. Er war mal wieder seit Ewigkeiten online.«

»Und, war es sein Kind?«

»Nein. Es war er selbst als Kind. Wir schrieben ein paar Minuten hin und her. Er fragte mich, wie es mir gehe. Irgendwie habe ich immer das Gefühl, ihn anzulügen, wenn ich ihm schreibe, mir gehe es gut. Mir geht es ja auch gut – in dem Moment, in dem ich mit ihm in Kontakt bin, auf welche Weise auch immer. Ich weiß aber, dass er es im Allgemeinen meint. Da habe ich schon ganz schön mit meiner Sehnsucht nach ihm und mit diesen bescheidenen Umständen zu kämpfen.«

»Das verstehe ich.«

Es tat so gut, mit jemandem zu reden, der wusste, wovon ich sprach.

»Aber er war lieb zu dir.«

»Natürlich. Arvid ist immer lieb und herzlich zu mir. Auch wenn er nur mit mir chattet, fühlt es sich an, als würde er mich umarmen. Ich habe ihm geschrieben, dass in seiner Bar ein Geschenk von mir auf ihn wartet, mein Brief. Aber darauf hat er nicht mehr geantwortet. Mal sehen, ob mein Bote, der Barkeeper, es ihm gibt. Arvid hatte jetzt lange Urlaub. Ich hoffe so sehr, dass es nicht vergessen wird«, sagte ich leise, denn das war meine große Sorge.

Ich hatte all meinen Mut zusammengesammelt und bei einem Besuch in meiner Lieblingsstadt einen Brief dort für Arvid abgegeben. Viel hatte ich nicht geschrieben, dafür aber ein selbst geknüpftes Freundschaftsband und ein Foto von mir in den Umschlag gesteckt.

Ich war so aufgeregt gewesen! Dass er dort gewesen war, in derselben Bar, in der ich stand … Das Gefühl hatte mich in seiner Intensität all meine Kraft gekostet, doch zugleich wusste ich, es war der erste Schritt hin auf dem Weg, ihn eines Tages wirklich wiederzusehen.

»Ach, bestimmt hat der Barkeeper es nicht vergessen«, munterte Kerstin mich auf und begann im Wasser des knietiefen Brunnens am Rand der Wiese zu waten.

»Das ist eine gute Idee. Was für eine Hitze!«, lachte ich und tat es ihr gleich.

Unter dem klaren Wasser erkannte man unsere Spuren, da der Boden des Brunnens mit Algen verdeckt war. Wir begannen mit unseren Füßen Linien auf den Boden zu zeichnen und Namen zu schreiben. Ich dachte an Arvid und malte ein Herz auf den Grund des Brunnens.

Auch Carol war mir eine große Stütze, während mit der Arbeit so vieles im Argen lag. Oft rief sie an, und wir tauchten ein in die Welt, die wir beide teilten.

»Schön, dich wieder zu hören«, sagte ich eines Nachmittags, als ich das Gespräch entgegengenommen und Carol sich gemeldet hatte.

»Oh, danke sehr. Das freut mich aber. Ich glaube, du bist die Erste, die mir so etwas sagt.«

Für einen Moment machte es mich traurig, dass ich die Einzige sein sollte, und doch freute ich mich darüber, dass sie in mir nun eine Freundin gefunden hatte. Sie erzählte mir oft, dass sie es bisher nie geschafft habe, Freunde zu finden. Carol war zwar verheiratet und hatte einen Mann an ihrer Seite, aber sonst war niemand für sie da.

»Was gibt es Neues bei dir?«, wollte sie wissen.

»Ich habe es endlich geschafft, Mufasa zu fragen, ob er mich wiedersehen möchte«, lachte ich in die Hörmuschel. Dabei war es gar nicht lustig, dass ich so ein Angsthase war.

Ich hatte ihm geschrieben, wie fröhlich ich sei, ihn wiedergefunden zu haben, und dass es ein großes Glück für mich sei, mit ihm chatten zu können. Dann hatte ich mich überwunden und ihn gefragt, ob wir uns eines Tages wiedersehen würden. Es war mir so schwergefallen … so unendlich schwer.

»Und? Was hat er gesagt?«

»Er antwortete mir mit *Ja*«, sagte ich leise und fühlte, wie sich ein Lächeln auf meinem Gesicht abzeichnete.

»Das ist schön. Freust du dich darüber?«

»Unheimlich! Ich kann gar nicht beschreiben, wie sehr ich mich freue.« Ich hatte wirklich Schwierigkeiten damit, die richtigen Worte zu finden.

»Was würdest du machen, wenn er jetzt vor dir stehen würde?« Carol stellte immer sehr interessante und spezielle Fragen. Andere hätten sie vielleicht neugierig genannt und sie dafür verurteilt, doch ich erkannte darin ihr Interesse an mir, und das berührte mich.

»Ich würde ihn umarmen.«

»Liebst du ihn?«

Carol war die Erste, die diese Frage jemals aussprach. Ich hatte sie mir bereits selbst gestellt, doch mir nie eine Antwort darauf gegeben, weil ich sie nicht hören wollte. Ich wollte nicht über diese übermäßige Freude nachdenken, die in mir aufstieg, wenn ich eine liebe Nachricht von ihm bekam. Ich genoss lediglich das Gefühl, von Arvid gesehen zu werden und in seiner Seele willkommen zu sein. Es gab nur eine Antwort auf Carols Frage: »Ich … keine Ahnung.«

Ich hatte es mir auf meinem Computersessel gemütlich gemacht und die Beine auf mein Bett gelegt. In meiner linken Hand brannte eine Zigarette, deren Rauch sich schwebend über mir verteilte und die Bilder von Arvid an meiner Wand in einen leichten Nebel tauchte.

»Für mich hört es sich sehr danach an, dass du ihn liebst. Wie würdest du ihn denn umarmen? Auf die Weise, sodass du ihn nie wieder loslassen wollen würdest?«

»Ja. Genau so.«

»Dann liebst du ihn.«

Ich erklärte meiner Freundin, dass das nicht gut wäre, da ich wusste, dass er nicht dasselbe für mich empfand. Nebenbei spielte ich an meinem Computer herum und schickte Carol ein Video von Arvid per E-Mail. Vor nicht allzu langer Zeit hatte er einen großen Auftritt gehabt und tosenden Applaus dafür bekommen.

Carol sah es sich sofort an. »Das ist ja interessant!«

»Ja«, lächelte ich und horchte in mich hinein, während wir gemeinsam seinem Lied lauschten und dem Video zusahen. Ich fühlte, wie mein Herz schneller schlug – nicht zum ersten Mal.

»Er ist eine sehr, sehr alte Seele und hat schon viel erlebt«, sagte Carol. Sie war wieder in ihr spirituelles Ich verfallen. Schon oft hatte sie in diesem leicht abwesenden Tonfall mit mir gesprochen und mit allem, was sie mir gesagt und oft auch prophezeit hatte, recht behalten. Gebannt lauschte ich ihren Worten. »Er wurde in diesem Leben äußerst verletzt. Aber das erzähle ich dir später mal. Ich kann auch noch nicht genau sehen, was ihn verletzt hat. Ich kann nur sehen, dass er Angst vor seinen Gefühlen hat.«

»Werde ich ihn wirklich wiedersehen?«, fragte ich Carol und die geistige Welt.

»Ja. Das wirst du. Das wird allerdings noch eine Weile dauern.«

»Wie lange?«

»Das weiß ich nicht. Ich weiß nur, dass du dich noch ein bisschen gedulden musst, aber es wird sich lohnen. Es wird sich so was von lohnen. Dein Mufasa wird sich sehr freuen, dich zu sehen, und du musst dir überhaupt keine Gedanken darüber machen, ob du bei ihm willkommen bist. Du wirst willkommen sein, sogar mehr als das. Er wird so positiv überrascht von deinem Besuch sein, dass er strahlen wird vor lauter Freude. Er wird strahlen wie die Sonne«, lachte meine autistische Genossin. Carols Worte schickten mir Bilder, wunderschöne Bilder von Arvid und seinem lachenden Gesicht. »Er wird auf dich zukommen und dich fest in den Arm nehmen«, fügte sie hinzu.

»Ich muss gerade weinen.« Mehr sagte ich nicht. Mir fehlten die Worte.

Natürlich mochten das Hirngespinste sein, die ich nur zu gern glauben wollte. Mir war bewusst, dass die meisten Menschen sie als genau das abgetan hätten. In Carols Stimme aber schwang wieder diese unendliche Überzeugung mit, als hätte sie sich von Raum und Zeit gelöst und etwas gesehen, das hier und jetzt, in meiner Gegenwart, noch im Entstehen war.

»Und ich werde ihn besuchen?«, fragte ich mein Medium.

»Ja. Es sieht ganz danach aus, dass du dich auf die Reise begeben wirst. Es wird nicht einfach sein zu verreisen. Ich glaube, du machst das irgendwie heimlich, weil dich keiner weglassen will, aber nichts und niemand wird dich davon abhalten. Du wirst ihn treffen. Es wird nicht auf oder hinter einer Bühne sein, sondern in einer kleinen Kneipe, wo ihr euch begegnen werdet.«

Am Abend lag ich lange wach, Carols Worte hatten vieles in mir aufgewühlt.

Ich wollte Arvid so bald wie möglich wiedersehen, doch war er auf meine Frage hin vielleicht einfach nur höflich gewesen? Wollte auch er mich denn wirklich sehen? Mich?

Wenn ich mir diese Frage selbst beantwortete, dann mit einem klaren *Nein*. Dafür war mein Selbstbild nach all den Jahren des Mobbings viel zu zerstört. Die Ablehnung in meinem Alltag überschattete oft die schönen Augenblicke, die ich erlebt hatte.

Ich war Arvid so dankbar dafür, dass er mich hinter der Bühne des Musicals wahrgenommen, mich *gesehen* hatte. Seine Aufmerksamkeit war ein ganz besonderes Geschenk für mich. Selbstverständlich würde dies nie für mich werden. So wie es auch nie selbstverständlich wurde, dass Sandy meine beste Freundin, meine Mutter meine Mutter und meine Schwester meine Schwester waren.

Da ich nicht schlafen konnte, schnappte ich mir meinen Laptop. Ich wollte Arvid schreiben, wollte mich vergewissern, dass ich ihn richtig verstanden hatte. Ich öffnete das Nachrichtenpostfach. Im Empfängerfeld stand sein Name, und in Kleinformat lächelte mich sein Bild an.

Ich wollte ihn fragen, ob er mich tatsächlich wiedersehen mochte, doch als ich die Nachricht schließlich abschickte, stand nichts dergleichen darin. Viel zu sehr kämpfte ich mit der Überzeugung in meinem Innern, nicht gewollt zu sein, die sich seit der Situation auf meiner Arbeit wieder verstärkt hatte. An das begleitende Gefühl hatte ich mich längst gewöhnt. Es war nicht schön, doch ich lebte damit. Und manchmal führte es eben dazu, dass ich mich nicht zu sagen traute, was wirklich in mir vorging. Dieses Mal erzählte ich ihm etwas über das spirituelle Sein. Ich wusste, dass ihn das Thema faszinierte. Das war eines der vielen Dinge, die mich zu ihm führten – immer wieder in Gedanken und in meinen Träumen. Ich schrieb von Licht, Liebe und Wärme und von Gott.

Bereits am nächsten Tag antwortete er und versicherte mir, dass meine Worte ihn berührten. Er verriet mir, dass es für ihn die kleinen Dinge seien, die zählten. Ein Lächeln als Dank für eine nette Geste, Freundlichkeit, Herzlichkeit. Seine ehrliche Antwort gab mir ein Gefühl von Verbundenheit.

Mit Arvids Nachricht vor Augen nahm ich mir fest vor, keine Angst mehr vor ihm und der Ablehnung anderer zu haben. Der Mensch, der mir so wichtig war, der mich *befreit* hatte, lehnte mich nicht ab. Im Gegenteil. Der letzte Satz seiner Nachricht widerlegte all den Hass, dem ich aufgrund meiner Andersartigkeit immer wieder ausgesetzt gewesen war:

»Have a blessed day, Little One … That is my special name just for you… :-D«

Ich bekam meinen Namen: *Little One*.

Was für ein Geschenk! Ich hatte schon mitbekommen, dass Arvid die Angewohnheit hatte, den Menschen, die ihm etwas bedeuteten, einen Spitznamen zu geben. Die anderen Sängerinnen nannte er alle »Sweetheart«. Mir aber gab er einen eigenen Namen. Es war ein Herzensgeschenk, das für mich unbezahlbar war. Fast wie ein Orden. Als ich ihn kennenlernte, war er Mufasa, einer der Löwen aus meiner Traumwelt. Dass ich es geschafft hatte, den Kontakt aufzubauen und zu halten, Spuren zu hinterlassen, war für mich kaum vorstellbar und hatte eine Menge Tapferkeit und Mut erfordert. Auch dafür stand der Name.

Little One trug eine Botschaft für mich. Es sagte mir: Ich passe auf dich auf. Du bist schützenswert, etwas Besonderes.

Für ein Mädchen, das nie einen Vater gehabt hatte, der es beschützen wollte, das von anderen wegen seines Autismus gehänselt, gemobbt, verurteilt worden war, bedeutete er die Welt.

Kapitel 17: Ankommen

Wenn die Mehrheit der Menschen sich Autisten in Berufen vorstellt, dann kommt meist als Erstes der Gedanke an IT-Spezialisten: logisches Denken, Mustererkennung, die Fähigkeit, sich auf monotone Abläufe zu konzentrieren – all das wiegt im Computerwesen mehr als soziale Interaktion. Als Zweites denkt man an außergewöhnliche Inselbegabungen. Pianisten, Zahlen- und Gedächtniskünstler, Sprachgenies – verblüffende Talente in einem speziellen Bereich gibt es ganz unterschiedliche, und unter Menschen aus dem autistischen Spektrum treten sie gehäuft auf. Dass Autisten in sozialen und kreativen Berufen hingegen meist nicht gesehen werden, liegt oft an Vorurteilen: daran, dass ihnen Empathie, Gefühle und schöpferische Kraft gern abgesprochen werden. Aber warum? Weil sie sich anders zeigen?

Wir alle filtern unsere Wahrnehmungen, weil die Reize, die unsere Sinnesorgane erreichen, uns ansonsten überfluten würden. Doch manchmal frage ich mich, wie das Leben auf der Erde sich gestalten würde, wenn wir wenigstens eines ungefiltert fertigbringen würden: jeden Menschen in seinem einzigartigen Wesen zu betrachten, statt ihn in Schubladen zu stecken.

***

Nach einer langen Frühschicht im Altenheim machte ich mich auf den Heimweg. Eine Bewohnerin hatte sich ihres Katheters entledigt und musste ins Krankenhaus gebracht werden. Ein weiterer Bewohner hatte einen massiven Wutanfall und musste besänftigt werden. Wieder ein anderer Bewohner war flüchtig, musste gefunden und zurückgebracht werden – und all das neben dem üblichen Dienst. Als ich eine Kollegin fragte, ob sie in der Zwischenzeit das Insulin gespritzt habe, fuhr sie mich an und sagte: »Du bist doch hier die Fachkraft.« Es war frustrierend. Hinzu kam, dass die Leiharbeitsfirma, die mich beschäftigte, mich um den Lohn betrogen hatte. Selbst das wäre noch zu ertragen gewesen, wenn nicht jede Übergabe voll von hämischen Kommentaren gewesen wäre, was ich wieder mal vergessen oder falsch gemacht hätte.

Fertig, ausgebrannt und traurig schleppte ich mich die Straße entlang und weiter über die kleine Brücke, unter der ein Fluss plätscherte. Mein Blick war geradeaus gerichtet, ein Stück vor mir lief eine Dame mittleren Alters. Ich sah sie nur von hinten, doch ihre kurzen blonden Haare und die sportliche Kleidung erinnerten mich an jemanden, der mir immer wohlmeinend gewesen war: Svenja, meine Mentorin in der praktischen Prüfung zur Kinderpflegerin. Sie arbeitete als Krippenerzieherin im örtlichen Kindergarten, den ich als Kind selbst besucht hatte.

Svenja hatte sich während der Ausbildung mir gegenüber als hilfsbereiter Mensch erwiesen. Wenn ich während meiner Praktika in der Kinderpflege unsicher gewesen oder mir ein Fehler unterlaufen war, hatte sie mich nie verurteilt. Stattdessen hatte sie mich ganz einfach gefragt, was ich nicht verstanden hatte, und mir die Gelegenheit gegeben, zu reden und nachzufragen. Sie hatte Interesse an den einzelnen Menschen gezeigt und viel Wert auf ein gemeinschaftliches Miteinander und auf Gleichberechtigung gelegt.

Ich ging einen Schritt schneller, um sie einzuholen. Eigentlich fühlte ich mich viel zu niedergeschlagen, um jemandem zu begegnen, doch mit Svenja war es anders. Etwas sagte mir, dass ich es *müsste*.

An der Ampel vor der Kreuzung blieb sie stehen. Leicht außer Atem schloss ich zu ihr auf und sprach sie an. Sie lächelte überrascht.

»Henrike! Lange nicht gesehen. Wie geht es dir denn?« Sie legte den Kopf ein wenig schief und musterte mich. »Du siehst irgendwie fertig aus. Ist alles okay mit dir?«

Mir war bewusst, dass man besonders den neutralen Personen in seinem Leben üblicherweise nicht sofort die eigenen Sorgen offenbarte. Doch in diesem Moment waren mir Regeln dieser Art völlig egal. Ich hatte das Gefühl, dass ich in Svenja eine Verbündete vor mir hatte und nur die Wahrheit zu ihr durchdringen würde. Wie oft sagen Menschen »Mir geht's gut«, wenn sie in Wahrheit am Zusammenbrechen sind? Und wie oft haken wir nicht nach, auch wenn wir wissen, dass die Worte schlichtweg gelogen sind? Ich hatte schnell gemerkt, dass meine Ehrlichkeit nicht gut ankam und mein Gegenüber oft gar keine Antwort auf die Frage, wie es mir gehe, hören wollte. Daher hatte ich beschlossen, einfach zu schweigen oder von mir abzulenken, denn lügen konnte und wollte ich nicht.

Doch mit Svenja war es an diesem Tag anders.

»Na ja … nein, nichts ist okay, wenn ich ehrlich sein soll«, antwortete ich.

Ihre Mundwinkel verzogen sich sogleich nach unten, und ihre Mimik zeigte Mitgefühl. Sie sah, dass ich mich seelisch durch schwere Tage schleppte. Und sie spürte, dass es mir überhaupt nicht gut ging. Dies zeugte von einem weiten Blick. Sie ließ die Ampel grün werden, blieb stehen und wandte sich mir zu.

»Was ist passiert?«

Und so berichtete ich von meiner momentanen Situation. Von der Arbeit im Pflegeheim, den unfairen Schichten und dem allgemeinen Umgang mit mir.

»Henrike, pass auf«, sagte sie und strich mir über den Arm. »Im Moment tritt das neue Kindergartengesetz in Kraft. Der Erzieherschlüssel wurde erhöht, und so sind Stellen frei geworden. Wir suchen dringend neue Mitarbeiter. Bewirb dich! Bewirb dich so schnell wie möglich um eine Stelle bei uns. Wir holen dich da raus. Das kann doch wohl nicht wahr sein. Wir tauschen unsere Telefonnummern aus, und wenn du zu Hause bist, meldest du dich sofort bei Carla, der Leiterin der Kindertagesstätte. Sie ist heute lange im Dienst.«

Ich kramte auf der Suche nach Papier hastig nach meinem Übergabe-Zettel, der sich normalerweise in der Tasche meines Kittels befand. Doch er war längst in meinem Rucksack verschwunden und zusammengeknüllt.

»Oh nein, nicht das noch!«, sagte ich verzweifelt.

»Was ist denn?«

»Ich habe versehentlich einen Insulin-Stick statt meinem Kuli mitgenommen!«, erklärte ich und zeigte Svenja den dunkelblauen Stift.

»Wir tauschen jetzt unsere Nummern aus, und dann bringst du ihn zurück«, antwortete sie geduldig und mit beruhigender Stimme.

Nachdem ich die Nummer notiert hatte, lief ich, so schnell ich konnte, zurück zum Pflegeheim. Geschickt schlich ich mich hinein, legte den Stick an seinen Platz und verschwand.

Es sollte niemand merken, dass ich etwas mitgenommen hatte. Es war ein versehentliches Missgeschick gewesen, doch die Gedankengänge meiner Kolleginnen waren derzeit unberechenbar.

Kaum zu Hause angekommen, rief ich Carla an. Sie begrüßte mich freudig und versprach mir, sich sofort mit ihrem Chef in Verbindung zu setzen, um ihn zu fragen, ob Heilerziehungspflegerinnen eine Chance auf einen Arbeitsplatz hätten.

Keine zehn Minuten später erhielt ich einen Rückruf. Carla verkündete mir, dass ich mich bewerben könne. Noch am selben Tag stellte ich meine Bewerbungsunterlagen zusammen und brachte sie zur Post.

Wenige Tage später wurde ich zu einem persönlichen Vorstellungsgespräch eingeladen. In den Nächten bis zu dem Gespräch fand ich kaum Schlaf. Mufasas Kragen in der Hand, bat ich ihn darum, dass er mich aus Missgunst und Hohn befreien möge.

Dann endlich saß ich im Vorstellungsgespräch bei Herrn Kanter, der freundlich, ja, geradezu gütig mit mir umging. Vielleicht tat ich ihm leid, als ich ihm vom Lohnbetrug meiner ehemaligen Leiharbeitsfirma und dem düsteren Umgang mit mir und meiner Person erzählte. Auch von meinem Autismus berichtete ich ihm, und er konnte abschätzen, worüber ich sprach. Zum Abschluss lächelte er mich an und reichte mir die Hand.

»Ich denke, dass es ab September etwas werden könnte mit uns«, sagte er voller Optimismus und entließ mich aus dem Gespräch.

Viele hätten es Zufall genannt, dass ich ausgerechnet in diesen Tagen, in denen das neue Kindertagesstätten-Gesetz in Kraft getreten war, Svenja über den Weg gelaufen war. Dass ich sie überhaupt erkannt und den Drang gespürt hatte, sie anzusprechen. Dass ich ungewöhnlich offen gewesen war … und dass ausgerechnet sie eine Lösung für mich wusste. In meiner Art, zu denken und das Leben zu betrachten, waren es zu viele angebliche Zufälle, die hier am Werk waren. Ich sah die Koinzidenz der Ereignisse, und was ich auch sah, war, dass ich diesmal nicht passiv geblieben, sondern meinem inneren Drang gefolgt war, statt wie sonst nach den Schichten im Altenheim mit gesenktem Kopf möglichst unerkannt nach Hause zu fliehen.

Vielleicht war ja all dies Mufasas Werk – oder zumindest das einer sehr mächtigen Entität, dachte ich mir im Stillen.

Mein Hausarzt erwies sich als weiterer rettender Engel. Als er feststellte, wie sehr mich das Mobbing auch physisch mitnahm, schrieb er mich umgehend krank. Ich war dankbar für so viel Verständnis. Weniger Verständnis zeigte mein Betreuer in der Leiharbeitsfirma. Kurz nach meiner Bekanntgabe, wegen Mobbings krankgeschrieben zu sein, erhielt ich die Kündigung. Es ärgerte mich kein bisschen. Im Gegenteil, es kam mir sehr gelegen. Ich verbrachte einen Monat, um zu regenerieren, und nahm mir endlich wieder Zeit für meine Freunde.

Nach einigen erholsamen Wochen trat ich meine Arbeit im Kindergarten an. Schon beim Betreten des neuen Arbeitsplatzes wehte mir eine ganz andere Atmosphäre entgegen. Meine neuen Kollegen begrüßten mich freudig und sprachen mit mir. Ich wurde nicht nur geduldet, ich war da, wurde gesehen. Ich war Teil des Teams. Wenn ich eine Kleinigkeit vergaß, wurde ich freundlich und behutsam darauf hingewiesen und nicht der Dummheit oder Faulheit bezichtigt. Ich war fest überzeugt, dass diese Stelle als Erzieherin im Kindergarten meiner eigenen Kindertage ein Geschenk Mufasas war – die Antwort auf mein Gebet um Frieden und Würde. Hier war ich ein Mensch, ein Individuum, und keine Maschine, von der Leistung abverlangt wurde. Die Kinder nahmen mich sofort auf und freuten sich, wenn sie mich sahen.

»Frau Henrike!«, lachte ein Mädchen aus der Vorschulgruppe und umarmte meine Beine. Auch wenn die Kleine mich stürmisch überraschte, hatte ich es mir nicht minder gewünscht: ich selbst sein und dabei okay sein.

In der Anfangszeit wurde ich als Springer eingesetzt, was mir nicht allzu gut bekam. Ich erfuhr immer erst am Morgen, in welcher Gruppe ich den Tag verbringen würde. So hatte ich keine Möglichkeit, mich auf die Kinder und Kollegen einzustellen. Besonders die Kinder kannte ich noch nicht, und wenn ich jeden Tag woanders war, prägte ich mir nur schwerlich die Besonderheiten des Einzelnen ein. So passierte es auch hier, dass ich anfangs nicht so gut arbeitete, wie ich eigentlich wollte.

Carla war jedoch nicht blind. Sie erkannte recht schnell, dass es besser wäre, mich einer festen Gruppe zuzuordnen. Ein möglicher Grund für ihr wissendes Auge mochte ihr autistischer Enkelsohn sein. Sie hatte mir kurz von ihm erzählt, als ich zu meinem Einweisungsgespräch in ihrem Büro gewesen war.

»Ich gebe zu, dass es mir sehr schwerfällt, ihn zu verstehen«, hatte sie gesagt, als sie mir einen dicken Ordner mit der Hausordnung überreicht hatte. »Er ist so in sich gekehrt und selbstbezogen. Lange Zeit wollte ich es nicht wahrhaben, dass er anders ist. Ich dachte erst, er sei geistig behindert.«

»Ja, geistige Behinderung … Insbesondere damit wird

Autismus oft verwechselt. Du wirst sehen, dass er ein kluger Junge ist und teilweise Dinge macht, die dich verblüffen werden«, hatte ich lächelnd geantwortet.

»Heute weiß ich das auch. Er kann unglaublich gut mit Zahlen umgehen. Was der rechnet …«, hatte meine zukünftige Chefin geantwortet. »Man kann ihn am besten nur so akzeptieren, wie er ist.«

»Wenn er das spürt, wird er sich entfalten und zeigen, was in ihm steckt. Menschen wie er werden dann zutraulicher und wagen es, mehr auf andere zuzugehen«, hatte ich gesagt und die Nase in den nur mäßig interessanten Ordner gesteckt.

Carla hatte mich wissend angesehen und genickt.

Nun saß ich wieder in ihrem Büro. Im ersten Moment, als ich zu ihr gebeten worden war, hatte ich gedacht, etwas falsch gemacht zu haben, und nun mit der Chefin darüber sprechen zu müssen. In meinem Kopf ratterte es. Ich versuchte mich an die letzte weniger gelungene Situation zu erinnern, doch mir fiel nichts ein. Wie immer machte ich mich sofort auf möglichen Ärger gefasst. Wenn ich zurückdachte, war es schon in der Schule so gewesen. Immer war ich vom Schlimmsten ausgegangen. Es war wie ein Instinkt, ein festes Denkmuster, das sich tief in mein Hirn eingebrannt hatte. Schon als kleines Kind hatte ich vor allem in sozialen Interaktionen häufig Fehler begangen, ohne es zu bemerken. Andere hatten mir mit Gesten und Andeutungen verschiedenster Art klarzumachen versucht, dass meine Verhaltensweisen nicht angemessen seien, doch ich hatte nicht begriffen, was sie gewollt hatten. Erst wenn es mir genau gesagt worden war, hatte ich verstanden und war in der Lage gewesen, mein Verhalten zu ändern. Dann waren die anderen aber mit ihrer

Geduld längst am Ende gewesen. Ich hatte die Verärgerung gespürt, die Anspannung, und mich in Grund und Boden geschämt. Daher war ich auch jetzt, in Carlas Büro, in Habachtstellung.

»Sag mal, Henrike«, begann sie, jedoch ohne verärgert oder erbost zu klingen. Sie wirkte fröhlich und offenherzig, und ich war neugierig, was sie zu sagen hatte. »In deiner Arbeit als Springerin hast du einen Einblick in jede unserer Gruppen bekommen. Wo hat es dir denn am besten gefallen? Wo würdest du bleiben wollen?«

»Bei Svenja in der Krippe«, antwortete ich prompt. »Immer wenn ich am Morgen erfahren habe, dass ich bei ihr aushelfen soll, habe ich mich riesig gefreut.«

Carla lachte. »Das habe ich mir bereits gedacht. Du und Svenja, ihr scheint euch gut zu verstehen.«

Ich nickte, und Carla sprach weiter.

»Ich habe mit Svenja gesprochen und sie gefragt, wen sie lieber als Kollegin haben möchte. Sie hatte die Wahl zwischen dir und Dana. Sie hat sich für dich entschieden. Wenn du möchtest, kannst du ab nächstem Monat fest in der Krippe tätig sein.«

Ich war erleichtert, denn ich wusste, dass ich die Arbeit, die nun auf mich zukam, bewältigen konnte. Doch ich war auch überglücklich. Es war bemerkenswert, wie Carla und die Kolleginnen mich beobachteten und mir dabei nichts Böses wollten. Hier musste ich nicht den Kopf einziehen und auch nicht betteln. Mir wurde das gegeben, was ich brauchte und was gut für mich war.

»Danke, Carla. Das habe ich mir echt gewünscht.«

»Wie es aussieht, konnte ich dir damit eine Freude machen.«

»Natürlich«, sagte ich und nahm meine Chefin in den Arm, um ihr meine Dankbarkeit zu zeigen.

So fand ich Ruhe und Frieden bei Svenja und den Kleinsten.

Die Arbeit mit den Kindern war ein echter Glücksfall für mich. Endlich ein Ort, an dem ich mich einbringen durfte! Endlich eine Tätigkeit, bei der meine Veranlagung sich als Gewinn für alle Seiten erwies. Besonders Kinder unter drei Jahren brauchen einen strukturierten und geregelten Tagesablauf. Sie leben wie ich in Routinen und Gewohnheiten, die sie täglich üben und irgendwann allein bewältigen. Mit festen Zeiten wird Kleinkindern Klarheit und Sicherheit vermittelt. So wirkte die Arbeit in der Krippe auch auf mich. Ich war zwar eine Erzieherin, die den Tagesablauf mit erstellte, aber ich profitierte auch davon. Es gab nicht allzu viele Kinder, und größere Aktivitäten wie Ausflüge wurden präzise im Voraus geplant. Dadurch konnte auch ich mich innerlich darauf vorbereiten und wurde nicht ins kalte Wasser geworfen. Natürlich sollte eine Heilerziehungspflegerin oder Erzieherin spontan und flexibel sein – Eigenschaften, die zum Berufsfeld gehören. Doch ich war nun mal anders und konnte nur schwer Spontaneität erlernen oder überhaupt damit umgehen.

Mit den jüngsten Erfahrungen im Altenheim hatte ich an meiner Arbeitsfähigkeit zu zweifeln begonnen. Schon früher, in Praktika, hatten meine Lehrerinnen mir aufgetragen, ein Augenmerk auf Dinge wie Spontaneität und Einsatzfähigkeit zu legen. Schon beim Aufschreiben dieser Worte war mir unbehaglich gewesen. Sie hatten sich so fremd angehört, und ihr Schriftbild schien mir zu sagen: »Wir gehören nicht zu dir.«

Bei Svenja sollte ich jedoch erfahren, dass ich sehr wohl fähig war zu arbeiten. Hier war ich kein Problemfall, sondern es wurde erkannt, dass ich auch etwas zu geben habe. Es mussten nur die richtigen Bedingungen geschaffen werden. Svenja hatte es sofort begriffen. Ob sie die Einzige war, weiß ich bis heute nicht.

Als ich die Arbeit in der Gruppe mit den Kleinsten antrat, erfuhr ich, dass meine typischen Eigenschaften hier kein Problem darstellten. Die Kinder waren aus sich heraus spontan, Ideen sprudelten nur so aus ihnen hervor. Was sie brauchten, war Sicherheit, Zuverlässigkeit. Und das war etwas, woran es mir nie gemangelt hatte. Ich fühlte mich endlich sicher im Alltag und ich ging in den Tag ohne die Angst, wieder in mindestens eine unangenehme Situation zu geraten. Ich fühlte mich nicht mehr wie ein Alien, der angesprochen wurde, weil er sich anders verhielt. Der ausgelacht wurde, weil er so große Augen und dünne Beine hatte. Ich konnte mich darauf verlassen, dass mich ein ganz normaler Tag erwartete, ohne unnötigen Ärger, ohne Streit und ohne Verletzungen.

Endlich war ich im Leben angekommen.

Kapitel 18: Liebe

Liebe hat so viele Farben wie die unzähligen Perlen, die ich so gern zu Mustern anordne. Die schönste ist die bedingungslose Liebe, reines Gold wie Mufasas Kragen.

Bedingungslosigkeit ist die pure Freude über die Existenz eines anderen. Sie ist einfach da, und sie lässt alles andere verblassen, bis auf das Sein des Menschen, den man bedingungslos liebt.

Die Erste, die mir diese Liebe entgegenbrachte, war meine Mutter. Auch wenn ich sie nicht spiegelte wie andere Babys, empfand ich sie. Mama, das war Sicherheit, Freude. Wenn sie mich beispielsweise aus der Kita abholte und ich sie erblickte, wusste ich, der Nachmittag wird schön.

Dann traten Kara, Maria und Sandy in mein Leben. Sie stellten mich nie infrage, und nach den ersten schmerzhaften Erfahrungen des Ausgegrenztseins war ihre Gegenwart wie die wärmende Sonne nach einem Hagelschlag.

Dann begegnete ich Arvid. Sein Licht weckte all die anderen Farben der Liebe in mir. Auch er nahm mich so an, wie ich war. Freute sich über mich, meine Existenz, noch bevor er mich kannte. Durch ihn nahm ich die Bedingungslosigkeit bewusst wahr. Und ich spürte, dass sie die Kraft hatte, all meine Verletzungen zu heilen.

Meine früheren Welten spielten sich in Filmen ab. Vor dem Fernseher konnte ich mir *vorstellen*, mittendrin zu sein. Im Theater war das anders. Hier musste ich es nicht imaginieren, hier *war* ich mittendrin. Zudem hatten mich die Löwen durch die bisher schwerste Zeit meines Lebens begleitet. Sie halfen mir dabei, zu mir selbst zu finden und mich zu akzeptieren, auch wenn es mir noch immer etwas schwerfiel. Die besonderen Momente aber blieben bestehen, und sie lebten. Im Wind von Hamburg, meinem magischen Ort.

»Keep smiling«, schrieb Arvid des Öfteren. Seine Worte waren wie ein Talisman, den ich bei mir trug und an den ich mich erinnerte, wenn ich unglücklich war.

Während ich in der Kindertagesstätte Fuß fasste, beschlich mich immer öfter das Gefühl, nur ein Zuschauer des Lebens zu sein, aber selbst keinen aktiven Anteil daran zu nehmen. Dabei wollte ich leben, und ich wollte lieben, wollte aus dem Traumgefängnis heraus. Einmal wollte ich erfahren, wie es war, dass derjenige, den ich liebte, dieses Gefühl erwiderte.

Doch wen liebte ich? Gab es ihn? Die Antwort auf jene Fragen blieb stumm. Es waren keine Worte, die *Ja* oder *Nein* lauteten.

Es waren Gedanken, von der Pubertät an tief in mich hineingebrannt. Dieser Schmerz in der Herzgegend und dieses unendliche Schweigen. Stille hinter silbernem Rauch, in dem ich für einen Atemzug stand. Menschen sausten an mir vorbei. Lachten laut und sprachen miteinander. Wie ein lebendiger, farbenfroher Strom hüllten sie mich ein. Ich fühlte mich so reglos und grau unter ihnen.

Ihre Erscheinungen flossen ineinander wie ein Teppich aus flüssigen Farben, doch blieb keine an mir haften. Ihr Anblick verwischte. Ein Farbenmeer ohne Gesichter und ohne Gestalt mit lauten und leisen Geräuschen brachte eine Silhouette hervor. Plötzlich, nur für Sekunden sichtbar, und doch bekannt, erinnerte sie mich an denjenigen, der das Schönste war, was mir jemals begegnet war.

Arvid.

Ich wünschte es mir so sehr, einmal richtig mit ihm Worte zu wechseln. Doch die Angst, etwas falsch zu machen, taktisch nicht angemessen zu sein, lähmte mich. Je wichtiger mir ein Mensch wurde, desto mehr wütete diese Angst in mir. Ich wand mich innerlich wie ein gequältes Tier, das um Hilfe schrie, doch niemand bemerkte es. Es steckte in einem reglosen Körper, der auf den Bildschirm schaute und mit den Sekunden hoffte, dass der grüne Punkt hinter seinem Namen verschwand – und somit die Chance und Versuchung sowie der Kampf gegen diese blöde Angst.

Ja, ich hatte Angst vor Arvid. Er war zu einer Art Heiland geworden. Und wenn ich überall Fehler machte, bei ihm durfte es nicht geschehen!

An einem gewöhnlichen Nachmittag tippte ich: »Hello Mufasa.«

Das Atmen fiel mir unheimlich schwer, und schlagartig wurden Sekundenbruchteile zu Stunden. Würde er meine Nachricht auf Social Media sehen und offline gehen? Würde er sie sehen und ignorieren? Würde das Beste passieren, und er würde antworten?

»Hello Little One.«

Erleichterung! Arvid ignorierte mich nicht. Nein, er registrierte mich. Der Erleichterung wich Aufregung. Das Herz schlug mir bis zum Hals, und ich wehrte mich mit aller Kraft gegen ein drohendes Chaos in meinem Kopf. Ich musste irgendetwas schreiben.

»How are you?«, fragte ich unbeholfen.

»Very well … on vacation in Italy.«

In Italien war er, im Urlaub! Er schrieb so schnell, doch war ich glücklich über jede Art der Kommunikation. Auf Englisch schrieb ich weiter, bemüht, das Gespräch nicht abreißen zu lassen: »Oh, Italien. Bestimmt es ist sonnig bei dir.«

»Ganz genau«, antwortete er.

»Ich freue mich für dich, ich lächle gerade wie die Sonne in Italien ☺«

»Das ist ja süß. Wie geht es dir?«

»Ich freue mich gerade, mit dir zu chatten. Mir geht's gut!«

Er schickte mir ein Sonnenblumen-Emoji, ich bedankte mich. Ich wusste jetzt schon, dass jede Sonnenblume, der ich in den nächsten Tagen auf meinen Wegen begegnete, mir sein Gesicht zeigen würde …

Wir chatteten noch eine Weile, und er versicherte mir, dass ich ihm immer schreiben könne.

»We are connected for a reason, Little One.« *Es gibt einen Grund für unsere Verbindung …*

Wieder fing er an, wie ein Engel zu sprechen, als hätte er meine Gedanken gelesen und übernommen.

Wir schrieben über unsere Begegnung in Hamburg. »Magisch«, nannte er sie. Vor einer Weile hatte ich ihm anvertraut, dass ich als Autistin diagnostiziert worden war. Er hatte mir geantwortet, wie sehr es ihn berühre, dass ich ihn eingeweiht hatte.

»Ich glaube, du wurdest mir als Engel für die Zukunft geschickt. Seither habe ich mich verändert, zum Guten …«

»Ich bin glücklich darüber, dass ich meinen Anteil daran habe«, schrieb er zurück.

Nach einer Weile verabschiedete er sich und wünschte mir ein schönes Wochenende. »Alles Liebe! Du bist für mich wie eine Tochter, Little One«, endete er.

Er hatte geschrieben, wer ich für ihn war. Nun sollte ich an der Reihe sein, dasselbe zu tun.

»Und du bist wie ein Vater für mich, den ich nie hatte. 1 Love.«

Es zerriss mich innerlich, ihn zu belügen. Andererseits tat ich es nicht. Er war auch wie ein Vater für mich. Inzwischen aber hatte sich etwas verändert, ich sah ihn nicht mehr nur als Vaterfigur. Er war auch der Mann, den ich liebte.

Arvid. Überall war Arvid. Immerzu musste ich an ihn denken. Ich wollte es gar nicht. Doch drehten sich meine Gedanken von ganz allein um ihn.

Da stand ich auf dem Spielplatz, sah nach den Kindern unserer Kindertagesstätte und fühlte es tief in mir. Genau das gleiche Gefühl wie damals, als Sandy weggezogen war und ich keine Adresse von ihr hatte. Vermissen.

Dieses Mal vermisste ich Arvid.

Ich stellte mir vor, wie er neben mir stehen, bei mir sein und mit mir gemeinsam nach den Kindern schauen würde, bis ich in wenigen Minuten Feierabend hätte. Dann würde er mit mir nach Hause gehen. Wie würde sich das anfühlen? War das so eine Liebe? Die Liebe für einen Menschen, mit dem man sein Leben teilte? Ich wusste es nicht. Ich wusste nur, ich musste ihn wiedersehen.

Sehnsucht. Was ist Sehnsucht? Ich würde sagen: eine Steigerung von Vermissen.

Wenn mein Herz etwas wollte, dann ließ es nicht locker

und bewog meine Gedanken immer wieder dazu, sich Traumgeschichten auszumalen. Arvid war mein Held. Er würde sich beschützend zwischen mich und die bösen Menschen stellen und sie verscheuchen. Wie lästige Mücken, dunkle Schatten, die seinem Licht ohnehin nicht gewachsen wären.

Nach und nach versank ich in diesen Träumen, Wünschen und Vorstellungen von dem Schönen. Wie eine weiße Wolke aus Gold verschlangen sie mich. Gleichzeitig sagte ich mir immer wieder, dass es zu schön für mich wäre. Nicht nur für mich. Für diese Wirklichkeit, in der ich zu Hause war. Eine Wirklichkeit zwischen Arbeit und einer kleinen Welt aus Freunden und Familie. Arvid war ein Mensch wie ich, natürlich. Doch sah ich ihn als höhere Macht in menschlicher Gestalt. Wenn er Kontakt zu mir aufnahm, war es anders als bei jedem anderen. Er brachte Leben und Energie mit sich und dieses Gefühl von Vereinigung von Traum und Wirklichkeit.

Und so gingen Wochen und dann Monate ins Land.

Es war mein Umfeld, das mir zeigte, dass die Zeit nicht stillstand. Die Menschen. Meine Nachbarn waren andere, und die Kinder waren mitunter die Kinder meiner früheren Spielkameraden. Auch Sandy hatte bereits geheiratet. Plötzlich bekam ich das Gefühl, als würde die Zeit an mir vorbeiziehen und ich dem Wandel der Generationen zuschauen. Ich hatte schon immer das Gefühl gehabt, als würde ich gegen den Strom schwimmen. Nun verstand ich, dass ich nie *gegen* den Strom schwamm, sondern *daneben*. Ich betrachtete den Spielplatz inmitten unserer Siedlung. Die Wiese hatte sich etwas vergrößert. Der große Sandkasten war fort, und man ließ wortwörtlich Gras über die ganze Sache wachsen. Auch die gute alte Wippe war verschwunden. Schaukeln gab es schon lange keine mehr unter dem Balken des Klettergerüstes. Immer wieder wurden sie von Jugendlichen zerstört. Entweder konnte die Stadt es sich nicht mehr leisten, immer wieder neue aufzuhängen, oder man gab es einfach auf. Und so driftete alles dahin.

Dann aber, eines Tages, änderte sich etwas.

Unruhe, diese Unruhe. Sie ließ mein Herz rasen und es in meinem Bauch unangenehm kribbeln. Sie fühlte sich an wie das Bauchgefühl vor einer unangenehmen Situation, wenn ich wusste, dass ich mich am Nachmittag auf den Zahnarztstuhl setzen oder vor einer Klasse, die mich gern auslachte, ein Gedicht vortragen musste. Nun hielt sie mich vom Schlafen ab.

Ich überlegte, ob mir ein schwieriger Termin bevorstand, aber nichts war in dieser Richtung geplant, ich hatte nichts verdrängt und auch nichts verschleppt. Durch meine Ängste war ich recht gut darin, derart unangenehmen Dingen aus dem Weg zu gehen. Dass es nicht richtig ist, war mir bewusst, doch für manches gab es in meinen Augen einfach keine Lösung.

Ich dachte weiter nach. Es war warm, und ich schlug die Bettdecke zurück. Dieses vage Gefühl, diese Schlaflosigkeit und diese Unruhe … ich wusste, dass sie etwas zu bedeuten hatten. Ich wusste, dass in diesem Moment etwas passierte. Irgendwo da draußen im Universum.

Es war, als hätten die Engel meinen Wunsch nach einer Begegnung mit Arvid gehört und wären dabei zu reagieren. Ich sah nicht viel vor meinem inneren Auge, ich sah keine Engel bei der Arbeit. Doch irgendwie sah ich in dieser Nacht mehrmals einen Sternennebel, der sich in einer Spirale zu etwas zusammenbraute. Ich erblickte einen Teil des Universums. Jeden

Moment könnte es so weit sein, dass sich mir ein Zeitfenster öffnen und mir eine einmalige Chance bieten würde, meinen Engel zu besuchen.

In den nächsten Tagen fühlte sich die Luft um mich herum an wie in einem Ballon, der zu platzen drohte.

Spannung lag in der Luft.

Im Flur, direkt vor meiner Zimmertür, hörte ich eines Abends Mamas Stimme. Sie unterhielt sich mit ihrem Freund Axel, während sie sich im Bad frisch machte. Das Badezimmer befand sich neben meinem Zimmer.

»Das ärgert mich so sehr!«, hörte ich meine Mutter schimpfen.

»Was denn?«, fragte Axel. Er musste sich vor die Badezimmertür gestellt haben, seine Stimme wurde lauter.

»Mein Dienstplan«, antwortete sie. »Ich habe Donnerstag und Freitag frei, und am Wochenende muss ich wieder arbeiten. Das ist unfair. Andere können auch mal Samstag und Sonntag ran. Nicht immer nur ich.«

Hatte ich gerade richtig gehört?!

Meine Gedanken rasten. Ich wusste, dass Arvid am Donnerstag in Hamburg auftrat. Allein hinzufahren hätte ich mich nicht getraut. Doch jetzt? Jetzt erfuhr ich, dass meine Mutter frei hatte und ich ebenso.

JACKPOT!

Da war es, das Zeitfenster. Die Chance, von der auch Carol gesprochen hatte. Jetzt oder nie! Ich sprang aus dem Bett, stürzte in den Flur, an Axel vorbei, und rief durch die Badezimmertür meiner Mutter zu: »Wir fahren nach Hamburg!«

»Wie? Nach Hamburg? Was?« Mamas Stimme klang noch immer gereizt.

»Endlich! Endlich können wir nach Hamburg fahren! Schau, du hast frei, und ich keinen Spätdienst in der Kindertagesstätte, und das Beste ist, Arvid tritt diesen Donnerstag in der Bar auf. Lass uns zu ihm fahren.« Wie ein Wasserfall sprudelte es aus mir heraus.

Systematisch erklärte ich meiner Mutter durch die geschlossene Tür hindurch meinen Plan, an dem ich schon Wochen im Voraus getüftelt hatte, für den Fall, dass sich eine Möglichkeit auftäte.

»Aber es ist extrem kurzfristig«, hörte ich die Stimme meiner Mutter.

Ich musste sie dazu bringen, mitzukommen. Ich war noch nicht stark genug, um allein zu gehen. Es war die einzige Chance – für eine lange Zeit und wer weiß, vielleicht für immer. Ich beschloss, es ihr so zu sagen, wie es eben war.

»Mama, wir *müssen!* Es gibt nur diese eine Gelegenheit. Am Ende passiert es niemals wieder, dass alles so passt wie jetzt. Bitte hilf mir dabei, Arvid wiederzusehen. Ich muss ihn wieder in meinen Armen halten. In Sachen Umarmung habe ich einiges nachzuholen. Es ist Bestimmung. Hier wird gerade ein Traum wahr! Mein Traum!«

»Bist du dir sicher?«

»Aber so was von!«

Meine Mutter trat aus dem Bad. »Dann wirst du es wohl so machen müssen, wie du es geplant hast«, sagte sie.

»Das heißt, du kommst mit?«

»Ich weiß nur nicht, wie ich das bezahlen soll.«

Zum Glück hatte ich genug Geld für uns beide angespart. »Kein Problem. Ich lade dich ein. Sieh es als vorzeitiges Geburtstagsgeschenk.« Es war zwar sehr weit vorgezogen, da meine Mutter erst im Januar ihren Geburtstag feierte, und wir schrieben den Monat September, doch ich wusste, dass es ihr dadurch leichter fiel, es anzunehmen. Ihr war bewusst, wie viel mir ein Wiedersehen mit meinem Engel bedeutete. Also stellte sie ihre Bescheidenheit zurück.

Am nächsten Tag konnte ich es kaum erwarten, Carol davon zu erzählen. Ich rief sie an und war froh, dass sie abnahm. Sie war in der Lage zu sprechen, doch ich hörte an ihrer Stimme, dass es ihr weniger gut ging. Sie sprach langsam und leise. Ihre Depressionen holten sie offenbar wieder ein. Trotzdem erzählte ich ihr voller Begeisterung von der bevorstehenden Erfüllung meines Traumes, in der Hoffnung, sie aufzumuntern. Carol schien es gar nicht zu registrieren. Wenn niedere Seelen, wie sie es nannte, ihr die Energie raubten, wollte sie nur schlafen oder ihren Kopf gegen eine Wand schlagen. Besonders deshalb war es für Carol gefährlich, wenn es ihr nicht gutging, und sie brauchte schnelle Hilfe. Sie verletzte sich häufig selbst. Mir erzählte sie einmal, dass sie ihren Kopf gegen eine Wand schlagen *müsse*, um sich selbst wieder wahrzunehmen. Sie überprüfte damit, ob sie noch am Leben oder nicht doch schon in der Hölle gelandet war. Ich machte mir Sorgen um meine spirituelle Freundin. Doch auf der anderen Seite vertraute ich ihrer Vernunft und ihrem Wissen, und ich wusste, ihr Mann war in der Nähe.

»Ich habe eigentlich nur abgehoben, weil ich ahnte, dass du mir etwas Wichtiges sagen möchtest. Das ist sehr schön, dass du zu Arvid fahren kannst«, sagte Carol. Wenn es ihr gut ging, redete sie wie ein Wasserfall. Heute bereitete ihr jedes Wort Mühe. »Ich muss mich jetzt leider wieder hinlegen. Ich wünsche dir ganz viel Spaß in Hamburg.«

Gegen Abend versuchte ich meine Freundin Rita anzurufen, doch sie war nicht zu Hause. Ich erinnerte mich, dass sie mir vor Kurzem von einer Teamsitzung geschrieben hatte. Dann fand diese wohl oder übel gerade statt.

»Manno!! Jetzt will man dir mal etwas Oberaffenarschfransengeiles erzählen, und du bist nicht da«, sprach ich ihr lachend auf den Anrufbeantworter. Natürlich fügte ich hinzu, dass ich es endlich schaffen würde, meinen Mufasa wiederzusehen.

Und schon raste die Zeit. Am Abend vor unserer Hamburg-Reise legte ich mich ins Bett, in der Hoffnung, bald schlafen zu können und dass der nächste Morgen kam. Ich sah aus dem Fenster und wartete auf den Sonnenaufgang, bis ich letztendlich doch einschlief.

Im Zug ruhte ich mich aus. Als ich die Augen öffnete, erkannte ich einige Stadtteile Hamburgs. Glück stieg in mir auf, und ich konnte es kaum erwarten, auszusteigen.

»Nächster Halt: Hamburg Hauptbahnhof«, erklang eine männliche Stimme aus den Lautsprechern des Zuges.

Die Luft war kühler als in Thüringen, und eine frische Brise spülte die Aufregung fort und ließ meine Freude umso mehr erblühen. Mama und ich stimmten das Lied *Große Freiheit* an, wobei ich das meiste allein singen musste, da Mama nur die erste Zeile beherrschte.

»Hättest du mal geübt«, lachte ich ihr entgegen.

»Ich hatte keine Zeit«, antwortete sie belustigt. »Ach, ist das schön, wieder hier zu sein!«

Wir liefen über den Bahnhof und machten uns mit der U-Bahn auf den Weg zu unserem Stammhotel. Dort luden wir unsere schweren Taschen ab und begaben uns noch einmal in die Stadt. Arvids Auftritt sollte erst um zwanzig Uhr beginnen, es war Mittag. So vertrieben wir uns die Zeit in der Stadt mit Shoppen. Am liebsten gingen wir in die Europa-Passage, ein riesiges Kaufhaus am Jungfernstieg. Dort gab es die schönsten Kleider und das leckerste Essen überhaupt. Das Wetter war uns wohlgesonnen, die Sonne schien ununterbrochen, und es war wunderbar warm. Also genossen wir noch ein Eis, bevor wir zurück ins Hotel gingen, um uns schick zu machen.

Gegen neunzehn Uhr machten wir uns auf den Weg in die kleine Bar in der Nähe des Hauptbahnhofs.

Niemand war da, als wir den gemütlichen Raum betraten. War die Bar überhaupt geöffnet? Angst stieg in mir auf. Hatte ich mich im Tag vertan?

»Noch keiner da?«, fragte meine Mutter eine junge Frau, die hinter dem Tresen aufgetaucht war. Sie hatte keine Angst, fremde Menschen anzusprechen.

»Nein, noch nicht. Aber bald kommen sicher weitere Gäste«, antwortete die Kellnerin. »Also habt ihr das Glück und freie Platzwahl.« Sie sprach mit einem leichten Akzent, doch ich konnte sie gut verstehen. Meistens fiel es mir schwer, Menschen mit Akzenten oder Dialekten zuzuhören, da die andere Aussprache der Worte mich vom eigentlichen Inhalt ablenkte.

»Ist das richtig, dass Arvid heute spielt?«, fragte meine Mutter.

»Ja, der kommt gegen acht. Möchtet ihr was trinken?«, fragte die freundliche Fremde.

Ich bestellte mein Lieblingsgetränk, eine Cola, weil ich Durst hatte. Die Aufregung schien mich innerlich auszutrocknen. Meine Mutter entschied sich für ein kühles Bier.

»Wo kommt ihr her?«

»Aus Thüringen«, erzählte ich, um auch einmal etwas zu sagen.

»Oh. Da seid ihr so weit gereist, um Arvid zu sehen?«

»Ja«, erwiderte ich und spürte, wie die Anspannung von mir abfiel.

»Der macht das hier richtig gut. Das werdet ihr sehen. Wenn er singt, ist immer Stimmung. Einfach herrlich«, schwärmte die Bardame und stellte mir ein mit Eiswürfeln gefülltes Glas auf den Tresen. Als sie eingießen wollte, stieß sie mit dem Hals der Flasche gegen das Glas, sodass es umfiel. Die großen Eiswürfel schlitterten über den dunklen Holztisch und landeten in meiner Hand darunter. Sofort begannen sie zu schmelzen. Ich glühte, und die Kühle der Eiswürfel fühlte sich gut an.

»Entschuldigung. Das tut mir leid!«, sagte die junge Bedienung bestürzt und ließ sich die Eiswürfel reichen. Rasch füllte sie mir neue ins Glas.

»Zum Glück war noch keine Cola drin«, lachte meine Mutter, die sich rechts neben mich gesetzt hatte und an ihrem Bier nippte.

»Ja, das stimmt«, bestätigte ich leise. »Ist schon in Ordnung«, gab ich der Barkeeperin zu verstehen, damit sie sich keine Gedanken über ihr Missgeschick zu machen brauchte.

Die Zeit verging, und nichts passierte. Wir waren allein mit der netten Fremden. Allmählich fühlten wir drei uns verloren, und selbst die Barkeeperin machte sich Gedanken.

»Ich will mal hoffen, dass Mr. Love kommt, wenn so wenige Gäste da sind«, sagte sie.

Noch bevor ich Luft holen konnte, um etwas darauf zu sagen, sprach Mama bereits. »Wenn wir ihm sagen, wer da ist, wird er kommen.«

Ich dankte meiner Mutter. Sie nahm mir innerhalb von Sekunden die aufsteigende Angst.

Als die Dunkelheit einbrach, erschienen die ersten Gäste. Ihr Anblick erleichterte mich, und ich beruhigte mich etwas. Die kleine Bar füllte sich mit Menschen, die mir Respekt einflößten. Einige von ihnen mussten enge Freunde von Arvid sein. Sie sahen so nobel und erhaben aus. Ich beobachtete sie still und lauschte ihren Stimmen. Viele von ihnen sprachen Englisch, und das eine oder andere Mal hörte ich, wie der Name meines Liebsten fiel. Was erzählten sie über ihn? Neben mir lief ein alter Plattenspieler, gepaart mit moderner Computertechnik. Er spielte leise Jazz-Musik. Auf den großen Flachbildschirmen an den Wänden wurden Bilder von Arvid und Lichter einer Stadt in der Nacht gezeigt. Sie sah aus wie New York. Rote Laserlichter tanzten über den Boden. Immer im selben Rhythmus ergaben sie kleine Muster in wiederkehrender Reihenfolge. Ich starrte darauf. Es beruhigte und hypnotisierte meinen Geist.

Ein Mann testete bereits das Bühnenlicht. Ich lauschte dem Song, der nun spielte, *Wish You Were Here* von Pink Floyd, und betrachtete den Cocktail, den ich mir bestellt hatte, einen zuckersüßen *Lavalamp*. Am Rand des Glases klemmte eine Physalis. Ich nahm sie und schob sie mir in den Mund.

Für mich war es kein Zufall, dass *Wish You Were Here* lief. Als ich aufschaute, erstarrte ich. Arvid stand auf der gegenüberliegenden Seite des Tresens und sprach mit einem Mitarbeiter, der hinzugekommen war. Es war, als hätte er sich hineingeschlichen. Als wäre er hineingeschwebt.

»Ist er das?«, fragte Mama leise.

»Ja.« Ich hörte, wie bestimmt ich klang.

»Bist du dir sicher?«

»Ja!«

Zum ersten Mal erkannte ich einen Menschen wieder, den

ich seit Ewigkeiten nicht mehr gesehen hatte, und noch nie war ich mir so sicher gewesen. Er war ganz klar. Gegen die anderen Menschen strahlte er. Seine Erscheinung war so markant, dass selbst mein autistischer Geist sie nicht übersah. Ich blickte ihn konzentriert an. Er wandte sich in unsere Richtung und dann wieder zur anderen Seite, um einen seiner Freunde zu begrüßen. Ich hob die Hand, um zu winken.

»Er hat dich nicht gesehen«, sprach Mama mir leise zu, da sie spürte, wie ich nervös wurde.

Ich sah ihn weiter an. Er trug einen eleganten schwarzen Anzug mit weißem Hemd und auf dem Kopf eine graue schlichte Schiebermütze. Wieder schaute er in unsere Richtung. In der Tasche meines Kleides trug ich einen Zettel, auf dem stand: »I am Little One.«

Doch den brauchte ich nicht. Ich hob beide Arme und winkte. So wie man einem Flugzeug zuwinkte, das in unendlichen Weiten verschwinden wollte.

Carols Bilder wurden nun Realität. Arvid entdeckte mich und strahlte mich an. Ich kroch von meinem Hocker und blieb kurz stehen. Arvid näherte sich uns.

»Nun geh schon hin«, sagte meine Mutter leise.

Ich schlängelte mich hinter ihr entlang und hatte freie Bahn zu meinem Engel.

Ohne ein Wort fielen wir uns in die Arme. Sofort wurde er ein Teil von mir, und ich wurde ein Teil von ihm. Zeit wurde relativ und schien stillzustehen. Ach, würde sie nur … Sein Anzug war glatt und wunderbar weich. Ich fühlte, wie er mich sanft hin und her schaukelte. Wie seine Hände mich fest an ihn drückten und meine dasselbe taten.

Stille, friedliche Stille.

Noch immer den leicht säuerlichen Geschmack der Physalis im Mund, schaute ich zu ihm auf. Seine Augen leuchteten. Wie ich es bei jedem Menschen tat, schaute ich ihm auf den Mund. Er sagte etwas. Leider konnte ich nur seine wohlklingende Stimme hören, aber das Gesagte nicht verstehen. Er erkannte meinen suchenden Blick und wiederholte es. »Alles gut?«, fragte er leise.

Wie automatisiert bejahte ich. Es war nicht gelogen. In diesem Moment war alles gut. Ich hatte es geschafft, ich war wirklich hergekommen. Arvid lächelte und führte mich sanft zu meiner Mutter zurück, indem er mir den Arm um die Taille legte und neben mir herging. Auch sie begrüßte er freudig. Dann verschwand er im Dunkeln der Bar. Es war unbeschreiblich, wie er mit den Menschen umging. Jeder, der zu seinen Freunden zählte, wurde mit Licht und einer Umarmung empfangen.

Ich setzte mich wieder neben meine Mutter und spürte ihn noch immer an mir. Es fühlte sich an, als wäre etwas von seiner Oberfläche an mir hängen geblieben. An meinen Armen und meinem Gesicht nahm ich den Stoff seines Anzugs wahr.

»Ihr zwei seid richtig süß«, stellte Mama fest.

Ich lächelte glücklich und beobachtete, wie er sich an den kleinen Tisch in der hinteren Ecke setzte und auf seinem Notebook herumtippte.

Bald darauf war es so weit. Arvid sang sein erstes Lied. Es war wunderbar, seine Stimme zu hören und ihn zu sehen.

Nach mehreren Songs tauschte er mit einigen seiner Freunde, nun traten sie auf. Arvid setzte sich auf die andere Seite des Tresens, mir direkt gegenüber, und schaute mich an. Mit den Händen klopfte er auf das Holz zum Takt der Musik und sang den Text leise in meine Richtung: »Love, Love, Love.«

Zu reagieren fiel mir schwer. Ich lachte ihn an, doch auch das gestaltete sich als schwierig. Durch die riesige Aufregung war ich kaum in der Lage, auch nur einen Muskel zu bewegen. Ich hatte plötzlich Angst, dass mein Lachen künstlich wirken könnte. Also klatschte ich in die Hände zum Takt seines Swings. Er setzte sich und zündete sich eine Zigarette an.

Meine Blicke hingen an Arvid. Er wippte leicht zur Musik und beobachtete seine Freunde auf der Bühne, die vielleicht auch seine Schüler waren. Sie wirkten alle selbstbewusst. Sie anzusprechen wäre mir nicht möglich gewesen. Immer wieder wandte Arvid sich mir zu und lächelte mich an. Es war ein liebes Lächeln und ein bejahender Ausdruck.

Ich war willkommen, das stand fest.

Ich wollte näher bei ihm sein, doch die Angst lähmte mich. Ich stellte mir vor, zu ihm zu gehen. Was würde er tun, wenn ich neben ihm stünde und mit ihm gemeinsam seine Freunde beobachtete? Wenn auch nur für kurze Zeit … Ich wollte mit ihm in dieselbe Richtung schauen. Ich äußerte diesen Wunsch gegenüber meiner Mutter.

»Mach doch. Geh ruhig mal hin«, antwortete sie mit einer Lockerheit, die auszudrücken schien, dass sie es ohne zu zögern tun würde.

Doch da war sie wieder: diese Mauer. Unsichtbar und aus Luft bestehend und doch so hart wie Panzerglas. Genau wie damals im Theater stand ich da und kämpfte innerlich gegen dieses mächtige Nichts. Würde er mich ablehnen? Würde er mir sagen, dass ich weggehen solle? Ich befürchtete es, obwohl sein Blick das Gegenteil zeigte. Alles widersprach sich, und es verwirrte mich. Ich starrte zu ihm hinüber und schwieg. Mein Herz raste, und meine Füße zuckten zum Loslaufen, bis er aufstand und nach vorne ging. Er war wieder an der Reihe.

»Siehst du? Und schon ist die Situation vorbei«, stellte Mama fest.

Es ärgerte mich, und ich hätte mich am liebsten selbst zerfetzt. Was war ich nur für ein Feigling!

Dennoch, einiges hatte ich erreicht. Ich erreichte, einen eigenen Mufasa zu haben, doch verpasste ich auch viel durch meine Ängste und das Nichtergreifen der Momente. Manchmal hasste ich mich für meine Angst vor Ablehnung. Es war mir bewusst, dass ich vor Arvid die größte Angst hatte. Würde er mich zurückweisen, würde es mich am stärksten treffen.

Dann trat er erneut ab, um seinen Freunden die Bühne zu überlassen.

»Jetzt geh hin, bevor er wieder aufsteht«, flüsterte Mama.

Meine Beine fühlten sich an wie gelähmt, doch ich ging um den Tresen herum und stellte mich neben ihn. Er sah mich an, lächelte und sagte etwas auf Englisch. Wieder war meine Konzentration gleich null.

»Gefällt es dir?«, las ich von seinen Lippen ab.

»Ja«, erwiderte ich leise. »Es ist so schön, dich zu sehen.«

Arvid lächelte und schaute wieder zu den Sängern. Der Rauch seiner Zigarette umhüllte ihn mit silbernen Wolken und ließ sein Gesicht schimmern. Ich hörte mit ihm gemeinsam seinen Freunden zu. Ein Wunsch, eben noch ausgesprochen, erstrahlte nun in Farbe. Ich spürte das Verlangen, ihm über den Rücken zu streichen. Wieder stellte ich es mir vor und rührte mich nicht. Vor meinem geistigen Auge sah ich, wie er zusammenzucken und mit mir schimpfen würde. Ich machte mir selbst eindringlich klar, dass das falsch – aber so was von falsch! – war. Ich fühlte mich wie zweigeteilt. Die eine Henrike schrie die andere an, dass sie nicht so feige sein solle. Sie sprach wie Sandy und sagte zum Schluss laut: *Angsthase!*

Endlich gab ich mir einen Ruck und wagte es. Ich legte meine Hand auf Arvids Rücken. Er drehte sich zu mir und lächelte. Seidig weich und stark war er. Er nahm es an, bis ein weiterer Gast die kleine Bar betrat. Er steuerte direkt auf uns zu und gab Arvid ein Handzeichen. *Peace.*

Mr. Love erwiderte es. Schlagartig fühlte ich mich überflüssig und verschwand schnell wieder auf meinen Platz. Der Tresen, wie ein U geformt, erwies sich als perfektes Sinnbild unserer Welten. Zwei Seiten. Unterschiedlicher konnten sie nicht sein, doch begegneten sie sich für Momente.

Er war ein Star, ich sein Fan. Er war schon etwas älter, ich noch sehr jung. Er war derzeit in Hamburg zu Hause und ich in einem kleinen Dorf mitten im grünen Herzen Deutschlands. Sein Umfeld war ein ganz anderes als das von Mama und mir. Ich könnte ewig so weitermachen.

Wie ein tiefer Graben symbolisierte der Tresen unseren Abstand. Unüberwindbar. Man musste über die Tischplatten und die Barkeeper klettern oder einen Umweg auf sich nehmen, um auf die andere Seite zu kommen. Umwege waren das Einzige, das uns für kleine Zeitfenster miteinander verschmelzen ließ. Es fühlte sich so an, als existierten zwei Paralleluniversen nebeneinander, die sich nur manchmal, wenn Gott es wollte, begrüßten und wieder voneinander verabschiedeten.

Arvid sang seine letzten Lieder. Ich war völlig fertig. Es strengte mich an, hier zu sein, mich auf seine lieben Blicke zu konzentrieren und zuzuschauen. Ich fühlte mich mehr und mehr weggetreten.

Mit den Jahren gelang es mir immer besser, mich bewusster wahrzunehmen und mich selbst zu beobachten. Daher wusste ich, dass ich überlastet war von der Reizüberflutung und auf einen Overload zusteuerte. Ich war müde und doch wach. Aufnahmebereit, doch nicht mehr aufnahmefähig und ruhebedürftig im hohen Maße. Einige Ereignisse bemerkte ich nicht mehr, so wie den Luftkuss von Arvid an mich, als er seinen Auftritt beendete. Noch gerade so konnte ich ihn sehen, doch kaum noch darauf reagieren. Ich fühlte mich wie in einen Pool gefallen, um von unten durch die Wasseroberfläche zu schauen. Alles wirkte verschwommen und doch klar. Meine Augen drückten und fühlten sich nur noch geschlossen wohl. Ich wusste, dass ich mich zusammenreißen musste, denn Arvid bezahlte bereits seine Drinks. Er war im Begriff zu gehen, doch nicht ohne die Geschenke, die ich für ihn angefertigt und in Sonnenblumen-Geschenkpapier eingewickelt hatte. Mit letzter Kraft schleppte ich mich zu ihm und sprach ihn an. Wie gewohnt in dieser Overload-Situation, hörte sich meine Stimme sehr weit weg an. Als wäre nicht mehr ich es, die sprach.

Ich erklärte ihm, dass ich ihm gern noch etwas geben wolle, bevor er ging. Er nickte und folgte mir. Ich schaute über die Schulter und sah die feine Knopfleiste seines Hemdes.

»One moment, please«, sagte er da. Ich drehte mich ganz um und sah, wie er auf einen seiner Freunde zeigte. Ich gesellte mich zu meiner Mutter und wartete.

Dann kam er auf uns zu. Mit einem warmen Lächeln wartete er. Zuerst gab ich ihm eine CD mit einem Song von *Unheilig*, den ich für ihn darauf überspielt hatte. Ich klappte sie auf und zeigte ihm den Text, den ich für ihn übersetzt hatte. Ich sprach weiter, meine Worte überschlugen sich.

»Warte!«, sagte meine Mutter leise.

Ich hielt abrupt inne und schaute zu ihm auf. Er bewegte sich nicht. Nicht mal sein Atem war sichtbar. Ich sah ihn einfach nur an. Sekunden wie Stunden und Tage wie Sekunden schienen zu vergehen, bis er sich wieder mit Leben füllte und sich bewegte.

»Ohhhhhh«, sagte er, legte den Kopf schräg und die Hand auf sein Herz. »Das ist zu suss«, sagte er auf Deutsch.

Mit einem Handzeichen bat ich ihn, einen Moment zu warten.

»Was denn noch?«, fragte meine Mutter erstaunt.

Ich schwieg und kramte in meiner Tasche nach der Kette, die wie ein Puzzle aus zwei Teilen geformt war, die eine Hälfte für ihn, die andere für mich. Setzte man beide Teile zusammen, ergaben sie ein Herz. Ich hatte sie in einer Rolle voller Konfetti verstaut, doch jetzt fand ich sie nicht.

»Oh no! Where is my present?«, sagte ich nervös und wühlte weiter. Ich wollte etwas haben, was ich immer bei mir trug, mit dem Wissen, es zumindest mit ihm geteilt zu haben. »It was a …«, stotterte ich, denn mir fiel das Wort für Kette nicht ein. Ich deutete auf meine Kette, um ihm zu zeigen, was ich meinte.

»A chain«, sagte er leise.

Erst als ich vor lauter Verzweiflung die Hälfte des Konfettis auf den Tresen kippte, fand ich sie und legte sie vor ihn hin. Ich versuchte ihm zu sagen, dass er das Herz auf den Puzzleteilen nicht falsch verstehen solle. Aber er lächelte mich nur an.

Ich bat ihn, sich ein Teil auszusuchen, doch er schob die Kette immer wieder zu mir zurück. Er bestand darauf, dass ich entschied. Um ihn nicht weiter aufzuhalten, nahm ich ein Puzzlestück und überließ ihm das andere. Er fädelte es auf die beiliegende Kette und drückte sie an sein Herz. »Thank you, Little One. Thank you so much!«

Wieder legte er seine Hand flach auf sein Herz. Die Kette baumelte darunter und glitzerte im Schummerlicht. Ich erwiderte seine Haltung. Unsere Herzen haltend, schauten wir uns an. Behutsam steckte er die Kette in die Innentasche seines Sakkos. Nun stand er vor mir. Scheinbar reglos.

Ich hatte ihm alles gesagt, was ich sagen wollte. Ich hatte ihm alles gegeben, was ich ihm geben wollte – für den Moment. Doch niemand wusste, ob Arvid mehr Offenbarungen vertragen würde. Die Unvorhersehbarkeit seiner Reaktion auf meine wahren Gefühle und seine Unberechenbarkeit veranlassten mich zu schweigen. Das Einzige, was ich fertigbrachte, war, zu atmen. Egal, wie ich auch versuchte, die Sekunden zu dehnen, es wurde Zeit, *Auf Wiedersehen* zu sagen.

Doch bevor ich ihn gehen ließ, musste ich wissen, ob er mich wiedersehen wollte. Diese fehlende Sicherheit machte mich verrückt und kostete mich Kraft. Das ständige Nachdenken darüber und das Senden meiner Gebete um eine kurze Begegnung. Das Erarbeiten eines Schlachtplans, um zu ihm fahren zu können … Ich musste wissen, ob es sich überhaupt lohnte und ich ihm eine Freude bereitete.

Gerade als ich zum Sprechen ansetzte, wurde dieser kostbare Moment zerstört. Ein junger Mann tauchte hinter Arvids breiten Schultern auf und legte den Kopf auf diese. Arvid spürte die Berührung und drehte sich um. Mit einem freudigen Lachen begrüßte er seinen Bekannten. Für mich sah es so aus, als wäre der junge Mann ein Mitglied seines engeren Umfelds. Er musste nicht kämpfen und beten, um bei Arvid sein zu können. Er war es einfach. Irgendetwas sagte mir, dass dieser Mensch keine lange Wartezeit haben würde, um später mit Arvid sprechen zu können. Ich hatte nichts gegen seine Freunde, doch irgendwie fühlte es sich unfair an, dass man mich aus dem Ansatz riss, mit meinem Schutzengel zu sprechen. Ich hatte Angst, dass Arvid mit ihm gehen würde und ich ihn nicht mehr fragen konnte, ob er mich wiedersehen wollte.

Still wartete ich ab, was geschah.

Arvid blieb bei mir, während sein Freund verschwand. Er ließ sich nicht irgendwohin mitschleifen. Es fiel mir schwer zu sprechen. »Werden wir uns wiedersehen?«, brachte ich leise mit einem tiefen Atemzug heraus.

Arvids Lächeln wurde breiter, und er nickte.

»Ganz sicher.« Seine Stimme klang weich und leise und doch von Grund auf aufrecht und bestimmt. Nicht nur bestimmt. Arvid wirkte in sich versunken und vollkommen sicher, als wüsste er bereits, was die Zukunft bringen würde. Seine Augen sahen über mich hinweg. Als blickte er direkt durch den Strom der Zeit. Er wusste, dass ich ihn zum Abschied umarmen wollte. So wandte er sich mir wieder zu und breitete die Arme aus. Ich ließ mich einfach fallen. Wie oft hatte man das von mir verlangt, mich fallen lassen. Wie, um Himmels willen, ging das bloß? Die Menschen schauten mich ratlos an, wenn ich sie das fragte. Sie schüttelten den Kopf und meinten: »Irgendwie kann das doch jeder. Lass einfach mal los.«

Ich konnte es nicht. Wo ich auch war – ich war den Menschen immer zu steif.

Bei Arvid ließ ich los. Ich ließ alles los. Ich wollte den Moment genießen. Niemand wusste, wann ich ihn wieder in den Armen halten durfte. Ich hoffte inständig, dass nicht erneut Monate, gar Jahre ins Land ziehen mussten. Ich fühlte, wie Arvid mich fest an sich drückte, ich in ihm versank und er mich leicht hin und her schaukelte. Es war genau wie zu Beginn unseres Treffens. Sein weicher, glatter Anzug umgab mich, und die Stimmen um uns herum verschwammen und verstummten zu einem einzigen Geräuschebrei.

Kerzenlicht erhellte leicht unsere Silhouetten, und wieder blieb die Zeit stehen. Wieder dieser Moment zwischen dem Urknall und dem Untergang … aber dieses Mal war alles anders. Es gab keinen Frieden, hier gab es Angst. Eine eigenartige Angst und Dunkelheit. Wo war das Licht? Wo war die Zuversicht?

Ich atmete tief ein, um Arvid an mir zu fühlen. Ich sah die kleinen flackernden Teelichter auf den Tischen hinter seiner Schulter. Ich legte den Kopf darauf und auf seinen gut riechenden Anzug.

Dann wurde alles schwarz.

Nie brach ich derart in mir zusammen wie in diesem Moment. Meine Beine standen noch, doch in meiner Seele war etwas Eigenartiges passiert. Innerhalb von Sekundenbruchteilen veränderte sie sich. Von einem aufrecht stehenden Turm, der Wind und Wetter trotzte, zu einem in sich zusammengefallenen Kartenhaus.

Plötzlich und unkontrollierbar versank ich komplett in ihm und ertrank in meinen eigenen Tränen, als hätte jemand meiner Seele von hinten in die Kniekehlen geschlagen. Ein dunkler Nebel umhüllte mich und heftete sich an meine Schultern und Schläfen. Wie Hände von hungernden niederen Seelen griff er nach mir.

Sie wollten mich. Wollten meine Stärke und mein Licht. Sie lebten von Seelen wie meiner, die vor Energie und Kampfgeist nur so strotzten. Carol erzählte oft von solchen Wesen aus der geistigen Welt.

Ich sah Arvid an, der den Schüttelkrampf und das Schluchzen meines Körpers bemerkte. Mit einem wehmütigen Lächeln versuchte er mich zu trösten. Wortlos redete er mir gut zu. Ich beruhigte mich ein wenig.

Arvid verabschiedete sich schließlich mit sanfter Stimme und einem Lächeln. Dann verschwand er. Zusammengesackt und schwerfällig ließ ich mich neben meine Mutter am Tresen nieder. Sie lächelte ähnlich wie Arvid und legte ihre Hand auf meinen Rücken. Ob es ihr unangenehm war, konnte ich nicht sagen. Mit meinen Fingern pickte ich die kleinen Stanzer auf, die Arvid auf dem dunklen Holz verteilt hatte, als er sich die Puzzlekette angeschaut hatte. Eine Hand voll Herzchen, Engel und Sterne aus Papier.

»Nun ist alles vorbei«, sagte Mama leise und doch zufrieden.

»Ja, viel zu schnell«, antwortete ich. »Und er war wieder so lieb.«

»Ja. Das war er. Und es ist so faszinierend, wie er in verschiedene Rollen schlüpfen kann. Wenn er singt, ist er der große Künstler, und wenn er bei uns ist, ist er ein ganz normaler Mann«, hörte ich sie erzählen, als ich noch immer nach ihm Ausschau hielt. Was meine Mutter zu erklären versuchte, waren die Unterschiede in Arvids Verhalten. Für mich waren sie nicht sichtbar. Für mich war Arvid Arvid. Egal ob er ein Mikrofon in der Hand hatte oder einfach vor mir stand. Ob er still am Tresen saß oder durch den Raum schwebte. Was er auch tat, er war einfach schön. Hätte meine Mutter es mir nicht gesagt, hätte ich nie darauf geachtet.

Meine Tränen waren mittlerweile getrocknet. Ich nahm einen Schluck von meinem Cocktail.

Plötzlich tauchte Arvid erneut auf! Wie aus dem Nichts kam er direkt auf uns zu. Seine Schritte waren schnell und hastig, und sein Gesicht strahlte. Je näher er kam, desto lauter wurde seine Stimme. Er sprach schnell und aufgeregt. Seine Augen leuchteten. Ich verstand nicht viel, nur »Facebook« und

»Lion King«. Was wollte er – und war er es wirklich? Er war doch gerade erst gegangen. Zur Tür hinaus. Da war etwas, was ihn dazu bewog, noch einmal zu mir zu kommen. Ich wusste, dass er mir und meiner Mutter etwas Wichtiges sagen wollte. Er redete weiter in seinem schnellen Englisch, lachte laut und sagte: »Surprise, surprise, surprise!«

Was bedeutete noch mal *surprise*? Ich kannte dieses Wort, doch der Schreck des Moments verschaffte mir einen vollen Blackout. Ich war nicht in der Lage, viel mehr zu tun, als ihn ungläubig anzuschauen.

»You must look into Facebook«, hörte ich ihn sagen. Noch immer wurde er von Euphorie geschüttelt. Was hatte ihn nur gebissen?

»Was will er uns nur sagen?«, fragte meine Mutter.

»Ich weiß es nicht.« Ich wandte mich ihm zu und bat ihn, es auf Deutsch zu wiederholen.

Arvid starrte eine Weile auf die vielen Flaschen hinter meiner Mutter, die sich im Spirituosenregal befanden. Er dachte stark nach, wie er seine Euphorie übersetzen könnte. »Ich werden zuruck kehren zum Konig der Lowen, und ihr seid meine Gaste«, sagte er und überreichte Mama und mir etwas Unsichtbares in Form einer Handgeste.

»Gäste? Wir?«, fragte ich ungläubig.

»Yes. Ich lade euch ein zu *The Lion King*, wenn ich starte«, antwortete Arvid glücklich.

Mir fehlten die Worte.

»Thank you«, sagte meine Mutter an meiner Stelle. Schnell sprach ich es ihr nach.

Arvid bewegte sich, um erneut die Arme nach mir auszubreiten. Seine Bewegungen wirkten wacher und frischer als vor wenigen Minuten. Ich ließ mich nicht lange bitten. Er hatte mir soeben von sich aus ein Wiedersehen versprochen. Dadurch wog ich mich endlich in jener Sicherheit, die ich mir so sehr wünschte. Arvid drückte mich an sich und sah mich lachend an. Dann bewegte er sich in Richtung meiner rechten Seite und gab mir einen Kuss auf die Wange. Ich war perplex, doch ich verstand, dass er nun mit mir genau dasselbe tat wie mit seinen engen Freunden zuvor. Dadurch wusste ich auch, dass er sich gleich zurückbewegen und dann auf meine linke Wange zusteuern würde. Genauso war es. Ich nutzte die Gelegenheit, um seine Geste zu erwidern. Wie lange hatte ich mir das gewünscht?

Also gab ich ihm einen dicken Kuss auf seine linke Wange. Ich fühlte seine Haut und kleine Bartstoppeln an meinen Lippen. Er roch gut nach Aftershave. Ich hätte ewig so verweilen können.

Dann war er wieder verschwunden.

Nun war wirklich alles vorbei. Erst jetzt drehte ich mich zu meiner Mutter, sah sie lachend an und brachte nichts anderes heraus als einen Spruch, den ich täglich auf der Arbeit von Svenja zu hören bekam: »Du lieber Gott, du kriegst die Tür nicht zu!«

Meine Mutter lachte und nickte mir anerkennend zu.

Da war es wieder, dieses Kribbeln, das von meinem Bauch aus in alle Gliedmaßen stieg und sie in Bewegung versetzen wollte. In flatternde Bewegungen. Es war eine Art Freude, die ich erst durch Arvid und die Geschehnisse im Sommer nach meiner Diagnose kennengelernt hatte.

Ich verschränkte die Arme vor meiner Brust und drückte die Knie durch, um mich nicht auffällig zu bewegen. Diese Freude war wunderschön, doch durfte ich sie nicht so zeigen, wie mein Geist es wollte. Mit den Händen wedeln und hüpfen war nichts für die Öffentlichkeit. Das wusste ich ganz genau.

Am nächsten Tag fuhren wir zurück nach Thüringen – mit wundervollen Erinnerungen im Gepäck und einem festen Versprechen von Mufasa. Es gab keinerlei Grund, traurig zu sein, geschweige denn zu weinen.

Mama saß im Zug neben mir und hatte die Augen geschlossen. Ich tat es ihr gleich, doch an Dösen war nicht zu denken. Immer wieder sah ich Arvid vor mir. Seine Gestalt in diesem schwarzen Anzug. Sein Gesicht, sein tröstender Blick und seine Überraschung, seine zeitweilige Lähmung über diese plötzliche Tränenflut. Warf er mir einen Rettungsring zu und bewahrte mich vor dem Ertrinken? Ja! Er wollte mich wiedersehen. Warum kamen mir trotzdem die Tränen und liefen heimlich meine Wangen hinunter? Sie wuschen Arvids Kuss weg und landeten unkontrolliert unter meinem Gesicht auf meiner Jacke. Das Einzige, was ich noch in mir wahrnahm, war Sehnsucht. Dabei hatte ich ihn doch erst gesehen. Ich vermisste ihn schon vor unserem Treffen.

Doch vor allem war da Arvids Versprechen. Er prophezeite mir einen neuen Moment, gefüllt mit demselben Zauber von gestern.

Und noch etwas prophezeite er mir: das Geschenk von Bedingungslosigkeit.

Ob ich lachte oder weinte, ob ich ihn beschenkte oder mit leeren Händen kam, ob ich strahlte wie das reinweiße Licht der Sterne oder einfach nur dasaß, über den Cocktail gebeugt, die Augen verweint, er hatte mich lieb. So wie ich war.

Kapitel 19: Ein Neuanfang

Wenn Licht auf Finsternis trifft, Reichtum und Armut egal werden. Wenn die Zeit an Bedeutung verliert und dir dein eigenes Leben gleich wird, dann liebst du. Wenn Himmel und Hölle sich begegnen und Krieg und Frieden nicht wirken. Wenn ein Untergang ein Aufgang sein kann, ja, dann liebst du. Wenn deine Kräfte dein eigenes Ermessen übersteigen und nichts mehr Wert hat und gleichzeitig alles wertvoll ist. Wenn jeder Moment so intensiv ist, dass dich ein Blick überfordert. Wenn ein Herzschlag alles sein kann und ein kleiner Lebensabschnitt ein ganzes Leben, dann liebst du. Wenn Angst sich relativiert für einen Augenblick und Freiheit dein Zuhause werden will. Wenn der Traum dich in der Wirklichkeit besucht und umgekehrt. Dann ist die Legende des Wunders nicht tot.

***

Während ich zusehends Vertrauen in das Leben fasste, kündigten sich tiefgreifende Veränderungen an. Meine Mutter hatte in den vergangenen Monaten oft bis tief in die Nacht mit dem Bruder ihrer besten Freundin Judith gechattet. Sie kannte Andy schon lange, doch etwas zwischen den beiden hatte sich verändert: Sie hatten sich ineinander verliebt. Andy aber lebte in Berlin. Eines Tages redete Mama davon, wie es wäre, in die Hauptstadt zu ihm zu ziehen. »Weißt du, ein richtiger Neuanfang. Von null beginnen. Das wäre so schön.«

Ein Neuanfang. Das wäre auch etwas für mich, dachte ich zu meiner eigenen Überraschung. Ich hatte mich bisher gegen größere Veränderungen gesträubt, und Berlin war so weit weg von meinen Freunden, vor allem von Sandy, die inzwischen zwei kleine Söhne hatte. Wir zwei hatten uns geschworen, dass keine von uns jemals ans Ende der Welt ziehen würde. Und genauso fühlte es sich an: das Ende der Welt. Denn Reisen über eine gewisse Entfernung sind für mich immer mit Unvorhersehbarkeiten verbunden. Sie erfordern Planung, und dennoch bleiben viele Unsicherheitsfaktoren, die mich in ihrer Gesamtheit überfordern können. Eine simple Verspätung, ein verpasster Anschlusszug, ein anderes Gleis – die Fülle an Möglichkeiten, an Veränderungen droht mich aus der Bahn zu werfen.

Doch wenn ich jetzt darüber nachdachte, schmeckte mir die Vorstellung: weg von der Isolation des Dorfes. Nicht mehr der einzige Trottel unter *Normalos* zu sein und endlich viele Menschen meinesgleichen kennenlernen. Welch ein schöner Gedanke! Aus dem Internet wusste ich, dass es in Berlin eine Selbsthilfegruppe für erwachsene Autisten gab. Ich beneidete jeden, der andere Autisten persönlich kannte. Ich hatte meine Telefonkontakte, Carol und Kerstin, aber niemanden um mich herum, der wie ich dachte und fühlte. Es war *die* Chance, mein Leben zum Besseren zu wenden. Also sagte ich zu meiner Mutter, dass es eine gute Idee sei.

Sie sah mich verblüfft an. »Und was ist mit Sandy? Ihretwegen wolltest du doch immer hierbleiben.«

»Ja, ich weiß, aber wenn ich hierbleibe, versauere ich und

schaue Sandy beim Leben zu. Das geht nicht mehr, und irgendwie muss ich es ihr eben beichten.«

So entwickelte sich aus einer Wunschvorstellung meiner Mutter ein Entschluss. Wir würden nach Berlin auswandern, Mama und ich. Beide mussten wir weg aus dem Dorf, wo die Zeit stillstand und uns auffraß.

»Und ich wäre dann um einiges näher an Hamburg dran«, schmunzelte ich und verfiel ins Träumen. Wie schön es wäre, Arvid öfter als nur einmal im Jahr zu sehen!

Doch das Leben hielt neue Herausforderungen parat. Meine Mutter wirkte nachdenklicher und immer niedergeschlagener und wurde schließlich erneut von Depressionen eingeholt. Ich hatte große Mühe, sie zu verstehen. In meinen Augen hatte sie doch allen Grund, glücklich zu sein. Sie liebte Andy, und Andy liebte sie. Es war das, was ich mir seit so vielen Jahren auch für mich wünschte. Die Gefühle für Arvid hatten mich auf eine Achterbahn geschickt. All meine Sehnsüchte nach Nähe, nach Einssein hatte ich auf ihn projiziert. War es unerfüllte Liebe, die mich mit ihm verband? Oberflächlich betrachtet vielleicht. Doch wenn ich tief in mich hineinhorchte, dann war alles richtig so, wie es war: Arvid war Mufasa, mein Befreier. Und das war eine Erfüllung, die tiefer nicht hätte sein können. Die Verbindung zu ihm war nach wie vor von Herzklopfen, von Sehnsucht und Vermissen bestimmt. Ab und an musste ich dieses Band fühlen, das von ihm zu mir reichte, musste mich daran festhalten dürfen, wenn meine Welt zu wanken begann und die Wände meines Kerkers wieder emporwachsen wollten.

Jedenfalls verstand ich nicht, warum meine Mutter so traurig war, und das sagte ich ihr auch mit Nachdruck und in aller

Ehrlichkeit. Bald verschlechterte sich ihr Zustand täglich, sie weinte immer öfter. Ich fühlte mich so hilflos.

Meine Mama war immer für mich da gewesen und hatte mich getröstet. Jetzt aber weinte sie, und es war an mir, sie zu trösten. Ich konnte es noch lange nicht so gut wie sie.

»Es reicht schon, wenn du einfach nur da bist«, antwortete sie. Das war ich, doch im Stillen dachte ich: Nun habe ich sie endgültig verloren. Meine Mutter ist gegangen, und eine Fremde sucht mich heim. Wie soll ich sie überhaupt Mutti nennen?

Schließlich hatte sich ihr Zustand so weit verschlechtert, dass sie nicht in der Lage war, allein zu bleiben, sondern Betreuung brauchte. Schweren Herzens brachte ich sie nach Jena in die Klinik. Mia kam uns auf halber Strecke entgegen. Sie war ganz lieb zu Mama und nahm sie behutsam mit. Allein fuhr ich im strahlenden Sonnenschein nach Hause. Die Sonne war glutrot und beleuchtete das Innere des Zuges. In Gedanken sprach ich zu Mufasa und bat ihn, über meine Mutter zu wachen.

Am Abend schickte meine Schwester mir Links zum Thema Depressionen. Es waren Seiten, die beschrieben, was Depressionen waren, wie die Wahrnehmung der Betroffenen aussah und wie man am besten mit ihnen umging.

»Wenn Mama sagt, alles ist sinnlos, dann ist das in dem Moment auch erst mal so für sie«, schrieb Mia dazu.

»Ja, aber das stimmt doch nicht.«

»Nein, tut es auch nicht. Aber sie ist völlig überzeugt davon, und das Beste, was man machen kann, ist, da zu sein. Nicht dagegenhalten, was sie sagt. Das hat keinen Sinn.«

»Aber ich kann ja auch nicht sagen, dass das stimmt, was sie sagt.«

»Nein, das musst du auch nicht. Du musst einfach nur da sein.«

Es tat gut, mit Mia zu schreiben. Mia, die damals, als ich noch klein und Mama depressiv gewesen war, alles, wirklich alles für uns getan hatte, obwohl sie selbst noch ein Kind gewesen war. Jetzt war ich erwachsen. Schlagartig war ich allein, und Mama würde so schnell nicht wiederkommen. Ihre Wohnung war nun meine, und ich hatte noch nie zuvor allein leben müssen.

»Wenn du etwas brauchst oder wissen möchtest, kannst du mich jederzeit anschreiben«, bot Mia mir an.

In den ersten Tagen ernährte ich mich von Fertiggerichten, denn Kochen war nicht mein Ding. Nach einiger Zeit spürte ich das Fett regelrecht in meinem Blut. Zum Glück gab es eine Alternative: Auf dem Rückweg von meiner Arbeit kam ich bei einem chinesischen Restaurant vorbei, dort holte ich mir regelmäßig Essen. Nach achteinhalb Stunden Arbeit hatte ich keine Kraft und auch keine Lust mehr, mich in die Küche zu stellen. Zum Glück verdiente ich genug.

Was das Saubermachen der Wohnung anging, hatte ich schnell einen Schlachtplan entwickelt. Immer samstags wischte ich Staub, saugte und erledigte, was sonst noch zu tun war. Es war gar nicht so schwierig mit dem Alleinleben, stellte ich fest. Zu meiner eigenen Verwunderung gewöhnte ich mich recht schnell an diese plötzlich veränderte Situation.

Natürlich vermisste ich meine Mutter. Vor allem wünschte ich mir die Person zurück, die sie vor ihrer Krankheit gewesen war. Nun gab es niemanden mehr, der in der Küche stand und mir erzählte, was es zu essen gab. Ich hatte keinen Grund mehr zu fluchen, wenn meine Mutter Krautrouladen gekocht hatte, die ich nicht ausstehen konnte. Die Erinnerungen aber reichten bald tiefer. Aus Dunkelheit machte meine Mutter Licht. So wie Rumpelstilzchen aus einfachem Stroh Gold spann. Nur was sie selbst anging, war sie dazu manchmal nicht in der Lage.

In Gedanken sprach ich zu Mufasa. Ich erinnerte ihn erneut daran, dass er nicht zu mir kommen sollte, wenn es mir schlecht ging. Meine Mutter brauchte sein Licht dringender als ich.

Schließlich rief ich Carol an und erzählte ihr, was passiert war. Erstaunt unterbrach sie mich.

»Kommst du denn mit dem Alleinleben zurecht?«

Ich erklärte ihr, dass das weniger mein Problem sei. Ich wendete meine Stereotypien an, um die Hütte sauber zu halten.

»Da bin ich beruhigt«, sagte Carol. »Weißt du, nicht viele Autisten stecken das so locker weg wie du. Diese plötzliche Veränderung durch die Einweisung deiner Mutter … Ich glaube, ich hätte das nicht geschafft. Ich würde durchdrehen, wenn mein Mann von heute auf morgen nicht mehr da wäre. Das zeigt, dass du eine starke Seele hast.«

All meine Freunde signalisierten in dieser Zeit, für mich da zu sein. Es war schön zu wissen, dass sie an mich dachten. Es dauerte viele Wochen, doch schließlich ging es Mama besser. Sie schöpfte neuen Mut. Nicht mehr lange, und sie dürfte wieder nach Hause. Und wir beschlossen, tatsächlich einen Neuanfang in Berlin zu wagen.

Der Sommer kämpfte gegen die Wolken, die unseren Garten mit Regen überzogen. Schließlich klarte der Himmel auf, und die Sonne brachte die Wärme zurück. Es war Zeit für unser großes Abschiedsfest.

Maria traf wie immer als Erste ein. Aufgeregt überreichte

sie mir ihr Geschenk. Es war dick in Zeitung eingewickelt. Noch bevor ich es selbst auspackte, nahm sie es mir wieder aus der Hand und stürzte damit ins Badezimmer.

Ich erkannte gerade noch, dass sie eine schwarze Tasse in der Hand hielt. Ich lief hinterher, um zu sehen, was sie damit im Bad wollte.

»Ich brauche heißes Wasser«, sagte sie und drehte den Wasserhahn auf. Plötzlich verfärbte sich die schwarze Tasse.

Ich war fasziniert. Es war eine sogenannte Zaubertasse. Wurde sie heiß, wich die schwarze Farbe und zeigte ein Foto von Maria sowie die Aufschrift *HDL*. Während sie abkühlte, ließ sie sich mit dem Hand- oder Fingerabdruck bemalen, da die schwarze Farbe durch die Körperwärme zurückkehrte.

»Mit so etwas könnte ich mich stundenlang beschäftigen«, lachte ich.

»Du musst mir versprechen, dass du deinen Kaffee nur aus dieser Tasse trinkst«, sagte Maria.

»Das verspreche ich dir. Es ist ein traumhaftes Geschenk. Vielen Dank.« Ich nahm sie in den Arm.

»Und pass beim Umzug auf, dass sie heil bleibt!«

»Das werde ich. Ich werde die Tasse in die dickste Klamottenkiste stecken.«

Nun traf auch Kara zusammen mit weiteren guten Freunden ein, und wir machten uns auf den Weg in den Garten. Allen sollte es gut gehen. Es gab Bratwurst, Thüringer Rostbrätel und jede Menge Erdbeerbowle.

Mama war natürlich auch dabei. Es ging ihr besser, doch die schwere Zeit hing ihr noch nach. Teilweise wirkte sie in diesen Tagen auf mich wie eine Autistin, die auf Details achtete und mich unterbrach, um mein T-Shirt zu kommentieren, das sie noch nicht gesehen hatte. Auch nahm sie fast jede Aussage wortwörtlich, was zur Folge hatte, dass sie mich immer wieder falsch verstand. Doch das störte mich nicht. Mamas autistische Züge waren auch interessant für sie selbst. So sah sie die Welt für eine Weile auf dieselbe Weise wie ich.

Nun stand sie am Grill und lächelte mich an.

»Bevor wir anfangen zu feiern, möchte ich einen Text vorlesen«, verkündete ich feierlich. Alle sahen mich neugierig an.

»In einer Zeit, in der ich völlig allein war und alle Hoffnung schon aufgegeben hatte, dass irgendein Kind lieb zu mir sein würde, kamt ihr und zeigtet mir, dass es möglich ist, so etwas wie Freundschaft zu erleben, und dafür danke ich euch sehr. Maria, du warst meine allererste Freundin. Wir wurden regelrecht verkuppelt – und es ging nicht schief. Unsere Mütter haben genau das Richtige getan, und ich danke dir, dass du von Anfang an verständnisvoll warst. Es war schön, mit dir zu spielen und mit dir aufzuwachsen.

Kara, du warst das erste Kind in der Schule, das nichts Böses zu mir sagte. Im Gegenteil. Du fragtest mich, ob ich mit dir spielen möchte. Völlig vorbehaltlos und offen überreichtest du mir damit einen Teil deines Lebens. Dafür danke ich dir. Ich danke dir für die Schneeballschlachten und Schwimmbadbesuche, und vor allem danke ich dir für das, was du mir mitgebracht hast: Sandy.

Sandy, du bist meine allerbeste Freundin, und egal, was passiert, du wirst es immer bleiben. Egal, wo ich bin und wen ich in Berlin kennenlernen werde, niemand wird dich ersetzen können. Mit dir habe ich die meisten Abenteuer erlebt, und es wird niemals jemanden geben, der das toppen kann.« Ich erwähnte noch andere Freundinnen, die über die Jahre hinweg zu mir gehalten hatten. »Auch wenn ich gehen muss«, schloss ich, »ihr werdet für immer in meinem Herzen sein.«

Erst jetzt bemerkte ich, dass Maria weinte. Ich dachte, Sandy wäre am meisten von meinem Verlust betroffen. Das war sie sicherlich auch, doch mittlerweile war sie eine Meisterin darin, ihre Gefühle zu verbergen. Ich nahm es ihr nicht übel, es erleichterte mir den Abschied.

»Ich schäme mich, aber ich kann nicht anders«, sagte Maria leise. Es war mir fast unmöglich, nicht mit ihr zu weinen. Ich bat sie, zu mir zu kommen, um sie zu trösten. In diesem Moment fühlte ich mich wie Nala, die das zerstörte geweihte Land verlassen musste, in dem ihre Freunde und Familie lebten. »Wir werden immer in Kontakt bleiben. Du kannst mich anrufen, so oft du willst«, sagte ich leise.

»Und du kannst uns immer in Berlin besuchen kommen«, fügte meine Mutter hinzu, die sich zu uns gesellte und Maria ebenfalls in den Arm nahm. »Ihr seid doch meine Ziehkinder und werdet es immer bleiben.«

Bis spät in die Nacht erzählten wir uns Geschichten von früher und lauschten unseren Geheimnissen. Doch dem Schmerz wohnte ein Funken Freude bei. Tief in ihrem Inneren wussten alle, dass es richtig war. Als Kind hatte ich Abschiede aller Art gehasst. Sie hatten die Beständigkeit um mich herum gestört. Alles veränderte sich, wenn jemand verschwand. Ein Mensch fehlte plötzlich, seine Stimme und sein Lied. Der Platz war leer, das Gesamtbild wandelte sich, und ich musste mich erneut daran gewöhnen – bis der nächste verschwand, sei es am Ende einer Feier, eines Besuchs oder für immer. Ich kämpfte nicht darum, dass ein Mensch blieb. Ich nahm sein Verschwinden hin und beschäftigte mich die nächste halbe Stunde damit, den Raum neu zu sortieren. Dass ich nun den Lauf der Dinge akzeptierte, machte mich froh.

Auch in der Arbeit hieß es Abschied nehmen. Als die Tür der großen Kindertagesstätte hinter mir zufiel und die warme Spätsommerluft mich umwehte, realisierte ich, dass mein Abschied endgültig war. Ich wagte es kaum, mich noch einmal umzudrehen und zum Fenster hinaufzuschauen, aus dem ich die Kinder fröhlich und ausgeschlafen lachen und spielen hörte. Ich wollte nach Berlin. Ich *musste* nach Berlin. Ich wusste, würde ich bleiben, wäre das auf Dauer mein Untergang. Ich freute mich auf das Neue und Unbekannte. Zum ersten Mal in meinem Leben sehnte ich mich der Veränderung entgegen.

Dann war auch schon der Tag des Umzugs gekommen. Bereits am frühen Morgen hatten wir begonnen, den großen weißen LKW zu beladen. Ich sollte die letzte Nacht in Thüringen bei Sandy verbringen. Es fühlte sich unwirklich an, die Tür der leeren Wohnung zufallen zu lassen, dann im altbekannten Bushäuschen zu sitzen und nicht zu wissen, wann ich den verschlafenen Ort wiedersehen würde. Dieses Mal würde ich nicht zurückkommen, auch wenn der Wind mir Svenjas Lachen schickte. Es machte mir die Sache schwer, aber nicht aussichtslos schwer. Anstatt Abschied und Wehmut in mir zu tragen, entschloss ich mich dazu, an die positiven Dinge zurückzudenken. Ich erinnerte mich an die alljährlichen Osterfeuer, Sommerfeste und Weihnachtsmärkte. Es war schön, sie als Treffen für den gesamten Freundeskreis zu nutzen, und ich nahm mir vor, es wieder zu tun.

Irgendwann.

Am späten Abend machten Sandy und ich uns auf den Weg in eine kleine Bar. Auch wenn mich der eine oder andere Gast als Sandys schweigsame beste Freundin erkannte, war es mir zum ersten Mal egal. Sollten sie heute zum letzten

Mal denken, was sie denken wollten. Ich fühlte mich an diesem Abend keineswegs eingeschüchtert und lachte herzlich mit, wenn Sandy wiederholt Storys aus der Vergangenheit erzählte.

»Ich hätte jeden einzelnen deiner Mitschüler mit meinen Blicken töten können!«, sagte sie leise und nahm einen Schluck von ihrer Whiskey-Cola.

»Dafür danke ich dir auch heute noch.«

»Und wenn ich damals die Krallen von Scar gehabt hätte …«, lachte sie.

»… die hätten mir nie wieder ein Haar gekrümmt.«

»Und wenn dir wieder jemand etwas antut, sag mir Bescheid.«

»Du wirst immer mein Schutz-Vampir sein.«

Es war noch dunkel, als mein Wecker klingelte. Sandy stand mit mir auf. Fürsorglich kochte sie mir einen Kaffee, und wir frühstückten gemeinsam in ihrer Küche. Ihr Mann und ihre beiden Söhne schliefen immer noch tief und fest.

»Hier hast du ein paar Brote für die weite Reise«, sagte sie und drückte mir ein Päckchen in die Hand. Dann kam auch schon das Taxi, und es war Zeit, sich zu verabschieden.

Bei meinem Fernbus angekommen, nahm mir der Fahrer die Tasche ab, um sie in den kleinen Lagerraum des Busses zu werfen. Ich kletterte nach oben und suchte mir einen Platz am Fenster. Es war seltsam, zum letzten Mal die bekannte Strecke an mir vorüberziehen zu sehen.

Müde und mit weichen Knien kam ich in Berlin an. Ich hatte keine Ahnung, wie ich zu meiner neuen Wohnung gelangen sollte. Wie alles funktionierte mit den S-Bahnen und welche die richtige war, sollte ich erst noch lernen. Meine Mutter und Andys Vater Gerd wollten mich abholen. Ich rief sie an und sagte ihr, dass ich an der Bushaltestelle war.

»Wir stehen im Stau. Das kann jetzt eine Weile dauern«, hörte ich meine Mutter sagen.

Ich lief am ZOB umher und suchte nach einem Café, in das ich mich setzen konnte. Es war kalt, und Hunger hatte ich ebenfalls. Ich fand einen Imbiss, aber dieser hatte seine Sitzgelegenheiten nach draußen verlagert.

Mit einem wärmenden Kaffee setzte ich mich auf eine der Holzbänke. Grau sah alles aus, und doch wusste ich, dass in dieser Stadt ein neuer Anfang auf mich wartete. Ich beobachtete die vielen Menschen, die vor mir hin- und herliefen. Der Trubel störte mich nicht. Schon jetzt fühlte ich die Anonymität Berlins. Es kannte mich niemand. Niemand wusste, wer ich früher gewesen war und wo ich herkam. Es war befreiend, fremd zu sein. Niemand schaute mir in die Augen und erkannte die Außenseiterin aus der Schule. Niemand gesellte sich zu mir und fragte: »Du bist doch die kleine Zimmermann, stimmt's?«, oder »Du bist doch die, die immer alle geärgert haben, oder?« Es wurden auch keine drängenden Fragen gestellt, ob sich nicht endlich einmal etwas an meinem Beziehungsstatus »Single« geändert hätte. Ich war, wer ich war, und dies warf keinerlei Fragen auf. Es war den Menschen hier egal, es interessierte sie nicht. Einerseits hörte sich das nicht nach einem angenehmen Umfeld an, doch es bot mir ein neutrales Grundstück, auf dem ich ein neues Haus errichten konnte.

Der Wind kroch unter meine Kleider, und ich beschloss, ein wenig herumzulaufen, um nicht auszukühlen. Dann endlich traf meine Mutter ein. Ich sah sie von Weitem und steuerte auf sie zu. Es war gar nicht so einfach, zu ihr zu gelangen. Immer wieder kreuzten Menschen unseren Weg.

»So, jetzt haben wir auch das letzte Glied in der Kette«, lachte sie mich schließlich an und nahm mich fest in den Arm. »Willkommen in deinem neuen Zuhause. Dort warten Nudelsalat und Würstchen auf dich.«

Noch nie hatte ich mich so sehr auf Nudelsalat und Würstchen gefreut.

Die ersten Tage in Berlin verliefen recht angenehm. Meine neue Wohnung lag nur ein Stockwerk unter der von meiner Mutter und Andy. Noch war sie bis zur Decke vollgestellt mit Kisten.

Ich brauchte immer etwas zu tun, besonders in schwierigen Zeiten. Meine Seele hatte sich noch nicht zu hundert Prozent erholt von allem, was in meiner Jugend und dann im Altenheim geschehen war. Es gab Momente, in denen ich mich dringend beschäftigen musste, um innerlich zur Ruhe zu finden, und ich grübelte angestrengt, was ich denn tun könnte in einer Stadt, in der ich mich erst mal zu verirren drohte.

»Oh, mir ist ein Missgeschick passiert in deinem Bad, Henrike«, rief mich Andy in die reale Welt zurück.

Ich sah ihn an.

»Ich bin mit der grünen Farbrolle abgerutscht, und jetzt ist ein Strich an der Decke«, erklärte er.

Ich sah mir das Malheur an und war erleichtert. Es gab etwas zu tun! Der Strich bot einen Anfang für eine Blume, die ich an die Decke malen könnte. Ich könnte eine Blumenranke zeichnen. Doch diese Idee verwarf ich rasch, denn mir bot sich eine bessere. Es würde eine Sonnenblume werden. Sie sollte mich für immer an jene Sonnenblume erinnern, die Arvid mir virtuell geschenkt hatte. Ich machte mich an die

Arbeit. Auch wenn ich mich körperlich ganz schön verbiegen musste, war zwei Tage später aus dem Fehler ein kleines Kunstwerk geworden.

Eines Morgens wachte ich auf und weinte. Ich wusste nicht, warum. Ich wusste nur, dass ich von einem heftigen Schub Traurigkeit heimgesucht worden sein musste. Ich vermisste Arvid und trauerte um ihn. Und nicht nur das. Ich stellte plötzlich alles infrage, was ich in Berlin begonnen hatte. Tränen liefen mir unaufhörlich aus den Augen. Sonst konnte ich sie immer aufhalten, doch an diesem Tag half es nicht einmal, tief durchzuatmen. Nichts half. Ich bemühte mich lediglich darum, dass meine Mutter und Andy es nicht sahen. Still zog ich mich mit meiner Tasse Kaffee auf den Balkon zurück und hoffte, dass die kalte Luft und die Rufe der Kinder mich ablenken würden. Direkt vor dem Balkon von Andys Wohnung befand sich ein Spielplatz.

Die tiefe Trauer, die mir seit meiner Schulzeit vertraut war, war zurückgekehrt. Unerwartet und in noch stärkerer Form als zuvor. Oder war es eine veränderte Form?

Mir wurde kalt, doch der Spätherbst half mir dabei, mich wieder zu spüren und mir weiszumachen, dass ich noch immer da war. Eine Weile saß ich so da, während meine Tränen versiegten. Mein Herz war schwer, aber es ließ sich tragen, und ich war wieder in der Lage, mich zu bewegen und mich dem Leben zu stellen.

Die Nächte wurden länger, und die Sonne verabschiedete sich immer früher von uns. Der Winter nahte.

Gemütlich saß ich mit Mama im Wohnzimmer und sah fern. Über meine Hände legte sich ein fein schimmernder blauer Stoff, auf den ich *Little One* stickte. Mit Hingabe ließ ich die Zeit dahinfließen und achtete akribisch darauf, dass alles stimmte. Ich betrachtete die feinen Musterungen auf dem Einstecktuch und faltete es säuberlich zusammen, als es meinen Namen trug. Dasselbe tat ich mit der dazugehörigen Krawatte. Beides packte ich liebevoll ein: Arvids Geburtstagsgeschenk.

Nur noch wenige Tage, und ich würde ihn wiedersehen. Im Internet hatte er all seine Freunde eingeladen, mit ihm seinen Geburtstag mit selbst gekochten Speisen und selbst produzierter Musik zu feiern. Mama und ich entschieden uns spontan, daran teilzunehmen.

Doch bevor wir nach Hamburg fuhren, musste ich noch etwas erledigen, das mir sehr am Herzen lag. Mein Gefühl, dass es in Berlin Menschen gab, die meine Brüder und Schwestern waren, ließ mich nicht los, und ich wollte sie endlich sehen.

Meine Mutter und ich suchten im Internet nach der Adresse der Selbsthilfegruppe für Autisten und fanden sie recht schnell. Mithilfe eines Online-Programms schaute Mama nach der Route, die es abzufahren galt, um dorthin zu kommen. Allein wagte ich mich noch nicht in den S- und U-Bahn-Dschungel. Die Angst, mich zu verirren, war zu groß. Also begleitete meine Mutter mich und gab mir mit ihrer Orientierung in der Stadt eine angenehme Sicherheit.

»Das wird bestimmt spannend«, sagte sie, um mir die unterschwellige Furcht zu nehmen, selbst bei den Autisten nicht willkommen zu sein.

Wie sich herausstellte, waren wir bei der falschen Adresse gelandet, denn manche Straßen gab es in Berlin gleich zweimal.

»Sei nicht traurig. Nächstes Mal klappt es ganz bestimmt.

Das wäre ja ein Unding, sich noch mal zu verfahren«, sagte meine Mutter, die meine Enttäuschung spürte. »Morgen geht es erst mal nach Hamburg. Dort machen wir uns mit Arvid einen schönen Abend. Und dann sieht die Welt schon wieder anders aus.«

»Da hast du recht.«

Gedämpftes blaues Licht tauchte die kleine Bühne vor mir in farbige Schatten. Gitarren und ein Keyboard standen verlassen herum und warteten auf ihre Spieler. Sie würden kommen, doch würden es auch die richtigen sein?

Wir hatten die kleine Bar gefunden, in der Arvid seinen Geburtstag feiern wollte. Und doch zweifelte ich an der Richtigkeit dieses Ortes, selbst als ein kleiner Tisch mit Geschenken mir zuflüsterte, dass ich hier genau richtig war. Vielleicht lag es daran, dass es eine andere Bar war, eine ungewohnte Umgebung und viele, viele Menschen. Meine Mutter versicherte mir, dass sie den einen oder anderen Darsteller von *Der König der Löwen* erkannte. Ich sah in diesem Moment nur Menschen, alle wirkten gleich. Gern hätte ich sie ebenfalls erkannt. Vielleicht hätte ich sie sogar angesprochen und begrüßt. Doch meine Aufregung und Pannenangst lähmten mich.

Das stete Gemurmel um uns herum wurde jäh durch ein schallendes Aufjubeln unterbrochen. Es rauschte von hinten zu uns heran. Noch ehe ich mich umdrehen und nach der Quelle des Jubels sehen konnte, stand Arvid direkt vor unserem Tisch. Arvid begann über das ganze Gesicht zu strahlen und zeigte mit beiden Händen auf uns. »Heeeey!«, jubelte er laut und lachte auf.

Sein Lachen war so wundervoll. Es hallte laut und mächtig

durch den Raum und umarmte mich. Es war das Lachen Mufasas, und es war voller Energie.

»Nice to see you!«, lächelte Arvid mich an und nahm mich in den Arm. Er musste direkt von seinem Auftritt hierhergekommen sein. Er wirkte leicht außer Atem, roch nach Theaterschminke, trug seinen Feierabendjogginganzug und war nass vom Regen. War ja auch kein Wunder: Die Sonne befand sich in meinen Armen. Mit einer Hand griff er über mich hinweg zu meiner Mutter. »Hey, nice to see you«, hörte ich ihn sagen. »You are well?« Er sah meine Mutter zum ersten Mal nach ihrer Krankheit wieder. Er hatte es nicht vergessen, was mit ihr geschehen war.

Dann war es auch schon an der Zeit für seinen Auftritt. »I have to go«, sagte er, nachdem er mich wieder losgelassen hatte, und deutete hinter sich. »See you!« Er nickte uns zu und sprang auf die Bühne. Über das Mikro begrüßte er seine Freunde und erzählte ihnen etwas auf Englisch.

»Ich verstehe nichts«, sagte ich.

»Ich glaube, er sagt, dass er sich umziehen muss, und kommt dann wieder«, antwortete Mama.

Nach kurzer Zeit kam er tatsächlich zurück und startete sein Gesangsprogramm. Hin und wieder erkannte ich, dass er zu uns hinuntersah und lächelte. Nach seinem Auftritt stand Arvid mir erneut gegenüber.

»Happy birthday«, sagte ich. Ich klang leise und hoffte, dass er meine Stimme hörte. Behutsam übergab ich ihm mein Geschenk.

»Thank you«, lächelte Arvid mich sanft an. Er breitete die Arme nach mir aus. Nach einer weiteren Umarmung verschwand er in der Menge seiner Freunde. Er hatte so viele Menschen, die mit ihm feiern wollten.

Irgendwann sah ich, dass die Gäste sich ins Hinterzimmer der Bar bewegten, wo eine große Tafel mit vielen Speisen hergerichtet war. Essen in Arvids Gegenwart – ein Unding! Aufregung und die extreme Wahrnehmung jeder einzelnen Sekunde machten es mir normalerweise unmöglich. Doch heute musste ich etwas kosten. Arvid hatte alles selbst zubereitet. In den letzten Tagen hatte er immer wieder auf Social Media gepostet, dass er stundenlang in der Küche gestanden und für seine Geburtstagsparty gekocht habe. Also nahm ich mir ein Stück von etwas, das aussah wie ein Auflauf mit Käse. Dann schaute ich in einen großen Krug und erkannte Butterbohnen. Diese kannte ich von zu Hause, meine Mutter bereitete sie häufig zu. Auch davon nahm ich mir etwas. Das reichte schon.

Der Auflauf stellte sich als süßer Kuchen heraus, und die Bohnen schmeckten noch viel besser als zu Hause. Sie waren mit reichlich Knoblauch versetzt. Ich liebte Knoblauch. Als ich mir eine Gabel in den Mund schob, spürte ich, wie mir jemand über den Rücken streichelte. Im ersten Moment dachte ich, es wäre meine Mutter. Aber nein, Arvid stand neben mir und beugte sich zu mir hinunter. »Is it good?«

Ich nickte freudig und hob den Daumen. Er lächelte und ging weiter.

»So kannst du die Bohnen in Zukunft auch machen«, sagte ich zu Mama.

»Ich werde es versuchen.«

Im Anschluss präsentierte das Geburtstagskind seinen Karottenkuchen. Mit einem großen Messer bewaffnet, begann er *Happy Birthday* für sich selbst zu singen. Nach und nach stiegen einige seiner Freunde ein, die ebenfalls eine schöne Gesangsstimme hatten. Doch Arvid schnitt seinen Kuchen noch nicht an, sondern verschwand.

»Schnell, hol unseren Fotoapparat. Er sieht so genial aus mit dem Messer«, sagte meine Mutter lachend. Ich tat wie geheißen. Arvid stand direkt neben unserem Tisch, auf dem die Kamera lag, und war in die Unterhaltung mit einem Freund vertieft. Für einen kurzen Moment hielt ich inne – und wieder stand die Zeit still. Als sei seine Nähe mein Atem und meine Medizin für die nächsten Jahre, verlor ich mich in Mufasas Anblick. Wann würde er mir wieder so nahe sein? Wann könnte ich ihm wieder so nahe sein? All das war ungewiss. Es könnte morgen passieren, es könnte aber auch das letzte Mal sein.

Ich wünschte mir, all diese wohlwollenden Gefühle zu bewahren und sie dann zu gebrauchen, wenn die Angst mich wieder heimsuchte. Die Angst vor dem Arzt. Die Angst vor der Zukunft. Die Angst vor dem Tod. Dann sollte Mufasas Licht mich schützen und die Liebe in mir festhalten.

Kaum war ich wieder bei Mama angelangt, kehrte auch Arvid an seinen Platz zurück. Auch er war dort, wo er hingehörte. Die Ordnung war wiederhergestellt.

Er schnitt den Kuchen an und bot jedem ein Stück davon an. Anschließend sang Arvid noch ein paar seiner Lieder. Nach und nach leerte sich die Bar. Immer mehr Gäste machten sich auf den Heimweg. Arvid verabschiedete alle mit einer innigen Umarmung. Bevor ich ging, hatte ich noch etwas Wichtiges zu erledigen. Ich hatte es nicht weit zu ihm, er stand genau vor unserem kleinen Tisch. Ich schnappte nach der Kamera, um ihm zu signalisieren, was ich mir wünschte. »Arvid?«, sprach ich ihn an. »We make a photo?«, fragte ich leise.

Er verstand sofort und stellte sich zu mir. Ich drückte meiner Mama das kleine silberne Gerät in die Hand. Sie richtete das Objektiv auf uns.

»Geht mal rüber, es ist so dunkel«, sagte sie und wies mich an, Arvid ein Stück weiter vor das Treppengeländer zu führen, wo hilfreiches Licht schien.

Arvid folgte mir und legte den Arm um mich. Es funktionierte sofort. Mama machte ein Bild von uns, und ich hatte endlich etwas von ihm bei mir. Ein wundervolles Lächeln neben meinem. Eine Momentaufnahme von stillstehender Zeit zum Mitnehmen. Eine Zeitkapsel, in der Mufasa und ich für immer vereint blieben. Arvid lächelte, als er das Bild sah, und hob den Daumen. Nun waren wir fast allein zurückgeblieben. Mama wurde die zunehmende Leere in der Bar unangenehm.

»Komm«, sagte sie leise. »Wir gehen jetzt besser auch.«

Ich blickte mich um und sah noch einige wenige Gäste an der Bar sitzen oder stehen. »Es sind doch noch Leute da.«

»Ich weiß, du willst hier wieder nicht weg. Aber wenn wir jetzt nicht gehen, sieht das doof aus«, versuchte meine Mutter mir zu erklären. Sie machte Arvid auf sich aufmerksam und verabschiedete sich von ihm. Zum ersten Mal nahmen meine liebe Mama und Arvid sich in den Arm. Er schaukelte sie freudig hin und her. Dann kam er auf mich zu. »Little One«, begann er leise. »We will see us again!«

»Okay«, sagte ich und strahlte. Ich war nicht mehr die flehende Fragende. Ich war nun diejenige, die Vertrauen in die Güte des Universums gewann. Wir umarmten uns lange und innig, bevor wir uns auf unbestimmte Zeit trennten. Doch irgendetwas ging mit mir hinaus auf die regennassen Straßen Hamburgs und flüsterte mir zu, dass ich recht behalten sollte. Ich würde meinen Schutzengel wiedersehen.

***

Dieses Mal waren wir richtig. Mama und ich blickten an der Fassade des Gebäudes in Berlin-Steglitz empor. Die Selbsthilfegruppe für erwachsene Autisten sollte im vierten Stock stattfinden. Mit dem Fahrstuhl fuhren wir hinauf und hörten bereits im Flur Gemurmel. Ich lief voran und folgte den Stimmen. Die Tür des Raumes der Selbsthilfegruppe stand offen, sie sah einladend aus.

Ich war aufgeregt und fühlte mich eingeschüchtert. Mit der reinen Energie des Lichtes schaute ich in den Raum, in dessen Mitte eine große Tafel stand. Geziert von Wassergläsern und Plätzchen, verströmte sie eine gemütliche Atmosphäre. Um sie herum saßen Männer und Frauen. Einige drehten sich zu mir um, sahen mich kurz an und wandten sich wieder ab.

»Ist das die Selbsthilfegruppe für Autisten?«, fragte ich leise.

»Ja. Komm rein und setz dich. Wir beginnen mit der Vorstellungsrunde«, antwortete eine Frau an der Stirnseite der Tafel. Ihre halb langen roten Haare brachten Farbe in ihr helles Gesicht. Sie lächelte mich behutsam an.

Ich verabschiedete mich von meiner Mutter und nahm neben der freundlichen Dame Platz. Alles, was fremd war, stieß ich stets von mir. Es machte mir Angst, und besonders unangenehm waren fremde Menschen. Doch nach diesen hier sehnte ich mich wie nach einer Familie, die ich noch nie gesehen hatte. Ich fühlte mich wie ein Kind, das man adoptiert hatte und das nun auf der Suche nach seinem Ursprung, seinen Wurzeln war. Ich war kurz davor, sie zu finden und musste mich doch noch gedulden. Diese Fremden waren ein Teil von mir, und ich war ein Teil von ihnen. Und ich vermisste sie, ohne sie zu kennen. Ich vermisste sie bereits so lange.

Schweigen hatte sich breitgemacht. Ich war neu, und man musterte mich. Mir wurde warm, ich öffnete den Klettverschlusskragen meiner Sweatjacke. Das Geräusch schien durch den Raum zu hallen, so still war es geworden. Ich sah nach unten und wartete darauf, dass etwas passierte, doch niemand sprach ein Wort. Ich war wohl an der Reihe, mich vorzustellen.

»Hallo. Ich bin Henrike Zimmermann, und ich bin heute zum ersten Mal hier. Meine Asperger-Diagnose bekam ich im Januar 2008, und ich musste lange Zeit allein unter nichtautistischen Menschen leben. Ich bin im Oktober nach Berlin gezogen und freue mich, nun auch Menschen von meinem Schlag persönlich kennenzulernen.« Ich schaute auf. Unmittelbar neben mir blickte ich in zwei unendlich tiefe blaue Augen zwischen langen braunen Haaren, die mich friedlich ansahen, und in ein freundliches Lächeln eines jungen Mannes, das mich liebevoll begrüßte und unsichtbar umarmte.

Ich war angekommen.

Nachwort

Irgendwann tauchte in mir die Frage nach dem *Warum* auf. Warum bin ich hier, warum lebe ich? Was mache ich hier? Warum muss ich so viele Hürden überwinden, ob beruflich oder privat?

Jeder hat seine Fragen nach dem Warum. Meine Frage lautete für lange Zeit: Warum *ich?* Warum bin ich so anders? Und vor allem: Warum muss immer ich mir das Herz brechen lassen?

Heute weiß ich, dass ich mir nichts brechen lassen muss, dass ich nicht viel anders bin als lauter andere wundervolle Menschen auf diesem Planeten und dass nicht nur ich mein Päckchen zu tragen habe. Ich denke an jene Menschen, die scheinbar glücklich sind. Menschen, die das Schönste besitzen, was ich mir nur wünschen kann. Doch sie besitzen es nicht. Sie besitzen es genauso wenig wie ich – und sie schleppen genauso schwere Lasten wie ich.

2012 habe ich erst richtig begonnen, dieses Buch zu schreiben. Es war das Jahr der großen Veränderungen. Ich zog nach Berlin und lernte viele andere Autisten kennen, und wir werden immer mehr. Wie in einer eigenen kleinen Kultur kann ich sein, wie ich bin, und muss nichts erläutern, was zeitweilig so schwer sein kann. In der Selbsthilfegruppe fand ich einen Ort, der Arvids Gegenwart sehr ähnlich ist. Angenommen sein, da sein, willkommen sein – ohne Bedingungen. Ich lernte viel, kümmerte mich um mich selbst und fand in Ruhe meinen Frieden.

Natürlich sind in den letzten Jahren, während ich eifrig an meinem Buch arbeitete, auch Dinge passiert, die mich zunächst aus der Bahn geworfen haben. So manches Ereignis ist noch gar nicht lange her. Doch ich leide nicht mehr so schwer darunter. Ich habe gelernt, Antworten zu finden. Tröstende Antworten, die zu mir kommen, wenn die Zeit reif dafür ist.

Ich habe nun eine große Aufgabe erhalten: mich selbst lieben zu lernen. Ich arbeite hart daran, und ich werde es mit Freude fortsetzen. Ich werde die Dinge, die ich für einen geliebten Menschen tun würde, für mich tun.

Es gibt unzählige Gedanken. Manchmal überfluten sie mich, und ich weiß nicht, mit welchem ich zuerst beginnen soll. So bleibt mein Blatt am Ende des Tages oftmals leer und vieles ungesagt. Ich freue mich darauf, mein Buch denjenigen Menschen zukommen zu lassen, die sich bereit erklärt haben, es Probe zu lesen, und ich danke ihnen von ganzem Herzen.

Noch mehr freue ich mich darauf, eines Tages durch einen Buchladen zu gehen und die Möglichkeit zu haben, mein Buch aus dem Regal zu nehmen. Dass die lieben Freunde und Kollegen, die schon so lange darauf warten mussten, es endlich in der Hand halten. Und ich freue mich darauf, es dir zu schenken, Mufasa.

Ich habe mein Buch so aufgebaut, dass es ab der Begegnung mit Mufasa zunächst wie eine Lovestory klingt. Das ist meine Absicht. Damit möchte ich anhand meiner eigenen Erfahrungen aufzeigen, dass Menschen im Autismus-Spektrum

Empathie und Gefühle zeigen, dass sie sich verlieben und lieben können, jeder auf seine Weise. Ich bin kein Paradebeispiel dafür. Ich bin ich, und mein Nächster ist wieder anders. Mit anderen Gefühlen, aber *mit* Gefühlen, ob sichtbar, ob ablesbar oder nicht.

Meine Geschichte ist versetzt mit Erinnerungen aus meiner Kindheit, Jugend und dem jungen Erwachsenenalter. Mit dreißig Jahren bin ich immer noch eine junge Erwachsene. Manch einer, dem ich erzählte, dass ich meine Lebensgeschichte schreibe, schaute mich verwundert an und wollte wissen: »Wie alt bist du denn?«

Man muss nicht alt sein, um eine Autobiografie zu schreiben. Es reicht, viel erlebt zu haben. Mir persönlich hat die Arbeit an dem Buch sehr geholfen, Dinge aufzuarbeiten, die mir noch immer schwer im Magen liegen. Doch sie sind erträglicher geworden und haben ihre Dunkelheit etwas verloren.

Heute danke ich dem Leben, was es mir gezeigt hat: das Licht und die Finsternis. Wie nahe sie beieinanderliegen und sich durch mich die Hand reichen. Das können sie durch jeden von uns. Wir stehen häufig auf der Schwelle zwischen Hell und Dunkel, und es ist *unsere* Entscheidung, wohin wir gehen. Nahezu jeder würde natürlich direkt zur Sonnenseite wechseln, ganz logisch. Doch das ist in den seltensten Fällen möglich – und meist ausschließlich für einen kurzen Moment. Doch genau diese Momente sind es, die ein Leben verändern können, nachdem man sie erkannt hat. Oftmals gelingt es uns, in der Mitte zu stehen, doch ein großer Gewinn ist bereits, das Schwarz-Weiß-Denken abzulegen und hinter den Schein der Dinge zu blicken. Dabei kommt nicht selten heraus, dass jenes, das zunächst schlimm erscheint, gar nicht so gravierend ist.

Ich habe verstanden, dass Situationen nicht so passieren, wie sie passieren, um uns zu ärgern. Teilweise ziehen wir die Dinge, die uns geschehen, selbst an, und wir erhalten das, was wir brauchen, und nicht immer das, was wir wollen.

Die höchste Kunst im Leben ist es, auf diejenigen Dinge zu verzichten, die man am meisten liebt. Ein bisschen davon zu haben, ist das Gold unseres Daseins. Nein, diese Momente sind die Diamanten, die kurz aufleuchten, und genau dann müssen wir hinsehen. Wenn etwas glitzert, wirft es weißes Licht in unsere Augen. Sammeln wir dieses Licht, wird es zu einem Leuchten. Früher oder später erfahren wir, dass diese Diamanten nicht nur im Außen liegen. Sie sind in jedem von uns verankert, und es ist sehr, sehr schwer, dort heranzukommen. Ich kann es selbst noch nicht, doch ich bin dabei, zu lernen. Die Zeichen im Außen sind es, die den Ball ins Rollen bringen: all die Koinzidenzen, denen ich Beachtung schenke, weil sie für mich Boten des größeren Ganzen sind.

Meine Geschichte hat nicht das Happy End eines Disneyfilms, und doch hat sie eins. Ich habe meinen persönlichen Schutzengel auf Erden gefunden und kann ihn besuchen, wann immer ich möchte. Ich kann ihm schreiben, und ich bin bei ihm stets willkommen. Wenn ich mich nach Momenten mit ihm sehne, kann ich sie herbeiführen. Das ist der größte Schatz, den mir das Leben brachte. Es ist eine Truhe voller Diamanten, die in mir liegt. Und begonnen hat alles mit einem Wunschtraum.

Meine Erfahrungen haben mir gezeigt, dass dieser Moment erst den Prozess in Gang gebracht hat, mich selbst zu reflektieren und mich mit mir und den positiven Seiten an meiner Person zu beschäftigen. Die Begegnung mit Mufasa half mir dabei, auf meine Stärken und auf mich als Mensch zu schauen. Ich erhielt Unterstützung dabei, mich wieder an mich zu erinnern.

Remember who you are …

Ich schaffte es, das verfälschte Selbstbild abzulegen, das mir viel zu lange eingeredet wurde. Ich begann mich zu akzeptieren, wie ich bin, und mich selbst anzusehen und zu lieben. Somit kann ich heute meine Liebe weitergeben – in Form von Vorträgen zur Aufklärung über Autismus und von guten Taten.

Arvid hat nicht viel dabei getan, aber viel dazu geleistet. Er hat mir als eines meiner Vorbilder Zuneigung entgegengebracht. Er hat nach seiner Natur gehandelt und damit Berge versetzt. Er hat Dinge erreicht, die noch nicht einmal meine Mutter in so vielen Jahren erreichen konnte – und sie stand immer hinter mir. Ein Hoch auf eine so wunderbare Mama! Dadurch, dass Arvid bei *Der König der Löwen* auftauchte, in meiner Traumwelt, besaß er eine gewisse Kraft, die kein anderer in diesem Moment hätte haben können.

Viele von uns Betroffenen flüchten auf unsere Inseln, um uns einen Moment von der chaotischen Welt zu befreien. Die Flucht vor weniger schönen Erlebnissen, die besonders in der Schule gehäuft auftreten, ist oftmals der einzige Weg zu überleben. Ich höre noch immer von Asperger-Kindern, die von ihren Lehrern und Mitschülern nicht verstanden und entsprechend unangemessen behandelt werden.

Jeder von uns kann ein *Befreier* sein. Arvid war mein Befreier. Durch seine Freundlichkeit mir gegenüber und den Kontakt, den er zu mir herstellte, transferierte er meine Traumwelt in meine Realität. Ich stellte mir nicht mehr vor, mit meinem Befreier zu kommunizieren – es geschah in der Wirklichkeit. Das war für mich der Schlüssel, wieder Vertrauen in die Welt zu finden. Vertrauen in die Realität und die Menschen in ihr. Vertrauen in mich selbst.

Versucht es und glaubt daran. Glaubt daran, dass eure Träume wahr werden – und sie werden es. Wenn ihr mutig seid, dann versucht, Kontakt zu euren Vorbildern und Idolen aufzubauen. Seid besonders das, was ihr seid, und ihr werdet ihnen positiv auffallen.

Seitdem ich denken kann, wünschte ich mir solch ein modernes Märchen. Die Begegnung von Traumwelt und realer Welt, den echten Kontakt zu meinen Idolen. Die Erfüllung von Träumen. Heute hilft mir diese Erfahrung dabei, aufrecht zu gehen und mir nicht mehr so schnell alles gefallen zu lassen. Sie verschafft mir innere Stärke und Ruhe.

Glaubt daran – wenn die Realität euch nicht gefällt –, dass eure Traumwelt es schaffen kann, in der Wirklichkeit einmal *Hallo* zu sagen!

Und wenn ihr Mitglieder einer solchen realen Welt seid, wenn ihr Polizisten oder Feuerwehrmänner seid: Ihr wisst nun, dass es da draußen einen kleinen Träumer gibt, der euch bewundert. Grüßt ihn. Bietet ihm einmal an, einen Tag mit euch zu erleben. Schenkt ihm einen Einblick in eure Welt und seid ihm ein Freund. Wenn ihr Darsteller eines Musicals oder der Gewinner der letzten Staffel von *Deutschland sucht den Superstar* seid, und euch fällt ein Fan auf, der irgendwie anders ist, dann könnte er einer von uns Autisten sein, dessen Traumwelt ihr darstellt, und er wünscht es sich seit Jahren, in diese einzutauchen. Nehmt diesen Fan zu euch, und schenkt ihm ein Lächeln. Ihr müsst nicht mit ihm in den Urlaub fahren. Es reicht ein winziger Moment, von dem der kleine Träumer sagen kann, dass dieser wahr ist. *Jeder* kann ein Befreier sein. Jeder Mensch und jedes Tier.

Ob dies der Schlüssel für eine Veränderung ist, ist nie garantiert. Doch es ist möglich, und ihr habt – als Vorbilder und Idole – die Macht, Leben zu verändern. Wenn ihr ein Postbote seid und vor dem Haus an der Spree wartet ein junger Mann auf euch und fragt euch ständig aus, wie es ist, die Uniform zu tragen und die Post zu verteilen – einer, der euch zunächst mit etwas zu viel Euphorie entgegenkommt –, nehmt ihn einmal mit auf eine Tour. Er steckt die Briefe in den Briefkasten und freut sich dabei so sehr, dass er auf- und abspringt. Dann seid ihr, die Post, seine Traumwelt, und du, der Postbote, bist möglicherweise sein Befreier. Mit der Zeit zeigt sich vielleicht, wie der scheinbar seltsame junge Mann sich verändert. Er ist nicht mehr so oft traurig. Er hat nicht mehr so viel Angst vor der Welt, und vielleicht wartet er nicht mehr auf dich. Durch seinen neu gewonnenen Mut hat er andere Menschen gefunden und ist mit ihnen zusammen, irgendwo auf einem Fußballplatz.

Das ist das Befreiungsprinzip, und ich glaube daran. Es ist keine Heilung von Autismus. Eine Heilung gibt es nicht. Es ist eine mögliche Veränderung im Inneren und im Denken. Es ist die schlichte Erkenntnis, dass die Welt nicht nur angsteinflößend und grau sein muss.

***

Ich saß im Hamburger Hauptbahnhof im Lokal Schweinske. Ich war nicht allein. Abi war bei mir. Zu essen gab es hier nichts mehr. Es war schon spät. Ich bewunderte sie für ihre bisherigen Erlebnisse. Als Der König der Löwen-Fan hatte sie es ebenfalls geschafft, Kontakt zu ihrem Idol aufzubauen. Timon lud sie fast bei jedem ihrer Besuche vor der Show zu einem Backstage-Besuch ein. Er trank mit ihr einen Kaffee und sprach mit ihr. Er nahm sich Zeit für sie.

»Ich würde gern so viel mit meinem Mufasa erleben wie du mit deinem Timon«, sagte ich zu ihr, bevor ich einen Schluck von meiner Cola nahm. Ich hatte Arvid an diesem Abend leider nicht sehen können. Er war krank.

Doch Abi war eine neu gewonnene Freundin, die ich über Social Media kennengelernt hatte. Wir hatten ab und zu geschrieben, und irgendwann verabredeten wir uns für gemeinsame Besuche des Musicals. Sie war mir so ähnlich wie eine Schwester. Ihre Gefühle waren wie meine, und meine Gedanken schienen die ihren zu sein. »Das ist nicht relevant«, antwortete sie leise.

Ich sah zu ihr hinüber. Neben dem großen Cola-Glas saß ein Plüsch-Timon und grinste mich schelmisch an.

»Du hast dafür etwas anderes bekommen, was ich von meinem Timon nicht bekommen werde«, fügte Abi hinzu.

»Und was ist das?«

Sie wirkte traurig und doch anerkennend.

»Du hast einen Namen, Little One.«

Danksagung

Ich bedanke mich zuallererst bei meiner Mutter. Du nahmst mich vom ersten Moment meines Lebens so an, wie ich war, und stelltest mich nie in Frage. Immer standest du hinter mir. Du musstest oft zusehen, wie ich litt, und ich wusste, dass du dir immer nur wünschtest, dass es mir gut gehe. Mit dir konnte ich immer über alles reden. Dir war nichts zu seltsam oder zu abwegig, um nicht darauf einzugehen. Du warst und bist immer für mich da.

Ich bedanke mich natürlich auch bei dem Rest meiner Familie. Ihr seid alles Menschen mit einem großen Herzen und Offenheit. Bei euch aufzuwachsen war ein Segen und ein großes Glück. So hatte ich immer ein sicheres Zuhause.

Ich sage auch Danke an meine drei engsten Freundinnen Maria, Kara und Sandy. Durch euch konnte ich Kind sein. Frei sein. Fröhlich sein und wie jedes andere Kind rausgehen, um zu spielen. Ich konnte Schneeballschlachten machen und mit den Inlinern mit euch um die Wette fahren. Ich konnte meine Geschichten teilen und einen großen Teil meines Lebens. Maria, du hattest immer ein offenes Ohr und gute Ideen. Kara, du warst immer zum Lachen aufgelegt und teiltest mit mir dein großes Wissen über Musik. Und Sandy, du hast mich zum Ritter geschlagen. Du reichtest mir die Hand und kamst mit mir in meine Welt. Es gefiel dir dort, und wir vertieften uns in fantastische Geschichten. Danke, dass es euch gibt!

Ich sage auch Danke an Kerstin und Carol. Ihr wart meine erste Erfahrung in Bezug darauf, sich nicht erklären zu müssen und schon vor dem ersten Kennenlernen bereits zusammenzugehören. Kerstin, ich danke dir für dein Einfühlungsvermögen, wenn ich Geschichten erzählte, welche so typisch autistisch sind. Wenn ich von Missverständnissen erzählte, die niemand verstand. Du hast sie verstanden. Und Carol, dir danke ich für das Geschenk, das du mir gemacht hast. Du lehrtest mich Spiritualität und wie man Zeichen liest und versteht, wie man Trost findet, wenn kein Mensch trösten kann. Du brachtest mir bei, die geistige Welt zu verstehen und dieser näherzukommen. Den Engeln zuzuhören.

Und ich danke Mufasa Arvid. Dir begegnet zu sein, brachte mir eine Geschichte. Eine Geschichte für mein Buch, aber auch eine Geschichte, um anderen Mut und Hoffnung zu schenken. Du brachtest den Prozess in Gang, welcher mich heute dazu befähigt, dieses Buch zu schreiben und es zu veröffentlichen, Vorträge zu halten, offen über das autistische Spektrum zu sprechen, ohne Angst vor den Menschen zu haben. Die Begegnung mit dir hat so viel bewirkt, dass ich es kaum in Worte fassen kann. Sie hat mich verändert. Danke, dass du mein Freund bist, Arvid.

Die Geschichte meiner autistischen Tochter und der Katze, die sie rettete

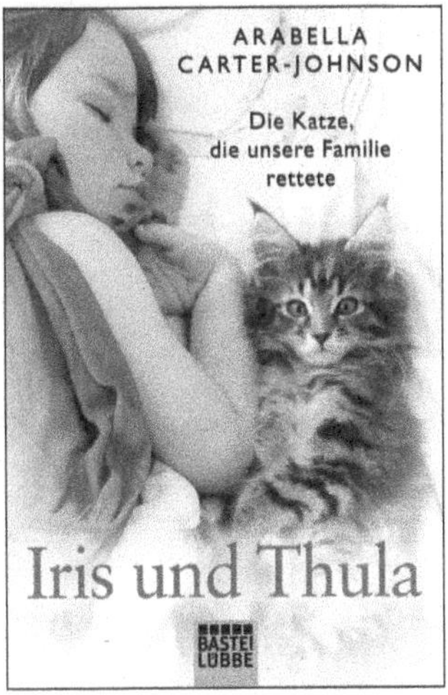

Arabella Carter-Johnson
IRIS UND THULA
Die Katze, die unsere Familie rettete
Aus dem Englischen von Bernhard Schmid
384 Seiten
mit Abbildungen
ISBN 978-3-404-60962-8

Die kleine Iris Grace ist anders. Von Geburt an jagt ihr die Welt Furcht ein, sie lacht nie und will einfach nicht sprechen. Als Iris drei Jahre alt ist, sucht ihre Mutter Hilfe. Die niederschmetternde Diagnose lautet schwerer Autismus. Die Ärzte sagen, Iris werde ihre Eltern niemals Mama und Papa nennen.
Doch dann lernt Iris die Katze Thula kennen. Die beiden werden sofort beste Freunde und unternehmen fortan alles zusammen. Iris und Thula malen, spielen, baden, kuscheln, schlafen und erkunden gemeinsam die Welt, als ein Wunder geschieht: Iris beginnt zu sprechen ...

Lübbe